Urbon
Gesundes Wissen
aus der Natur:
Heilkräuter heute

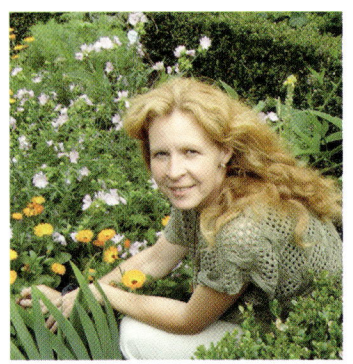

Barbara Urbon

Seit frühester Jugend beschäftigte sich Barbara Urbon mit Pflanzen und ihren Heilkräften. Angeregt wurde dies auch durch ihre kräuterkundige Urgroßmutter, die mit ihren Kenntnissen und Erfahrungen die Grundlage bildete für den großen Wissensschatz, den die Autorin über die Jahre hinweg gesammelt hat. Neben Fernsehauftritten, Vorträgen und Führungen, beispielsweise durch den Heilkräutergarten Kloster Adelberg, bietet ihr auch die eigene Naturheilpraxis die Möglichkeit, ihr Wissen über die Heilkräfte der Pflanzen weiterzugeben.

Barbara Urbon

Gesundes Wissen aus der Natur: Heilkräuter heute

Für mehr Gesundheit
- Nutzen Sie Exoten und heimische Wildkräuter
- Richtig sammeln, anbauen, einkaufen
- Über 100 Kräuter einfach und sicher anwenden

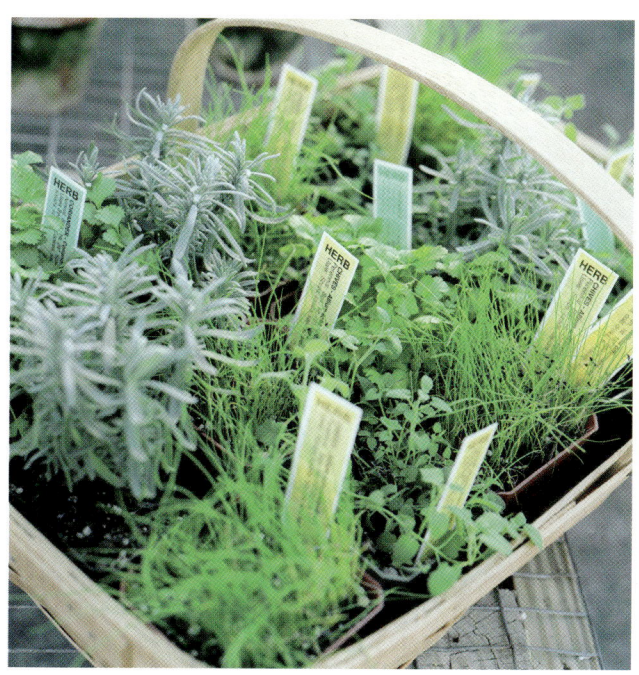

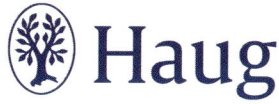

Die Kraft der Pflanzen

Die Geschichte der Heilpflanzen   8

Gesundheit aus der Natur   10

Wie meine Urgroßmutter   10
mit „Krankheit" umging

Heilsame Pflanzeninhaltsstoffe   13

**Kräuter, Früchte und Wurzeln
im Jahreslauf**   17

Frühling – die Zeit der Reinigung   17

Sommer – die Hitze macht zu schaffen   18

Herbst – Abwehrkräfte stärken   19

Winter – dem Körper   20
Wärme spenden

**Heilpflanzen aus Natur
und Garten**   21

Wildkräuter – geballte Kraft   21
aus der Natur

Küchen- und Heilkräuter   27

Exoten aus aller Welt   29

**Weiterverarbeitung:
Was Sie benötigen**   32

Heilkräuter von A–Z

Aloe (Aloe barbadensis Miller)   36

Anis (Pimpinella anisum)   38

Apfel (Malus Miller)   39

Arnika (Arnika spec.)   43

Augentrost (Euphrasia officinalis)   45

Baldrian (Valeriana officinalis)   46

Bärlauch (Allium ursinum)   48

Basilikum (Ocimum spec.)   50

Beifuß (Artemisia vulgaris)   53

Beinwell (Symphytum officinale)   54

Birke (Betula pendula)   55

Braunelle (Prunella vulgaris)   57

Bohnenkraut (Satureja hortensis)   58

Brennnessel (Urtica dioica)   59

Brombeere (Rubus fruticosus)   63

Brunnenkresse (Nasturtium officinale)   65

Chili (Capsicum fructescens)   66

Chrysantheme (Chrysanthemum   67
morifolium)

Dill (Anethum graveolens)   68

Dost (Origanum vulgare)   69

Eibisch (Althea officinalis)   70

Eiche (Quercus robur)   71

Eisenkraut (Verbena officinalis)   72

Erzengelwurz (Angelica archangelica)   73

Erzengelwurz, chinesische   74
(Angelika sinensis)

Eukalyptus (Eucalyptus globuslus)   75

Fenchel (Foeniculum vulgare)   76

Fichte (Picea abies)   78

Frauenmantel (Alchemilla vulgaris)   81

Galgant (Alpinia officinarum)   82

Gänseblümchen (Bellis perennis)   84

Gänsefingerkraut (Potentilla anserina)   86

Gelbwurz (Curcuma longa)   87

Ginkgo (Ginkgo biloba)   88

Ginseng (Panax ginseng)   89

Goldmelisse (Monarda didyma)   90

Goldrute, echte (Solidago virgaurea) 91
Gundelrebe, Gundermann 92
(Glechoma hederaceae)
Günsel, kriechender (Ajuga reptans) 94
Guter Heinrich (Chenopodium bonus 95
henricus)
Heckenrose, Hundsrose (Rosa canina) 96
Heidelbeere (Vaccinium myrtillus) 99
Heublumen (Graminaea) 100
Holunder, schwarzer (Sambucus nigra) 102
Honig 105
Hopfen (Humulus lupulus) 107
Ingwer (Zingiber officinale) 109
Johannisbeere, schwarze (Ribes nigrum) 111
Johanniskraut (Hypericum perforatum) 112
Jujube – chinesische Dattelfrüchte 114
(Zisiphis jujuba)
Kamille, echte (Matricaria chamomilla) 115
Kamille, römische 117
(Chamaemelum nobile)
Kapuzinerkresse (Tropaeolum majus) 118
Kardamom (Elettaria cardamomum) 119
Klette (Arctium lappa) 120
Knoblauch (Allium sativum) 121
Königskerze (Verbascum thapsus) 123
Koriander (Coriandrum sativum) 124
Kornblume (Centaurea cyanus) 125
Kornelkirsche (Cornus mas) 126
Lavendel (Lavendula officinalis) 127
Liebstöckel (Levisticum officinalis) 130
Linde (Tilia cordata Miller) 131
Lorbeer (Laurus nobilis) 132
Löwenzahn (Taraxacum officinale) 133
Mädesüß (Filipendula ulmaria) 134
Majoran (Origanum majoranum) 136
Malve (Malva sylvestris) 137
Mariendistel (Sylibum marianum) 138
Maulbeere (Morus alba, Morus nigra) 139
Melisse (Melissa officinalis) 140

Minze (Mentha spec.) 142
Mutterkraut (Tanacethum parthenium) 144
Nachtkerze (Oenothera biennis) 145
Odermennig (Agrimonia eupatoria) 146
Petersilie (Petroselinum crispum) 147
Ringelblume (Calendula officinalis) 148
Rosmarin (Rosmarinus officinalis) 151
Rotklee (Trifolium pratense) 154
Salbei (Salvia officinalis) 155
Schafgarbe (Achillea millefolium) 158
Schlehe (Prunus spinosa) 160
Schöllkraut (Chelidonium majus) 161
Sellerie (Apium graveolens) 162
Spitzwegerich (Plantago lanceolata) 163
Stevia (Stevia rebaudiana) 165
Süßdolde (Myrrhis odorata) 166
Süßholz (Glycyrrhiza glabra) 167
Teebaum (Melaleuca alternifolia) 168
Thymian (Thymus vulgaris) 170
Topinambur (Helianthus tuberosus) 172
Wacholder (Juniperus communis) 174
Walderdbeere (Fragaria vesca) 175
Wegwarte (Cichorium intybus) 176
Weide (Salix alba) 177
Weidenröschen (Epilobium parviflorum) 179
Weißdorn (Crataegus laevigata, 180
Crataegus monogyna)
Wermut (Artemisia absinthum) 182
Yacon (Yakon polymnia sonchifolia) 183
Zitronenverbene (Aloysia triphylla) 184
Zitronengras (Cymbopogon citratus) 185
Zwiebel (Allium cepa) 186

Adressen 188

Literatur 188

Register 189

Impressum 192

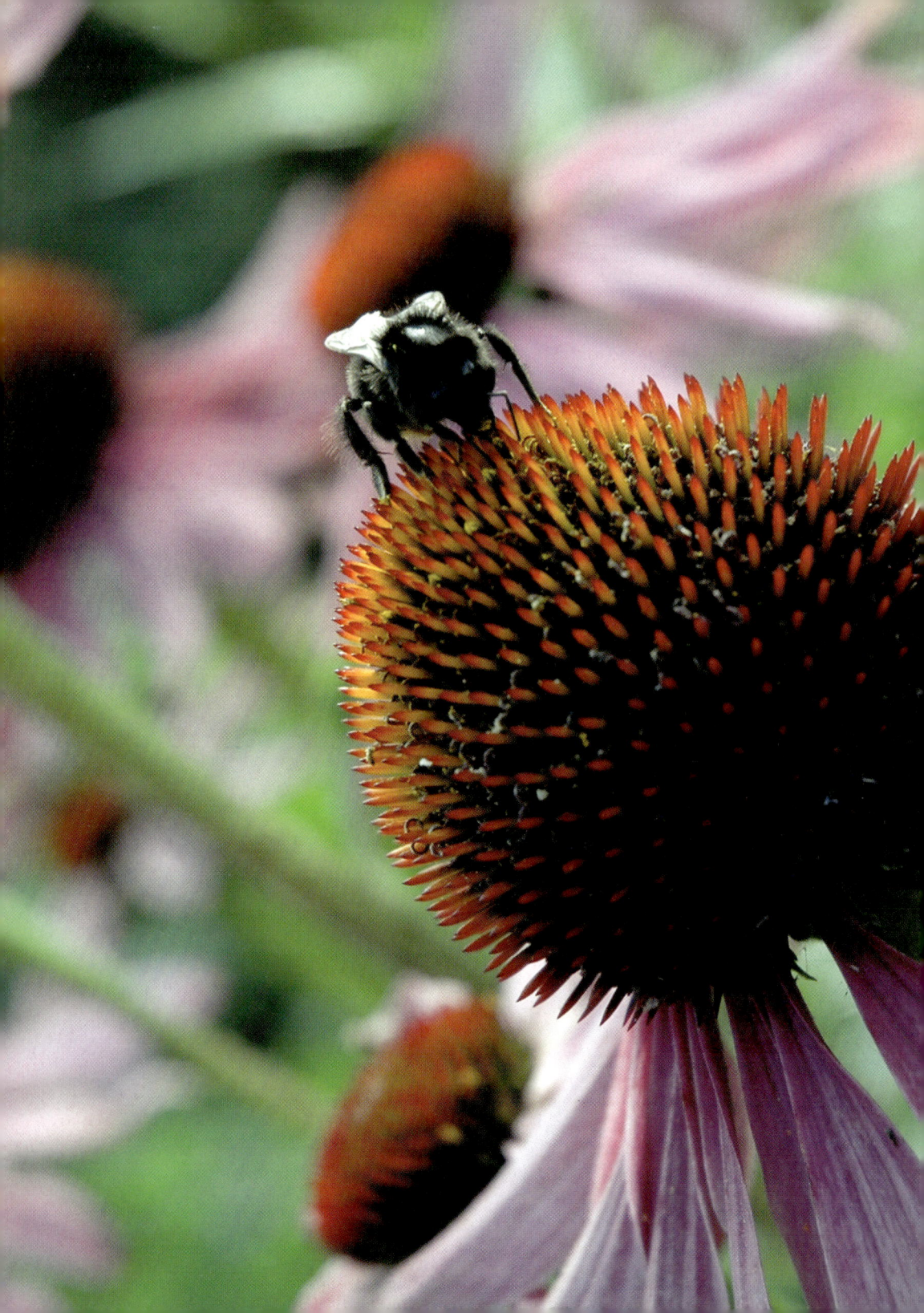

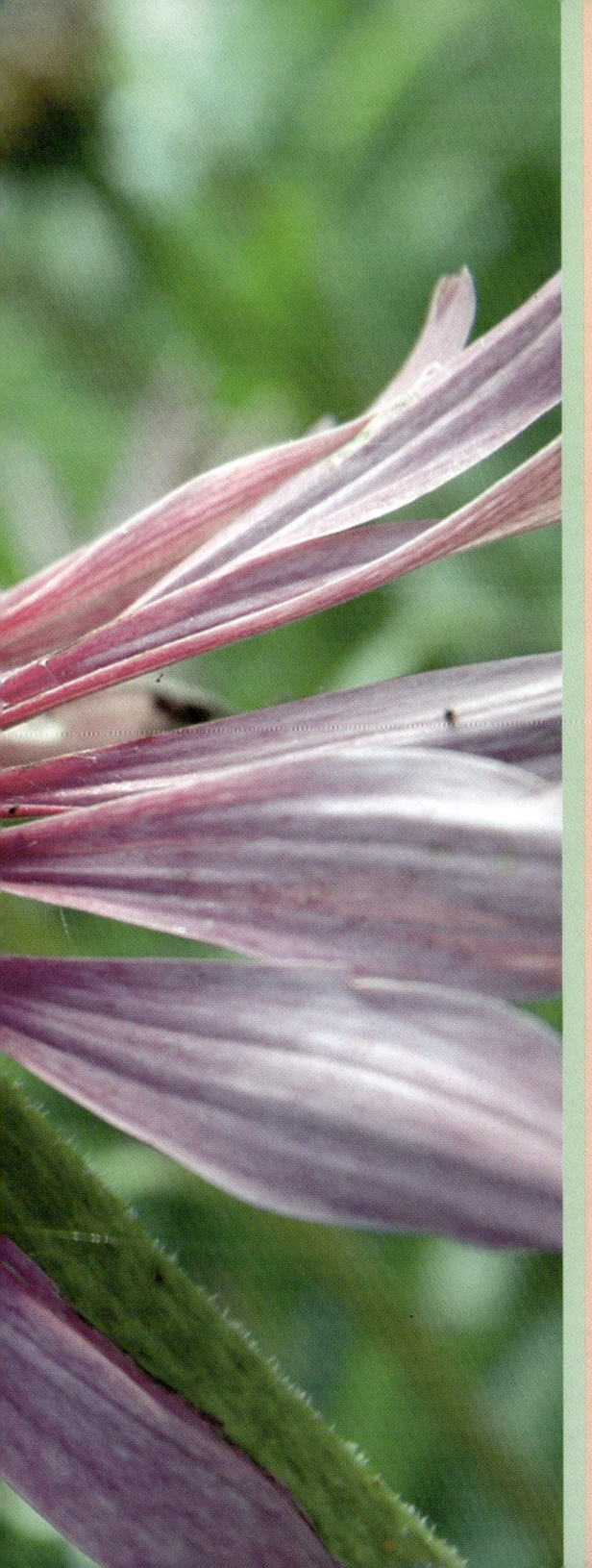

Die Kraft
der Pflanzen

Bereits die Urmenschen
kannten die Heilkräfte der
Natur und setzten Beeren,
Samen, Blätter und
Wurzeln von Pflanzen ihrer
Umgebung ein, um Krank-
heiten zu behandeln.
Dieses Wissen wurde von
Generation zu Generation
mündlich und schriftlich
überliefert und vergrößert.

Die Geschichte der Heilpflanzen

Bereits vor 60000 Jahren gab man den Verstorbenen Pflanzen mit auf den Weg in ein anderes Leben. Das brachten Ausgrabungen ans Tageslicht, bei denen in Gräbern Schafgarben gefunden wurden. Daran ist der Stellenwert zu erkennen, den die Pflanzen damals schon einnahmen, denn nur wirklich wichtige Dinge und Kostbarkeiten wurden den Gräbern beigelegt.

Das Wissen um die Heilkräfte der Natur entwickelte sich unabhängig voneinander auf der ganzen Welt. Von Generation zu Generation wurde es zunächst mündlich weitergegeben und wie ein Schatz bewahrt. Jedes Volk, jeder Stamm entwickelte seine eigenen Heilzeremonien, Rezepturen und Behandlungsmethoden. Die Menschen, die das Amt des „Heilers", des „Medizinmannes" übernehmen soll-

Pioniere der Pflanzenheilkunde

Der legendäre chinesische Kaiser „Shen-Nung" – übersetzt bedeutet sein Name „göttlicher Ackersmann" – befasste sich in seinem Werk, das auf 3000 vor Chr. datiert wird, mit ca. 200 Heilpflanzen. In ägyptischen Königsgräbern fand man 1600 v. Chr. den berühmten 20 m langen „Papyrus Ebers". Er enthält bereits die stattliche Zahl von ca. 800 Rezepten und Heilpflanzenbeschreibungen. Heute weiß man, dass die Ägypter ihre Pyramidenarbeiter mit Knoblauch und Zwiebeln gegen Infektionskrankheiten schützten. Der berühmteste Pharmakologe des Altertums war der griechische Arzt Dioskurides. Er befasste sich in seinem 5-bändigen Werk, der „Materia medica", mit den Pflanzen und ihren Anwendungsbereichen. Karl der Große erließ um 812 n. Chr. seine berühmte Landgüterverord-

nung. In ihr wurden unter anderem die wichtigsten Nutz- und Heilpflanzen beschrieben, die in keinem kaiserlichen Garten fehlen durften. Begeistert bin ich von den wunderschönen, ansprechenden Pflanzendarstellungen im Werk von Leonhart Fuchs (1501–1566). Tabernaemontanus (1520–1590) widmete sein Interesse hauptsächlich der einheimischen Pflanzenwelt. Paracelsus, Plinius, Theophrast, Hieronymus Bock, Petrus Andreas Matthiolus – alle sind erwähnenswerte Persönlichkeiten, die ihr Leben in den Dienst der Pflanzen stellten. Ihr Interesse galt der Erforschung der Heilpflanzen und ihrem Einsatz bei körperlichen Beschwerden. Ihnen allen ist es zu verdanken, dass die gemachten Erfahrungen in der Pflanzenheilkunde nicht verloren gingen.

ten, wurden nach festgelegten Kriterien ausgewählt und durchliefen eine lange Lehrzeit. Ihnen wurde höchster Respekt und Anerkennung entgegengebracht. Die Menschen vertrauten auf die Heilkräfte der Natur und brachten ihr die dementsprechende Achtung entgegen.

In all den Jahren erlebte die Pflanzenheilkunde Höhen und Tiefen, doch geriet sie nie vollkommen in Vergessenheit. Dass wir heute noch auf dieses wertvolle Wissen zurückgreifen können, ermöglichten uns die Klöster, die immer darauf bedacht waren, den Erfahrungsschatz der Pflanzenheilkunde zu bewahren. Der Orden der Benediktiner, der es sich zur Aufgabe machte, sich um erkrankte Menschen zu kümmern, beherbergt und pflegt heute noch zahlreiche wunderschön gestaltete Klostergärten.

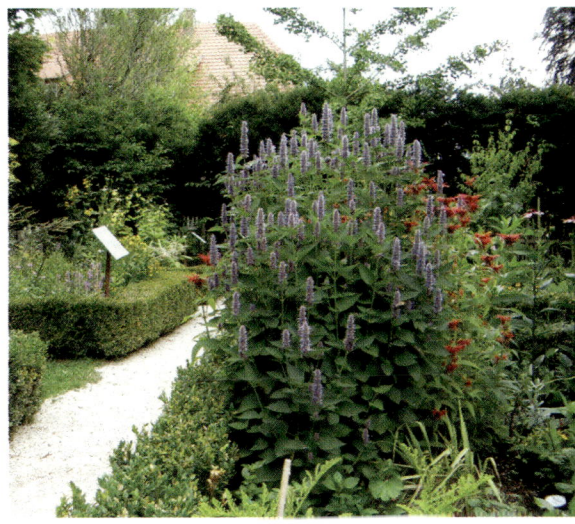

▲ Kräutergarten im Kloster Adelberg.

Da die Mönche damals bereits der Schrift mächtig waren, während die normale Bevölkerung größtenteils aus Analphabeten bestand, konnten sie die mündlichen Überlieferungen und ihre eigenen Erfahrungen, die sie in der Behandlung mit den Heilpflanzen machten, niederschreiben. In aufwändiger Handarbeit, mit Liebe zum Detail, entstanden die prächtigsten und eindruckvollsten Heilpflanzenbücher. Dank der Erfindung des Buchdruckes im 15. Jahrhundert konnte dieses Heilkräuterwissen auch der allgemeinen Bevölkerung zugänglich gemacht und für die Nachwelt gesichert werden.

Im Laufe der Jahre ermöglichte uns die Entwicklung von Maschinen und der allgemeine technische Fortschritt den Zugang in ferne Länder. Heute ist es selbstverständlich, dass wir wohlriechende Gewürze und exotische Pflanzen innerhalb weniger Tage nach unserer Bestellung im Hause begrüßen können. Ein unwahrscheinlich großes Angebot an Pflanzen, Samen und Früchten steht uns für die tägliche Ernährung, zur Gesunderhaltung und zur Behandlung unseres Körpers im Krankheitsfalle problemlos zur Verfügung.

Gesundheit aus der Natur

Den Grundstein meines Pflanzenwissens legte meine Urgroßmutter. Sie kannte sich mit „Hausmitteln" sehr gut aus. Für sie war der Umgang mit Kräutern, Blättern und Samen eine Selbstverständlichkeit. Sie fand Wildkräuter auf Wiesen und in Wäldern, sie lebte mit den Pflanzen, ernährte sich von den Pflanzen und wenn sie einmal erkrankte, heilte sie sich mit den Pflanzen. Dafür benutzte sie Holunder, Wacholder, Lindenblüten, Birken, Waldhimbeeren, Walderdbeeren, Brombeeren und Fichtenzweige, Äpfel, Gurkenkerne und vieles mehr. Einzelne Inhaltsstoffe nannte sie jedoch nie. Sie setzte die Kräuter so ein, wie sie es von ihrer Mutter gelernt hatte. Ständig erweiterte sie ihren wertvollen Wissensschatz mit ihren eigenen Erfahrungen. Oft, und nicht ganz ohne Stolz, erzählte sie mir, dass sie für ihre Kinder nie einen Arzt brauchte. Masern, Mumps, Erkältungen und all die anderen größeren und kleineren Krankheiten, vor denen wir heute Angst haben, waren für sie überhaupt kein Problem. Ihr Wissen, das sie bis zu ihrem 89. Lebensjahr gesammelt hat, wird durch meine tägliche Arbeit im Kräutergarten, in der Praxis und durch die Gesunderhaltung meiner großen Familie ständig erweitert und ich halte es nun in diesem Buch fest.

Wie meine Urgroßmutter mit „Krankheit" umging

Früher gab man einem kranken Körper die Zeit, die er für seine Genesung einfach brauchte. Ein Kind mit Fieber kam ins Bett, hier durfte es schwitzen, hatte die notwendige Ruhe und konnte die Krankheit so richtig „ausbrüten". Es kam zum „Höhepunkt" der Erkrankung, die Selbstheilungskräfte wurden mit pflanzlichen Mitteln unterstützt und mobilisiert. Krankheit wurde erlebt und durchgestanden. In die Schule ging es erst dann wieder, wenn der Körper vollkommen gesund und erholt war. Die Symptome einer Krankheit wurden nicht unterdrückt. Mit pflanzlichen Mitteln wurde dem Körper geholfen, gegen die Erreger anzukämpfen und sie zu besiegen. Der Körper lernte und reifte, er kam eine Stufe weiter in seiner Entwicklung.

Im Krankheitsfalle hatte meine Urgroßmutter ihre eigenen Regeln, und die lauteten:

▪ Ausreichende Bettruhe,

▎leichte Kost, die den Kreislauf nicht
belastete,
▎pflanzliche Mittel, um die
Selbstheilungskräfte zu aktivieren,
▎bei Fieber ausreichend Flüssigkeit,
▎viel Zuwendung.

Es ist ein schönes Gefühl, wenn man
weiß, dass jemand für einen da ist, wenn
man umsorgt, gestreichelt und gepflegt
wird. Schließlich spielt das seelische
Wohl eine nicht unbedeutende Rolle bei
dem Erfolg einer Behandlung.

Krankheiten können auch sinnvoll sein

Bei Kinderkrankheiten, die mit einem
roten Ausschlag einhergingen, vertrat
meine Urgroßmutter ihre ganz eigenen
Ansichten. Ich kann mich noch sehr gut
daran erinnern, wie sie meinem Bruder
die Masern regelrecht wünschte. Er war
ständig krank, hatte keinen Appetit, war
ein richtig zartes Bübchen. Als ihr merk-
würdiger Wunsch in Erfüllung gegangen
war, passierte Folgendes: Der Ausschlag
war noch nicht einmal ganz verschwunden, bat er um ein Glas Milch. Meine
Mutter traute ihren Ohren nicht, in seinem ganzen Leben hatte er noch nie
Milch getrunken. Diese Krankheit mit
dem roten Hautausschlag verhalf meinem Bruder dazu, dass er sich zu einem
großen, stattlichen Jungen entwickelte.
Meine Urgroßmutter gab mir den Rat,
eine Kinderkrankheit mit einem Hautausschlag nie zu unterdrücken, sie sei
wichtig für die Entwicklung. Es sei auch
gar nicht gesagt, dass jeder das komplette Programm der Kinderkrankheiten
durchmachen müsse. Der Körper bekom-
me immer nur das, was er vom Stand seiner Entwicklung oder durch einen gewissen Lebenswandel jetzt gerade benötige.
Dies wäre auch eine Erklärung dafür, dass
Kinder trotz sehr engem Kontakt mit
erkrankten Personen häufig gar nicht
selbst erkranken. Meine eigenen Kinder
zum Beispiel hatten außer Windpocken
keine einzige Kinderkrankheit, obwohl
sie mit anderen Kindern spielten und
während ihrer Kindergartenzeit bei ihren
Spielkameraden Masern, Röteln und
Ringelröteln auftraten. Eine gute Ernährung und die Abhärtung mit kalten
Wasseranwendungen, wie sie bereits der
Pfarrer Kneipp empfahl, spielt hier eine
wesentliche Rolle.

Mein Tipp

Abhärten mit Wasser

Das ganze Jahr über gehe ich mit meinen 3 Töchtern zum Wassertreten an
einen nahe gelegenen Bach mit knie-
hohem Wasser – auch im Winter, wenn
das Wasser wirklich eiskalt ist. Von
April bis Oktober ziehen wir uns
Badeanzüge an und setzen uns bis
zur Brust ins Wasser. So härten wir uns
gut ab und entwickeln jede Menge
Abwehrkräfte.

Die Pflanzenapotheke meiner Urgroßmutter

Die medizinische Versorgung durch Ärzte war in früheren Zeiten nicht so selbstverständlich wie heute. Es gab kein Telefon und der nächste Arzt wohnte oft Kilometer weit entfernt. Die Menschen waren auf sich gestellt und trugen selbst die Verantwortung für ihren Körper und die Gesundheit ihrer ganzen Familie. Aus dieser Situation heraus befassten sich die Menschen mit den Heilkräften der Pflanzen in ihrer Umgebung. Dieses Wissen entschied häufig über Gesundheit oder Krankheit, über Leben oder Tod. Sie wussten, welches Heilkraut bei welchen Beschwerden eingesetzt werden konnte. Den Ausdruck „Kräuterweiblein" hörte man früher oft. Es war die Bezeichnung für die alten kräuterkundigen Frauen, die reich an Wissen waren. Ihre Ratschläge wurden hoch geschätzt und im Bedarfsfall gerne angenommen. Meine Urgroßmutter war auch so ein Kräuterweiblein, die über ganz spezielles Wissen und ihre eigene Pflanzenapotheke verfügte.

GUT ZU WISSEN

Gegen jede Krankheit ist (mindestens) ein Kraut gewachsen

- Bei beginnender fiebriger Erkältung: Holunder-, Lindenblütentee.
- Fieber: Holundersaft, Himbeerkompott, Wadenwickel aus Apfelessig gegen hohes Fieber.
- Schutz vor Ansteckung: Wacholderbeeren bei Ansteckungsgefahr, Schlehensaft und Hagebuttendrink zur Stärkung des Immunsystems
- Rheumaschmerzen: Wacholderschnaps mit Fichtenzweigen zum Einreiben
- Durchfall: Einen geriebenen Apfel, der stopfend wirkt, und einen leichten Schwarztee zur Stärkung des Kreislaufs
- Körperpflege: Das frische Gel der Aloe anstelle einer Körperlotion, Salbe aus Holunderblüten gegen eingerissene Nagelhaut und Schrunden, Brennnesseln für schöne kräftige Haare
- Pflege der Darmflora und gegen Schuppenflechte: Apfelessig in Wasser kurmäßig trinken

- Kopfschmerzen: Baldrian
- Wechseljahresbeschwerden: Salbeitee
- Vorbeugung von Osteoporose: Samen der Brennnessel
- Bronchitis: Zwiebel-Honig-Saft löst den Schleim in den Bronchien und lindert den Hustenreiz
- Nasennebenhöhlenentzündung und häufiges Nasenbluten: Salbei
- Gegen Parasiten: Weißkohl, zu Sauerkraut verarbeitet, oder frisch geriebene Karotte mit Anissamen gegen Würmer
- Um in der kalten Jahreszeit von innen heraus warm zu werden: Getrocknete Apfelringe, Heublumenbäder

Die Rezepte und Anwendungsbereiche werden im Kapitel „Heilpflanzen von A–Z" genauer beschrieben.

Heilsame Pflanzeninhaltsstoffe

Der Stoffwechsel der Pflanze produziert die verschiedensten pflanzlichen Inhaltsstoffe, die dazu dienen sollen, der Pflanze das Überleben zu ermöglichen, damit ihre Früchte zur Reifung und somit zur Vermehrung und Fortpflanzung gelangen. In welcher Konzentration die jeweiligen Inhaltsstoffe in einer Pflanze vorkommen, ist von zahlreichen Faktoren abhängig. Standort, Bodenbeschaffenheit, Klima, Nachbargewächse und vieles mehr spielen eine wichtige Rolle. Ich bin jedes Mal aufs Neue erstaunt, welches Potenzial, welche Kraft in so kleinen Pflänzchen wie einem Gänseblümchen oder einer Brunnenkresse steckt.

Ätherische Öle: Der Gehalt an ätherischen Ölen ist in den Pflanzen bei warmem, trockenem Wetter um die Mittagszeit herum am höchsten. Ätherische Öle sind leicht flüchtig (daher der Name), farblos, wasserunlöslich und duften stark. Sie werden mithilfe der Wasserdampfdestillation aus den Pflanzen gewonnen und stehen für die verschiedensten Therapien zur Verfügung: zum Inhalieren, als Zusatzstoff für Salben, Cremes, Bäder, Masken und für die Aromatherapie. Mit den stark duftenden Ölen versucht die Pflanze, sich vor Bakterien, Viren, Pilzen oder vor Tierfraß zu schützen – keine Schnecke wagt sich an die mentholhaltige Pfefferminze. Setzen wir nun diese Pflanzen zu unserer Heilung

ein, so wirken die ätherischen Öle auch bei uns gegen Viren, Bakterien und Pilze.

Achtung

Ätherische Öle nie unverdünnt verwenden oder einnehmen, da sie die Schleimhäute reizen und allergische Reaktionen hervorrufen können.

Alkaloide: In dieser Gruppe finden wir die stärksten Pflanzengifte, zum Beispiel das Atropin der Tollkirsche, das Morphin des Schlafmohns oder das Aconitin des blauen Eisenhutes, das bereits in geringsten Mengen zum Tode führen kann. Schon längerer Kontakt auf der bloßen Haut, wie das bei der Gartenarbeit vorkommt, kann Lähmungserscheinungen auslösen.

Anthranoide: Diese Substanzen besitzen eine leicht abführende Wirkung. Zu finden sind sie in den Blättern der Aloe und der Sennapflanze, in der Rinde des Faulbaumes und in der Rhabarberwurzel. Anthranoide werden im Dickdarm zu Anthrachinonen gespalten, die dafür sorgen, dass dem Speisebrei weniger Flüssigkeit entzogen wird und vermehrt Feuchtigkeit aus dem Gewebe in den Darm gelangt. Dadurch nimmt der Stuhl an Volumen zu, übt einen Reiz auf die Rezeptoren der Darmwand aus und regt somit den Darm zur Arbeit an.

Bitterstoffe: Sie erkennt man, wie der Name bereits verrät, an ihrem bitteren Geschmack. Hier verhält es sich ähnlich wie bei einer sauren Zitrone. Bereits der bloße Gedanke an etwas Saures oder Bitteres lässt den Speichel im Mund zusammenfließen, was wiederum Signal ist für die vermehrte Abgabe von Verdauungssäften. Dadurch wirken Bitterstoffe verdauungs- und appetitanregend sowie krampflösend bei Magen- und Darm-Problemen. Sie nehmen Einfluss auf Leber und Galle und stärken einen geschwächten Kreislauf.

Cumarine: Diese Substanzen besitzen unterschiedliche Wirkungen. Einige von ihnen haben gerinnungshemmende Eigenschaften auf das Blut. Der Duft von Cumarin erinnert an Heu. Waldmeister verströmt in angetrocknetem Zustand den typischen Geruch von Cumarin.

Flavonoide: Sie besitzen ein großes, jedoch unterschiedliches Wirkungsspektrum. So gibt es herzwirksame, gefäßschützende, krampflösende, harntreibende und entzündungshemmende Flavonoide.

Gerbstoffe: Sie vernetzen Eiweißstoffe der Haut und der Schleimhäute, sodass diese widerstandsfähiger werden gegen Bakterien, Pilze und Viren. Diese Eigenschaft ist es, die sie zu einem wichtigen Mittel bei der Ledergerbung machen. Gerbstoffe sind sehr herb im Geschmack,

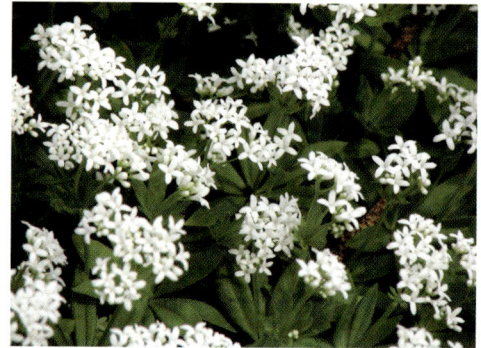

▲ Cumarin bewirkt den typischen Duft des Waldmeisters.

sie wirken entzündungshemmend, zusammenziehend (adstringierend), gegen Bakterien (antibakteriell), blutstillend und reizlindernd.

Salizylsäure: Diese Substanz wurde vor ungefähr 100 Jahren in den Blüten des Mädesüß entdeckt und früher vor allem aus der Rinde verschiedener Weiden (*Salix spec.*) gewonnen. Synthetisch abgewandelt als Acetylsalicylsäure findet sie hauptsächlich in Schmerztabletten Verwendung. Salizylsäure wirkt fiebersenkend, harn- und schweißtreibend und vermindert die Schmerzempfindlichkeit. Bei älteren Menschen wird sie auch zur Blutverdünnung eingesetzt.

Saponine: Das lateinische Wort Sapo bedeutet übersetzt Seife. Kommen Saponine mit Wasser in Berührung, beginnen sie tatsächlich zu schäumen. Deshalb werden saponinhaltige Pflanzen unter anderem auch zur Reinigung verwendet. Daneben helfen sie bei Rheuma, wirken schleimlösend, entzündungshemmend, wassertreibend, gegen Bakterien und Pilze (antimykotisch).

Schleimstoffe: Sie bestehen aus langen Zuckermolekülketten, die in Verbindung mit Wasser gallertartig aufquellen. Die Schleimstoffe, die im Eibisch oder der Malve enthalten sind, legen sich, werden sie als Getränk verabreicht, wie ein Schutzfilm auf die Schleimhäute des Hals- und Rachenraumes. Auch auf die Schleimhäute des Magen- und Darmtraktes wirken sie reizlindernd und entzündungshemmend. Beim Aufquellen binden Schleimstoffe größere Mengen von Wasser. Dies führt im Darm zu einer Auflockerung des Stuhls, dessen größeres Volumen nun einen Reiz auf die Rezeptoren der Darmwand ausübt, wodurch die Darmperistaltik angeregt wird. Schleimstoffe besitzen ebenso wie die Anthranoide also eine leicht abführende Wirkung.

Mineralstoffe: Eisen, Jod, Kalium, Kalzium, Magnesium, um nur einige zu nennen, sind für unseren Organismus von größter Wichtigkeit. Eisen – davon enthält die Brennnessel sehr viel – ist für die Blutbildung unverzichtbar, Jod – in Brunnenkresse – wird für die Schilddrüse

Eine Pflanze bietet mehr als einzelne Inhaltsstoffe

GUT ZU WISSEN

Für eine traditionelle Behandlung mit Heilpflanzen nützen wir nicht nur die einzelnen Inhaltsstoffe, sondern die Eigenschaften der gesamten Pflanze oder einzelner Pflanzenteile, sprich der Blätter, Blüten, Früchte, Samen und Wurzeln. Besonders wertvoll sind die Farbstoffe der Pflanzen, die im Einzelnen oft gar nicht aufgeführt werden. Das kräftige Rot der Tomate, das leuchtende Orange der Karotte, der Aprikose und der Blütenblätter der Ringelblume, das satte Grün des Mangolds und der Brunnenkresse, das Gelb der Löwenzahnblüten, das Blau der Borretschblüten – all diese Farben geben Hinweis darauf, dass diese Pflanzen reich an Antioxidanzien sind. Wenn wir die Pflanzen verzehren oder sie für die Hautpflege verwenden, schützen diese Antioxidanzien unsere Körperzellen vor den Angriffen der „freien Radikale", die unsere Zellen schädigen und uns vorzeitig altern lassen. Oder nehmen wir die Ballaststoffe einer Pflanze, die in der Regel nicht aufgeführt werden, aber ebenfalls von Bedeutung sind. Sie entscheiden zum Beispiel darüber, wie schnell ein Wirkstoff vom Organismus aufgenommen werden kann. Pflanzenheilkunde bedeutet für mich überliefertes jahrhundertealtes Wissen über die erfolgreiche Behandlung mit Heilpflanzen, das sich vereint mit den ständig neugewonnenen, wissenschaftlichen Erkenntnissen der Forschung.

benötigt. Das reibungslose Zusammenspiel der einzelnen Abläufe in unserem Organismus ist von der ausreichenden Zufuhr von Mineralstoffen abhängig.

Vitamine: Einige Vitamine kann unser Körper selbst produzieren. Die meisten Vitamine jedoch müssen durch die Nahrung aufgenommen werden. Hier möchte ich die Provitamine A nennen, die auch als Carotinoide bezeichnet werden und die für die leuchtenden Rot- und Gelbtöne in der Pflanzen- und Tierwelt verantwortlich sind. Sie werden von den Pflanzen zum Schutz vor äußeren schädigenden Einflüssen selbst gebildet. Bei uns stärken sie die Abwehrkräfte der Schleimhäute und sorgen dafür, dass wir gut sehen können. Daneben fangen sie die „freien Radikale" ab, die sich beispielsweise bilden, wenn starke Sonneneinstrahlung auf Abgase trifft. Unter den Vitaminen gibt es die Gruppe der fettlöslichen Vitamine (A, D, E, K) und die der wasserlöslichen Vitamine (C, B-Vitamine, Folsäure, Pantothensäure, Biotin).

Die Kenntnise um die Pflanzeninhaltsstoffe, ihre Wirkungen sowie eventuellen Nebenwirkungen sind ein wichtiger Bestandteil der Pflanzenheilkunde. Für den Verlauf einer Therapie spielen allerdings nicht nur die einzelnen Inhaltsstoffe, sondern die *ganze* Pflanze eine wesentliche Rolle. Eine besondere Vorliebe hege ich für den bekannten „Wasserdoktor" Pfarrer Sebastian Kneipp,

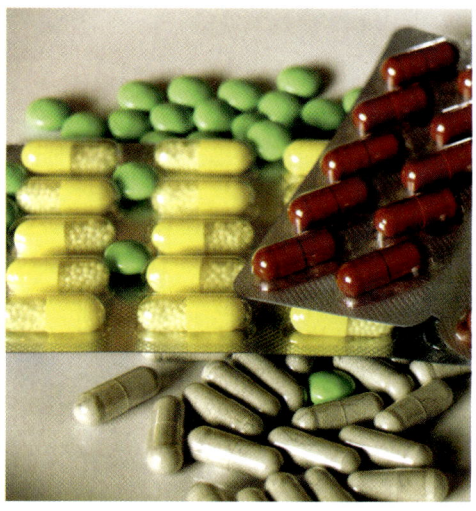

▲ Tabletten enthalten nur einzelne Inhaltsstoffe – Pflanzen jedoch wirken als Ganzes.

dessen Bücher mich immer wieder faszinieren. In seinen Werken schreibt er den Pflanzen Eigenschaften zu wie kühlend, trocknend oder wärmend. Diesen Kriterien entsprechend setzte er die Heilpflanzen mit großem Erfolg bei der Behandlung seiner Patienten ein. Auch in der Traditionellen Chinesischen Pflanzenheilkunde werden Pflanzen nach den genannten Eigenschaften verwendet. Zeigt ein Körper beispielsweise die Kältesymptome Frösteln, kalte Haut und dünnflüssiges, wässrig-klares Nasensekret, so muss der Therapeut für die Ausarbeitung eines Heilpflanzenrezeptes wissen, welche Pflanzen wärmende Eigenschaften besitzen, um damit die Kälte aus dem Köper verbannen zu können.

Kräuter, Früchte und Wurzeln im Jahreslauf

Kaum war der Schnee geschmolzen, wurde in früheren Zeiten gesammelt, was die Natur an Essbarem und Heilkräftigem hervorbrachte. Erst im Spätherbst, nach dem ersten Frost, endete die Sammelzeit. Jetzt kam der Winter, Ruhe kehrte ein, man genoss die gesammelten Leckereien, es war die Zeit der Erholung und der Entspannung bis zum nächsten Frühjahr.

Frühling – die Zeit der Reinigung

Im Frühjahr steht die Reinigung unserer Organe, unseres gesamten Körpers an erster Stelle. Während der kalten Temperaturen, die im Winter vorherrschten, arbeitete unser Stoffwechsel nur auf Sparflamme. Dadurch haben sich in den Organen Stoffwechselschlacken angesammelt, die im Frühjahr, wenn das Thermometer wieder Plusgrade anzeigt, beseitigt werden sollten. Außerdem sind unsere Abwehrkräfte sowie die Energiereserven erschöpft und möchten aufgefüllt werden. Mineralstoffreiche Kost mit vielen Vitaminen ist nun angesagt, um unsere Speicher wieder aufzufüllen und unseren Körper auf Vordermann zu bringen. Da ist es praktisch, dass ausgerechnet die Pflanzen, die im zeitigen Frühjahr ihre Blättchen hervorbringen, reinigende Eigenschaften besitzen. Sie können aber noch viel mehr, sie bauen den Körper auch wieder auf, geben ihm genau das, was er nun so dringend benötigt. Eine Teekur mit Brennnesseln hilft, das Blut, unseren Lebenssaft, zu reinigen und mit wertvollem Eisen zu versorgen. Hat die Natur das nicht toll eingerichtet, dass die Frühjahrskräuter all diese Bedürfnisse abdecken? Alles, was wir tun müssen, ist in zwei Worten gesagt: „saisonal Leben."

Wissen

Die wichtigsten Eigenschaften der Frühlingskräuter

- reinigend
- entschlackend
- entgiftend
- entwässernd
- aufbauend
- kräftigend
- stärkend

Sommer – die Hitze macht zu schaffen

Die Sonne scheint, das Thermometer klettert. Wenn es richtig heißt wird, hat unser Körper alle Hände voll zu tun, um die Körpertemperatur im Normalbereich zu halten. Unsere körpereigene Klimaanlage setzt ein, wir schwitzen, Feuchtigkeit tritt aus den Poren aus und legt sich wie ein sanfter Wasserfilm auf die Hautoberfläche. Diese Feuchtigkeit verdampft und so entsteht Verdunstungskälte, die unsere Körpertemperatur konstant hält. Jetzt ist es wichtig, genügend Flüssigkeit aufzunehmen, damit wir nicht austrocknen.

Hitze strengt den Organismus manchmal ganz schön an. Kopfschmerzen, Verdauungsprobleme und Kreislaufstörungen sind im Sommer keine Seltenheit. Durch die Wärme erweitern sich die Blutgefäße, der Blutdruck sinkt, der Kreislauf wird schwach. Jetzt den Magen noch mit schwer verdaulichem Essen belasten, wäre fatal, denn dann wandert eine große Blutmenge in die Verdauungsorgane, die dann im Kreislauf fehlt.

Mein Tipp

Sauerampfer enthält sehr viel Vitamin C. Essen Sie im Sommer ab und zu ein paar Blättchen, das Saure hilft der Leber, die von der Sommerhitze gestresst ist. Nicht zu viel darf es jedoch sein, wenn Sie auf Oxalsäure empfindlich reagieren oder eine Erkrankung der Galle haben.

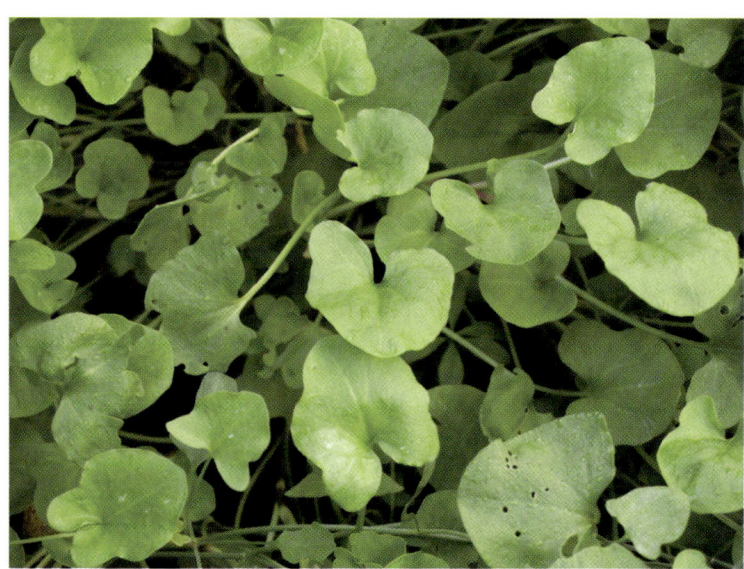

◄ Sauerampfer unterstützt die im Sommer strapazierte Leber.

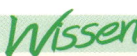
Wissen

Die wichtigsten Eigenschaften der Sommerkräuter

- schweißregulierend
- verdauungsanregend
- appetitanregend
- kreislaufunterstützend
- antibakteriell (wirksam gegen Bakterien)
- antimykotisch (wirksam gegen Pilze)

Wenn ich mich jetzt so in meinem Garten umschaue, dann sehe ich lauter

Kräuter wachsen und gedeihen, die schweißregulierende Eigenschaften besitzen, wie zum Beispiel der Salbei, oder solche, die den Kreislauf stärken, wie der wohlriechende Rosmarin. Schafgarbe, Thymian, Majoran, Estragon, Schnittlauch, Ysop unterstützen die Verdauung. Sie helfen auch, den Appetit anzuregen, der in den heißen Monaten oft auf sich warten lässt. Ihre Wirkungen gegen Bakterien und Pilze sind im Sommer ebenfalls sehr wichtig, da sich die Erreger und Keime in feuchtwarmen Tagen rasant vermehren.

Herbst – Abwehrkräfte stärken

Der Sommer verabschiedet sich, die Zeit, in der uns die Sonne mit ihren wärmenden Strahlen beglückt, wird immer kürzer, die kalten Nächte dafür immer länger. Wie die Tiere in der freien Natur müssen wir uns nun für den bevorstehenden Winter wappnen. Nun hat das Auffrischen unserer Abwehrkraft und das Auffüllen unserer Energiereserven höchste Priorität. Schauen wir uns nun die Vegetation an, so finden wir Holunderbeeren, Schlehen sowie Hagebuttenfrüchte, die ein Mehrfaches an Vitamin C enthalten wie beispielweise Zitronen. Stärkehaltige Wurzeln, fetthaltige Nüsse und Bucheckern warten nur darauf, dass sie geerntet werden. Die saisonalen

Früchte besitzen hauptsächlich Vitamine und Mineralien, die für das Immunsystem wichtig sind, sie stärken unsere Abwehrkräfte und sorgen dafür, dass wir in der kommenden kalten Jahreszeit keinen Energiemangel erleiden.

Wissen

Wichtige Eigenschaften der Herbstfrüchte und -wurzeln

- vitaminreich
- leicht wärmend
- kalorienreich
- abwehrstärkend
- zusammenziehend

Winter – dem Körper Wärme spenden

Der Winter ist die Zeit der Ruhe. Jeder kennt die wohlriechenden Gewürze mit ihren intensiven, Düften aus der Weihnachtsbäckerei wie Zimt, Nelken, Kardamom, Koriander, Muskat, Ingwer und Galgant. Daneben steht uns jetzt eine große Palette wärmender Gemüse zur Verfügung, wie Sauerkraut, Linsen, Bohnen und Kohl. Das ist auch gut so, denn wir benötigen eine große Portion Wärme bei diesen unwirtlichen Temperaturen. Kälte bedeutet für unseren Organismus Stress. Ein ausgedehnter Spaziergang bei Eis und Schnee, kalte nasse Füße, vielleicht noch ein frostiger Wind, der uns um die Nase weht, und schon ist es passiert: Wir frieren, wir zittern und kühlen aus. Das Immunsystem hat nun alle Hände voll zu tun, uns vor einer Erkältung zu schützen, es wird enorm gefordert und letztendlich auch geschwächt. Wenn wir jetzt nicht ganz

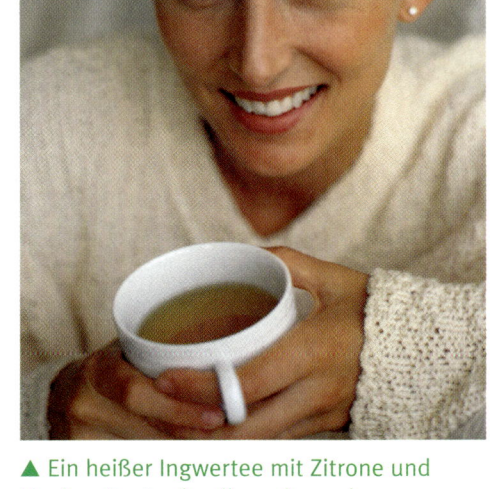

▲ Ein heißer Ingwertee mit Zitrone und Honig wärmt schnell von innen heraus.

schnell reagieren und uns etwas Wärmendes zuführen, bekommen wir die schönste triefende Nase, Halsschmerzen, Fieber – eben das komplette Programm einer klassischen Erkältung. Ungefähr zwei Stunden lässt uns das Immunsystem Zeit, um unsere Abwehrkräfte zu mobilisieren. Die benötigte Wärme können die Pflanzen, Gewürze und Kräuter des Winters unserem Körper geben: ein heißer Ingwertee, ein heißes Ingwerwasser mit Zitrone und Honig, ein warmer Schlehen- oder Holundersaft oder eine heiße Tasse Hagebuttentee in Verbindung mit einem heißen Fußbad.

Wissen

Wichtige Eigenschaften der Winterfrüchte und -gewürze

▪ wärmend
▪ entzündungshemmend
▪ appetitanregend
▪ verdauungsanregend
▪ schweißtreibend
▪ vitaminreich
▪ abwehrstärkend

Heilpflanzen aus Natur und Garten

Die Natur bietet einen großen Reichtum an Heilkräutern: Sie behaupten sich oft ganz unscheinbar, aber mit viel Power wild in der Natur und können dort gesammelt werden, oder sind als beliebte Beetpflanzen eine Zier für jeden Garten oder Balkon. Auch immer mehr Exoten halten Einzug in unser kühleres Klima, sie überstehen die Winter im Keller, auf der Bühne oder in der Wohnung und sind dann bei richtiger Pflege im nächsten Frühjahr wieder „voll da".

Wildkräuter – geballte Kraft aus der Natur

Wildkräuter gehören für mich zu den Powerpflanzen. Ganz alleine, ohne jegliches menschliches Dazutun schieben und drücken sie jedes Jahr ihre neuen Triebe durch die Erde und Blätter an den Zweigen beginnen zu sprießen. Durch ihre natürliche Lebensart entwickeln sie sich zu robusten, kräftigen Pflanzen. Es kann sogar passieren, dass ein Samenkorn vom Wind in eine Felsspalte getragen wird, wo sich nur eine dünne Humusschicht befindet, und dennoch beginnt das Samenkorn exakt an diesem Ort zu keimen. Sie können sich vorstellen, welche Kraft, welche Energie eine Pflanze haben muss, um unter diesen Lebensbedingungen wachsen zu können. Kraft und Widerstandsfähigkeit helfen ihr, zu überleben, denn nach dem Gesetz der Natur können sich nur die stabilsten unter ihnen fortpflanzen. Eine Pflanze, die so aufwächst, verfügt über eine ordentliche Portion Lebenskraft. Sie hat Power, sie hat Abwehrkräfte, die sie an uns weitergibt, wenn wir sie in Form von Arznei oder als Lebensmittel einnehmen.

In der Natur finden wir viele hilfreiche Kräuter, zum Beispiel
- Schafgarbe: bei Bauchschmerzen und Verdauungsbeschwerden,
- Johanniskraut: bei seelischen Problemen,
- Baldrian: bei Schlafstörungen und Kopfschmerzen,
- Brunnenkresse: bei Jodmangel und zur Entgiftung im Frühjahr,
- Brennnessel: bei Eisenmangel, Blutarmut und Frühjahrsmüdigkeit.

Vergleicht man Wildpflanzen mit den rasch hochgezüchteten Pflanzen in den Gewächshäusern, deren Nahrung häufig aus Kunstdünger und Nährlösung

Wichtige Regeln zum Sammeln von Wildkräutern

▎ Sie müssen ausreichende Pflanzenkenntnisse besitzen.

▎ Benützen Sie für Ihr kostbares Sammelgut einen Korb, keine Plastiktüte.

▎ Sammeln Sie nur an Plätzen, die nicht durch Hundekot, Müll, Autoverkehr, Industrie, verunreinigte Gewässer, Kunstdünger oder Pflanzenschutzmittel belastet sind.

▎ Ernte immer gut reinigen. Allerdings kann die Gefahr, sich mit dem Fuchsbandwurm zu infizieren, trotz des Waschens der Kräuter nie ganz ausgeschlossen werden.

▎ Nie an Stellen sammeln, wo ein Wildpfad in der Nähe ist. Dort besteht die Gefahr, dass sich Krankheitserreger auf den Pflanzen befinden.

▎ Benützen Sie zum Abschneiden der Pflanzen immer ein Messer oder eine Schere, damit die Wurzeln im Boden bleiben dürfen.

▎ Sammeln Sie immer nur so viel, wie Sie am selben Tag verarbeiten können.

▎ Denken Sie auch an die Tiere und die Pflanzenwelt, ernten Sie nie alles ab, sondern lassen Sie immer etwas stehen.

▎ Pflücken Sie nie Pflanzen, die unter Naturschutz stehen! Ein Pflanzenliebhaber ist immer auch ein Naturschützer!

besteht, so weisen die wilden Powergewächse einen viel höheren Gehalt an Inhaltsstoffen vor. Es lohnt sich also, wenn wir ab und zu auf die Wildkräuter zurückgreifen und sie in unseren saisonalen Ernährungsplan mit aufnehmen oder zur Behandlung von Alltagsbeschwerden hinzuziehen.

Einheimische Wildpflanzen im Garten

Schon als Kind träumte ich von einer richtig schönen, lebendigen Wildblumenwiese, in der sich Bienen und Schmetterlinge tummeln, die Vögel mit ihren Schnäbeln Samen abstreifen und ein Igel bei Einbruch der Dunkelheit auf der Suche nach Essbarem das Gras durchstreift. Mit einem Traum gab ich mich nicht zufrieden, ich setzte es in die Tat um. Allerdings braucht man dafür sehr viel Geduld und Zeit. Bis sich eine richtige lebendige Blumenwiese im Garten etabliert, vergehen Jahre. Es genügt nämlich nicht, wenn man einfach das Gras wachsen lässt und nur zweimal im Jahr den Rasenmäher startet.

Mein Tipp

Auswahl von Pflanzen für eine Wildblumenwiese: Braunelle, Spitzwegerich, Gänseblümchen, Baldrian, Malven, Margariten, Kornblumen, Schafgarben, Thymian, Augentrost.

Die Wiesenblumen brauchen Platz, Sonne und Licht. Mit Kunststoffplanen deckte ich meine bisherige Wiesenfläche ab, um das darunterliegende Gras zum Absterben zu bringen. Auch danach müssen die Stellen, auf denen die Wildblumen wachsen sollen, laufend vom Gras befreit werden, damit es sie nicht überwuchert. Wiesenblumen gedeihen eher auf einem mageren Boden. Um ihnen diesen Wunsch zu erfüllen, arbeitete ich Flusssand in den Boden ein. Die benötigte Menge beläuft sich auf ungefähr 30 l Sand auf 2 qm Erde. Den Sand gut mit Hacke oder Fräse in den Boden einarbeiten.

Jetzt kam das Schönste, das Herumstöbern bei speziellen Gärtnereien, die sich auf Wildblumen spezialisiert haben. Hier besorgte ich mir Jungpflanzen und Samen. Das Saatgut verteilte ich in Blumentöpfe und stellte sie in ein kleines Balkongewächshaus, damit die Keimlinge nicht gleich von den Schnecken gefressen wurden. Schließlich sollten die kleinen, zarten Pflänzchen eine Chance haben, sich zu entwickeln, bis sie groß genug waren, um ausgepflanzt werden zu können. Große Pflanzen werden von den Schnecken nicht mehr so geliebt. Sät sich die Pflanze an Ort und Stelle dann selbstständig aus, hat man es geschafft. Im nächsten Jahr muss auf der nun entstandenen Blumenwiese nur noch das Gras ferngehalten werden. Gemäht wird am besten mit einer Sense oder, bei einer kleineren Fläche, mit dem Fadenmäher.

Der erste Termin ist nach der Blütezeit und dann noch einmal im Herbst, damit das Gras im Winter vom Schnee nicht so platt gedrückt wird.

Mein Tipp

Lassen Sie die abgemähten Pflanzen in der heißen Sommersonne trocknen. In einem Baumwollsack aufbewahrt, ergeben sie ein herrlich duftendes Heublumenbad (siehe auch Seite 101).

Mit solch einer Wiese betreiben sie aktiven Tier- und Pflanzenschutz, denn hier haben die Raupen von Schmetterlingen noch die Möglichkeit, sich zu verpuppen, um zu einem prachtvollen Schmetterling zu werden, was in der freien Natur durch das frühzeitige Abmähen des Silagefutters nicht mehr gegeben ist.

▼ Eine Wildblumenwiese erfreut das Auge und leistet einen Beitrag zum Naturschutz.

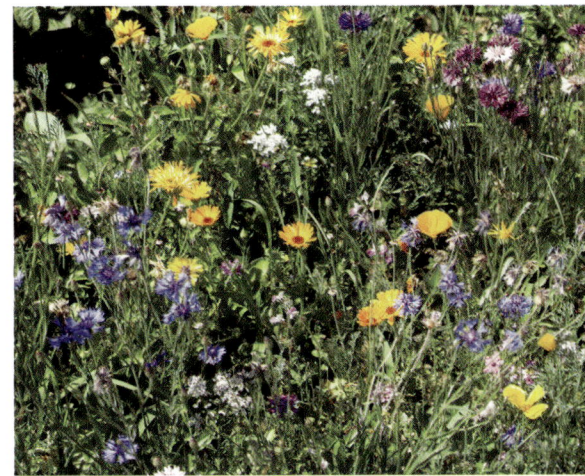

Standorte und Erntezeiten einiger Wildpflanzen

Pflanze	Standort	Ernte	Hinweise
Kräuter			
Augentrost (Euphrasia officinalis)	Heide, Mager-wiesen	blühende Sprossteile Juli–September	
Bärlauch (Allium ursinum)	lichte Laubwälder	Blätter März– April, Blüten April–Juni	Blätter von Aronstab, Maiglöckchen und Herbstzeitlosen se-hen ähnlich aus, sind aber giftig! Auch der Geruchstest kann fehlschlagen.
Braunelle (Prunella vulgaris)	Wiesen	junge Blütentriebe Mai–September	
Brennnessel (Urtica dioica)	nährstoffreiche Böden, an Hecken und Waldrändern,	Blätter, junge Triebe April–Juni Samen Juli–Oktober Wurzel im Herbst	
Brunnenkresse (Nasturtium offici-nalis)	Bachufer	die zarten Blättchen März–Mai	Nie an Viehtränken oder von Viehweiden sammeln, da sich dort Larven des Leberegels befinden können.
Gänseblümchen (Bellis perennis)	Wiesen	Blätter und Blüten März–Juni	
Gundelrebe (Glecho-ma hederacea)	schattige Wiesen-, Hecken- und Weg-ränder	Blätter März–Mai	
Günsel (Ajuga reptans)	Wiesen und Weg-ränder	Blätter März–Mai	
Johanniskraut (Hype-ricum perforatum)	sonnige Standorte an Wegrändern	junge Blütentriebe Juni–Juli	

Pflanze	Standort	Ernte	Hinweise
Kornblume (Centaurea cyanus)	Ränder von Getreidefeldern	Blüten Juni–September	
Löwenzahn (Taraxacum officinalis)	nährstoffreiche Wiesen	Blätter März–Juni Blüten März–August Wurzel ab September	
Schafgarbe (Achillea millefolium)	Wiesen	Blätter März–April Blüten Juni–Oktober	
Spitzwegerich (Plantago lanceolata)	Wiesen	Blätter April–Juni	
Sträucher und Bäume Birke (Betula pendula)	lichte Wälder	Birkensaft März–April, Blätter April–Mai	Sammlung nur an eigenen Bäumen
Fichte (Picea A. Dietrich)	Wälder	junge Triebspitzen März–April	Sammlung nur mit Erlaubnis des Waldbesitzers
Wildrose (Rosa spec.)	Hecken und Waldränder	Blüten April–Mai Früchte ab September	
Holunder (Sambucus nigra)	Hecken und Waldränder	Blüten Mai–Juni, Früchte August–Oktober	Früchte nur gekocht genießbar
Linde (Tilia platyphyllos)	Laubwälder	Blätter April–Mai Blüten Juni–Juli	
Schlehe (Prunus spinosa)	Waldränder und Hecken	Blüten April–Mai Früchte nach dem ersten Frost	Saftgewinnung nie mit Dampfentsafter

Zur Unterstützung meiner Gesundheit pflanzte ich auf meinem Grundstück viele einheimische Bäume und Büsche, wie Holunder, Haselnuss, Weißdorn, Hainbuche und Heckenrose, sowie Exoten, die sich auch in unserem Klima wohlfühlen, wie Ginkgo, Kornelkirsche und Maulbeerbaum.

Für die Brennnesselkultur suchte ich mir einen Platz, an dem die Pflanzen ungestört wachsen dürfen, ohne dass ich mich ständig an ihnen verbrenne. Dieses Plätzchen fand sich am Kompost. Hier haben die Brennnesseln genügend Nährstoffe und Freiraum, um sich entfalten zu können. Schließlich stehen sie hier für eine längere Zeit, da ich ihre Samen im Herbst ernten möchte. Auch sollen die Schmetterlinge – hauptsächlich ist es der „Kleine Fuchs", der Brennnesseln liebt – nicht gestört werden, wenn sie ihre Eier auf die Unterseite der Brennnesselblätter kleben.

Knoblauchduftender Bärlauch wächst üppig unter meiner Buchenhecke. Als essbarer Bodendecker vermehrt er sich ohne Hemmungen auf dem lockeren humusreichen Boden.

Achtung

Pflanzen Sie keine Maiglöckchen oder Aronstab in die Nähe des Bärlauchs. Die Blätter sind leicht zu verwechseln und erscheinen ungefähr zur gleichen Zeit.

Hopfen rankt sich vor dem Küchenfenster bis zum Dach hoch. Wie ein grüner Vorhang sieht das aus. Die Hopfenzäpfchen lassen sich ohne viel Mühe vom Küchenfenster aus ernten. Ich lebe buchstäblich vom Garten in die Küche. Die Hopfenranken sterben im Herbst ab, so dass die spärliche Wintersonne in mein Fenster gelangen kann. Im Frühjahr treibt er aber zuverlässig wieder aus.

Mein Tipp

Wenn es im Frühjahr genügend Hopfentriebe zu ernten gibt, kann man diese wie Spargel zubereiten: in Salzwasser blanchieren und in etwas Butter schwenken.

Ginkgo bekam im Garten einen Sonderplatz als Solitärbaum. Auf ihn bin ich besonders stolz, denn im Herbst überwältigt er mit seiner leuchtend gelben Herbstfärbung jeden Besucher, der ihn zu Gesicht bekommt.

▼ Ginkgoblätter sind nicht nur im Herbst ein hübscher Anblick.

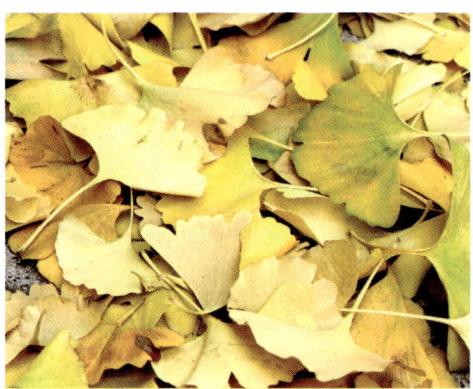

Küchen- und Heilkräuter

Bei meinen zahlreichen Besuchen in den Kräutergärten von Klöstern war ich jedes Mal von der Pflanzenvielfalt überwältigt, die sich mir darbot. Auf kleinstem Raum wachsen und gedeihen die schönsten und seltensten einheimischen sowie exotischen Heilkräuter. Exakt geschnittene grüne Buchshecken umranden die klassisch angelegten, quadratischen Beete. An heißen, trockenen Tagen verströmen die Pflanzen einen Duft wie aus „Tausend und einer Nacht". So ein Heilkräutergarten beherbergt eine eigene kleine Welt. Die Farben, die oft bizarren Formen der Blüten, all die Schmetterlinge und Bienen, die sich an dem süßen Nektar der Blüten laben. Eine Naturschönheit nach der anderen ist zu bestaunen. So ein Garten ist aber noch viel mehr als nur eine Augenweide, die ausgewählten Heilkräuter besitzen ihre eigenen Geheimnisse, die dem Menschen helfen können. Wie wäre es denn mit Ihrem eigenen Kräutergarten, direkt am Haus, für Ihre ganz individuellen Bedürfnisse? Für einen eigenen Kräutergarten sollten die folgenden Kriterien berücksichtigt werden:

▌ Welche Pflanzen eignen sich für mich und meine Familie zur Selbstbehandlung?

▌ Kann der Platzbedarf der einzelnen Pflanze berücksichtigt werden?

▌ Wie viel Zeit möchte ich in diesen Kräutergarten investieren?

Wenn all diese Fragen geklärt sind, steht Ihrem ganz privaten Kräutergarten nichts mehr im Wege

Küchen- und Heilkräuter im Gartenbeet und auf dem Balkon

In meinem eigenen Kräutergarten habe ich zwei quadratische Beete angelegt, jedes Beet misst 2 × 2 m. Vorteile solcher Kräuterbeete sind der rasche Zugriff, eine unkomplizierte Ernte und die gute Überschaubarkeit. Für ein Küchen- und Heilkräuterbeet empfehle ich je nach Platzangebot folgende mehrjährige, winterharte Pflanzen:

▌ Bärlauch, Beifuß, Dost, Estragon, Gemüsefenchel, Sonnenhut, Johanniskraut, Kamille, Kapuzinerkresse, Lavendel, Majoran, Malve, Goldmelisse, Petersilie, Rucola, Salbei, Sauerampfer, Schnittlauch, Thymian, Ysop. Jede Pflanze benötigt zwischen 0,3 und 0,5 qm Platz.

▌ Topinambur, Angelika und Goldrute benötigen sehr viel Platz, sie werden sehr hoch und breiten sich auch in der Fläche aus. Zwängen Sie sie nicht zwischen andere Pflanzen ein, denn dann wirken sie nicht.

Besonders der Sonnenhut (Igelkopf, Echinacea) ist eine ausgesprochen hübsche Gartenblume, außerdem hilft sie, wenn unsere Abwehrkräfte gestärkt

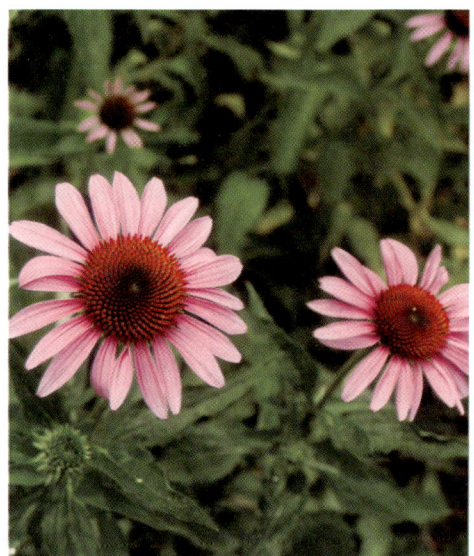

▲ Sonnenhut stärkt das Immunsystem.

Solitärpflanze in einem ausreichend großen Kübel, Brunnenkresse, Dill, Estragon, Kapuzinerkresse, Lavendel, Majoran, Minze, Petersilie, Rosmarin, Rucola, Salbei, Schnittlauch, Stevia, Thymian, Ysop, Zitronengras und Zitronenverbene.

Mein Tipp

Schnecken lieben das frische zarte Dillgrün über alles. Deshalb säe ich Dill grundsätzlich in einem Balkonkasten aus und nicht im Garten. Schneckenkorn verwende ich nicht.

Die Pflege eines Kräuterbeets nimmt weniger Zeit in Anspruch, als Sie glauben:
- Pflanzen bei Trockenheit wässern und abgestorbene Pflanzenteile entfernen.
- Boden ab und zu auflockern, bei Bedarf jäten sowie 1-mal jährlich mit Kompost oder mit biologischem Dünger düngen.

Bei Balkonpflanzen ist ebenfalls auf ausreichend Feuchtigkeit zu achten – eventuell Wasserspeicher einbauen. Die Erde sollte im Frühjahr ausgetauscht oder teilweise erneuert und aufgefüllt werden. Ausreichend düngen mit biologischem Langzeitdünger (Biovegetal®, im Fachhandel erhältlich).

Bei den Pflanzen, die den Winter über draußen bleiben, schneiden Sie die Blütenstände erst im Frühjahr zurück, damit die Pflanzen den Winter über einen natürlichen Frostschutz haben. Nicht winterharte Pflanzen sollten Sie

werden müssen. Aus der Wurzel kann ein Alkoholauszug hergestellt werden, der das Immunsystem stärkt, allerdings variiert hier die Wirksamkeit so stark, dass ich es vorziehe, ein Fertigpräparat in der Apotheke zu kaufen (nicht zum Dauergebrauch geeignet).

Auch auf einem sonnigen Balkon lassen sich die vielen Küchenkräuter ohne großen Aufwand in Töpfen halten. Die Ernte ist super einfach und bequem und erfolgt je nach Pflanze zu unterschiedlichen Zeitpunkten (siehe Heilkräuter von A–Z ab Seite 35).

Als Pflanzen für Kübel und Blumenkästen eignen sich Aloe vera, Angelika als

Brunnenkresse wächst auch auf dem Balkon

Den gekauften Brunnenkressesamen dünn in die Etage eines Sprossenkeimapparates streuen. Mit lauwarmem Wasser befeuchten, jedoch keine Staunässe erzeugen. An einen warmen, hellen Ort stellen und die Samen täglich mit Wasser anfeuchten. Nach wenigen Tagen zeigen sich die ersten grünen Triebe. Haben diese eine Größe von ungefähr 2 cm erreicht, kommen sie in eine Schüssel mit viel frischem Wasser. Wieder für einige Zeit warm und hell stellen. Die Triebe wachsen, bekommen Blättchen. Genauso, wie sie an Größe zulegen, muss Wasser nachgefüllt werden, sodass die Blättchen immer auf der Wasseroberfläche schwimmen können. Sind die Jungpflanzen ca. 4 cm groß, können sie in das vorbereitete Gefäß auf dem Balkon verpflanzt werden. Dafür benötigen Sie einen großen Kübel ohne Ablauf. Füllen Sie ihn zu $2/3$ mit Hydrokulturton, darauf kommt eine Schicht Erde. Wenn Sie das Wasser einfüllen, halten Sie unter den Strahl einen Blumenuntersetzer, damit die Erde nicht aufgewirbelt wird. Nun steht dem Auspflanzen der jungen Brunnenkresse nichts mehr im Wege. Die Brunnenkresse ist mehrjährig, ihre oberen Teile sterben zwar im Herbst ab, sie treibt aber im nächsten Jahr wieder aus. Im Sommer blüht sie mit vielen kleinen, weißen Blütchen. Wasser sollte sie immer haben. Ab und zu bildet sich Moos, das entfernt werden sollte. In meinem Kübel habe ich Wasserminze dazugepflanzt.

rechtzeitig ins Haus holen. Die blattabwerfenden Pflanzen möchten ein dunkleres und kühleres Winterquartier, ihr Stoffwechsel hält Winterschlaf. Nur ganz sparsam gießen, sie haben ja nun keine Blätter mehr, über die sie die Feuchtigkeit abgeben könnten. Pflanzen, die über den Winter grün bleiben, brauchen es hell und wärmer, sie müssen regelmäßig gegossen werden. Gedüngt wird über die Winterzeit nicht.

Exoten aus aller Welt

Auf Ingwer, Ginseng, Koriander, Topinambur, Yacon, Ginkgo oder dem hübschen, weißblühenden Vup ca, auch vietnamesischer Spinat genannt, der sich hervorragend zur schattigen Unterbepflanzung eignet, möchte ich heutzutage nicht mehr verzichten.

Ob die Exoten im Garten oder eher in der warmen Wohnung überwintern, hängt von ihrem Heimatland ab. Die Heimat des Ginkgos ist Ostasien, er hält Eis und Schnee aus. Der aus Nordamerika stammende Sonnenhut überwintert ebenfalls bei kalten Temperaturen. In der Erde ein-

Nicht winterharte Exoten

Typ	Vertreter	Hinweise
Blattabwerfende Exoten	Zitronenverbene, Ingwer, Galgant	Bei Ingwer und Galgant sterben die oberen Pflanzenteile ab. Für sie ist ein kühler Platz am Fenster eines Kellerraumes ideal.
Immergrüne, wärmeliebende Exoten	Passionsblume, Aloe, Eukalyptus, Teebaum, Stevia, Zitronengras	Sie brauchen einen warmen Ort mit viel Licht, da die Tagesstunden in der kalten Jahreszeit knapp sind.
Immergrüne, kälteliebende, aber nicht winterharte Exoten	Rosmarin	Er möchte einen hellen, aber kühlen Raum. Im vergangenen Jahr blühte mein Rosmarin an einem hellen Fenster auf der kühlen Bühne den ganzen Winter über in voller Pracht.

gepflanzt übersteht er den Winter unbeschadet. Exoten, die nicht winterhart sind, müssen rechtzeitig ins Winterquartier geholt werden, bevor sie unter den kalten Temperaturen leiden und Schaden nehmen. Achten Sie einfach darauf, welches Klima die exotischen Schönheiten in ihrer Heimat vorfinden.

Hinweis

Winterharte Exoten, die in Kübeln gepflanzt sind, benötigen einen Wurzelschutz, der sie vor Frostschäden bewahrt.

Chinesische Heilpflanzen

Während meiner Ausbildung in Traditioneller Chinesischer Medizin erfuhr ich vieles über die Verarbeitung und Anwendung der chinesischen Heilpflanzen. Ich lernte regelrechte Powerpflanzen kennen wie die Schisandra (die Pflanze der fünf Geschmacksrichtungen – ihre Frucht beinhaltet süß, sauer, salzig, scharf und bitter), den Ginkgo, den vielblütigen Knöterich und den Ginseng. Diese Pflanzen haben es wirklich in sich. Sie stärken den Körper, kräftigen die Nierenenergie und nehmen sogar Einfluss auf den Alterungsprozess – siehe rechts.

Ayurvedische Heilpflanzen

Durch die Bekanntschaft mit einer Ärztin aus Indien kam ich in den Genuss, Erfahrungen mit Pflanzen sammeln zu dürfen, die im Ayurveda benutzt werden. Ischias behandelte sie zum Beispiel mit einem Baumwolltuch, in das sie verschiedene Samen gab. Das Tuch wurde zugebunden und im Wasserdampf heiß gemacht. Waren die Samen durch und durch erwärmt, drückte sie das Tuch auf die schmerzenden Stellen am Rücken. Die Massage mithilfe der Samen und die Wärme entspannten das verkrampfte Muskelgewebe. Aus der indischen Küche ist neben Gelbwurz (Kurkuma) auch Kardamom und Koriander bekannt, beispielsweise aus der Weihnachtsbäckerei. Die Gelbwurz lässt sich im Sommer mühelos als mehrjährige Pflanze in Topfkultur auf der sonnigen Terrasse halten, sollte allerdings im Herbst rechtzeitig in die warme helle Wohnung geholt werden. Koriander ist einjährig und kommt ins Kräuterbeet. Geerntet werden die Samen im Spätsommer, dann stirbt das Kraut ab. Im nächsten Jahr muss neu gesät werden.

Heilkräuter der Indianer

Mit Spannung las ich die Berichte und Aufzeichnungen nordamerikanischer Indianer. Ihren Heilpflanzen ist im Heilkräutergarten im Kloster Adelberg ein Beet gewidmet. Die Indianer kannten Heilpflanzen, die sie ihren schwangeren Frauen zur Geburtserleichterung gaben, aber auch die Schwangerschaftsverhütung regelten sie mit Pflanzen. Brandwunden wurden mit selbst hergestellten Salben behandelt, Seifenkraut zur Reinigung bei Heilzeremonien eingesetzt. Die vitaminreichen Beeren der Berberitze (Berberis vulgaris) aßen die Indianer als Vorbeugung gegen Skorbut. Die Pflanzen der nordamerikanischen Indianer dürfen das ganze Jahr über in ihrem Kräuterbeet bleiben. Sie sind Temperaturen, wie wir sie im Winter bei uns haben, gewohnt.

Stress lässt schneller altern

Die Steinzeitmenschen mussten auf die Jagd gehen, um an Fleisch zu gelangen. Sahen Sie ein Mammut, dann schlug ihr Herz schneller, sie waren angespannt und aufgeregt, denn vom Jagderfolg hing ihr Überleben ab. Der Adrenalinspiegel schnellte in die Höhe, der Körper setzte alle Funktionen aus, die für die Jagd nicht benötigt wurden, beispielsweise die Verdauung. War das Mammut erlegt, beruhigten sie sich wieder, der Herzschlag verlangsamte sich wieder und auch der Adrenalinspiegel sank. Das Zerlegen und Verspeisen des Tieres bedeutete Entspannung und Ausgleich zur aufregenden Jagd. Dieser Ausgleich fehlt bei uns oft. Wir arbeiten auf Hochtouren, oft bis spät in die Nacht. Ein ständig hoher Adrenalinspiegel lässt das Haar schneller ergrauen und die Haut fahl erscheinen. Ein sehr gutes Mittel gegen diesen Stress ist der vielblütige Knöterich (Polygonum multiflorum). Leider eignet sich die Pflanze nicht für den Eigenanbau, jedoch ist sie als Tee, in Form von präparierten Wurzelstückchen zur Herstellung einer alkoholischen Tinktur oder als Fertigtinktur in Apotheken erhältlich.

GUT ZU WISSEN

Weiterverarbeitung: Was Sie benötigen

D as ganze Jahr über kann man sich daran erfreuen, wie die selbst gezogenen Heilpflanzen groß werden, blühen, Früchte und Samen bilden. Sie jetzt auch noch zu ernten und wertvolle Produkte aus ihnen herzustellen, ist die Vollendung, denn die Verarbeitung macht besonders viel Spaß.

Trocknen

Ich genieße es, die Pflanzen frisch und saisonal zu verwenden. Allerdings stellt sich eine Unpässlichkeit nicht nur dann ein, wenn die Pflanze gerade in der Natur zu bekommen ist, sie muss also für den Notfall getrocknet werden. Das Trocknen

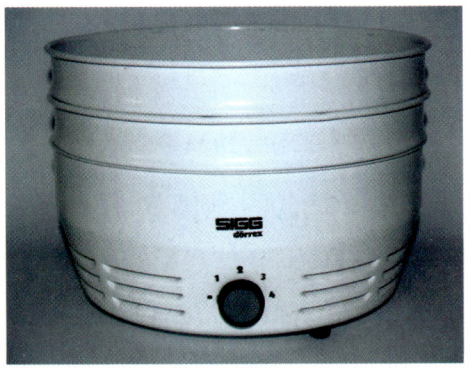

▲ Für das Trocknen von Wurzeln empfiehlt sich ein handelsüblicher Dörrapparat.

sollte möglichst schonend und ohne Verluste an wertvollen Inhaltsstoffen ablaufen. Trocknen Sie Ihre Pflanzen deshalb nie in der Sonne, sondern immer an einem warmen, trockenen, aber schattigen Platz. Für das Trocknen von Pflanzenteilen wie Wurzeln empfehle ich einen Dörrapparat, den es in Haushalts- oder Elektrogeschäften, im Versandhandel oder im Internet zu kaufen gibt.

Hinweis

Die Inhaltsstoffe einer Pflanze variieren je nach Standort und Lagerung, was Geschmack und Wirkung beeinflusst. Aus diesem Grund sind meine Dosierungsangaben in den Rezepten nur Anhaltspunkte, die auf eigenen Erfahrungswerten beruhen. Sofern in den Rezepten nicht anders angegeben gilt: 1 TL getrockneter Pflanzenteile entspricht 2 TL frischer.

Cremes und Salben

Verwenden Sie für die Aufbewahrung und zum Gebrauch bitte keine gebrauchten Dosen oder Gläser! Kaufen Sie sich für Ihr kostbares, selbst hergestelltes Produkt neue Cremetiegel oder Kruken im Internet oder in der Apotheke – es handelt sich hierbei nur um Centbeträge.

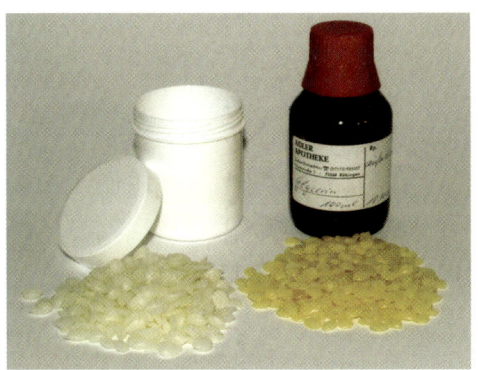

▲ Salbenzutaten wie weißes oder gelbes Bienenwachs, Vaseline, Glycerin, Weizenkeimöl sowie Salbenkruken erhalten Sie in Apotheken oder Drogerien.

Eine Haltbarkeit gebe ich in den Rezepturen nicht an, da diese von vielen verschiedenen Faktoren abhängig ist: Wie wurde das Produkt verarbeitet, besaßen die Pflanzen einen hohen Anteil an Feuchtigkeit, wie sauber wurde bei der Herstellung gearbeitet, wie frisch waren die Zutaten und vieles mehr. Grundsätzlich gilt: Wenn Sie für Ihre Cremes und Salben frische Kräuter verwenden, ist die Haltbarkeit des fertigen Produkts sehr kurz. Deshalb ist es besser, immer nur kleine Mengen herzustellen, diese im Kühlschrank aufzubewahren und zügig zu verbrauchen.

Alkoholauszüge

Hierfür benötigen Sie weithalsige Gläser und 38,5%igen Alkohol, beispielsweise handelsüblichen Wodka, Korn oder Doppelkorn. Für äußere Anwendungen eignet sich 70%iger Isopropylalkohol (Kunstalkohol) oder der hochwertigere Weingeist.

Der fertige Alkoholauszug wird zur Aufbewahrung und für den Gebrauch in sterilisierte kleine dunkle Flaschen abgefüllt. Verwenden Sie dafür neue Apothekerflaschen. Es gibt sie im Versandhandel oder im Internet zu kaufen.

Bei allen selbst hergestellten Heilmitteln ist zu bedenken, dass die Inhaltsstoffe stark schwanken können. Sie können daher kein nach offiziellen Richtlinien (Deutsches Arzneibuch/DAB, Europäisches Arzneibuch/Ph. Eur.) hergestelltes und geprüftes Arzneimittel ersetzen.

Achtung

Vorsicht bei Alkoholauszügen

■ Die Einnahme alkoholischer Pflanzenauszüge ersetzt keine medizinische Behandlung und sollte nicht über einen längeren Zeitraum erfolgen.

■ Bei Einnahme muss auf die Teilnahme im Straßenverkehr verzichtet werden.

■ Kinder, Menschen mit Alkoholunverträglichkeit, Alkoholkranke sowie Menschen mit Leberkrankheiten dürfen keine alkoholischen Pflanzenauszüge zu sich nehmen.

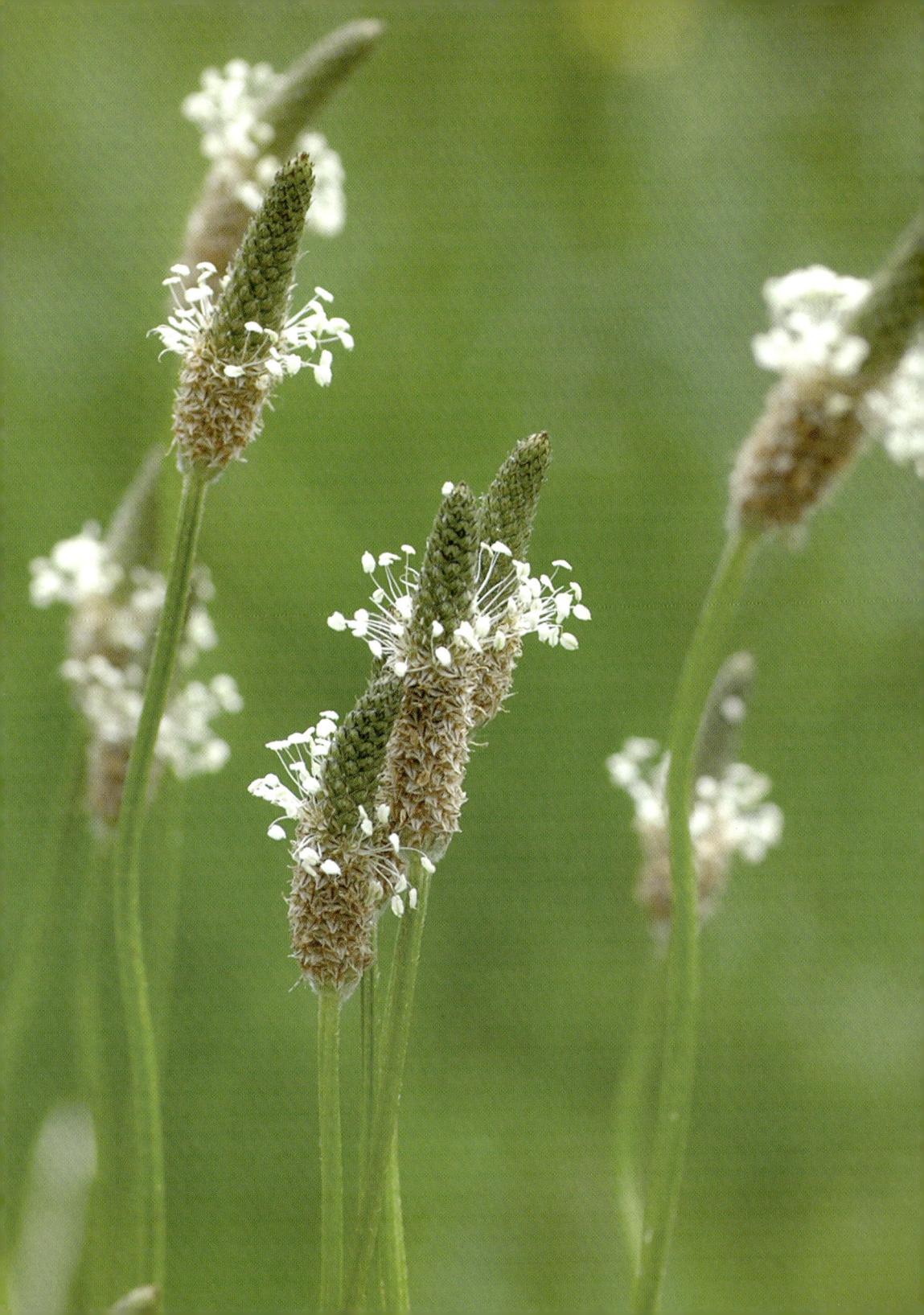

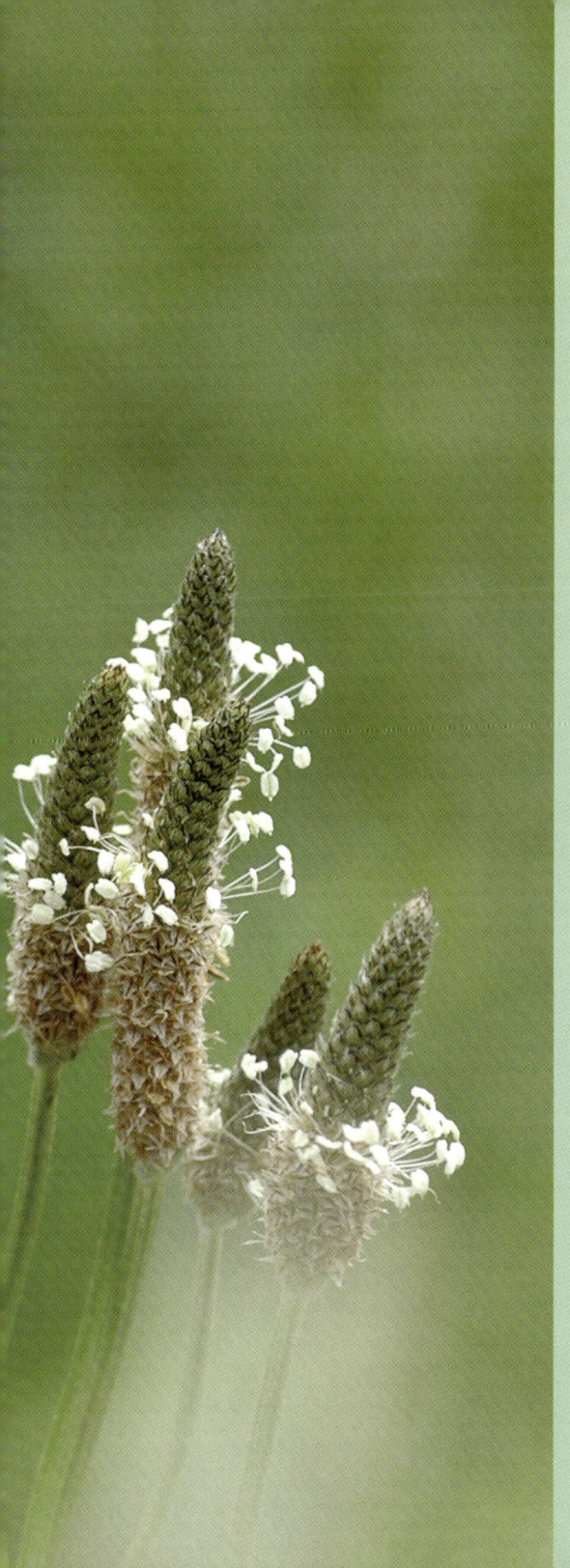

Heilkräuter von A–Z

Heilkräuter wachsen in der freien Natur, im Garten, im Wohnzimmer und manche auch einfach so vor der Haustür – gut, wenn man weiß, wann diese Schätze der Natur blühen und wie man sich ihre Kraft zunutze machen kann.

Aloe *(Aloe barbadensis Miller)*

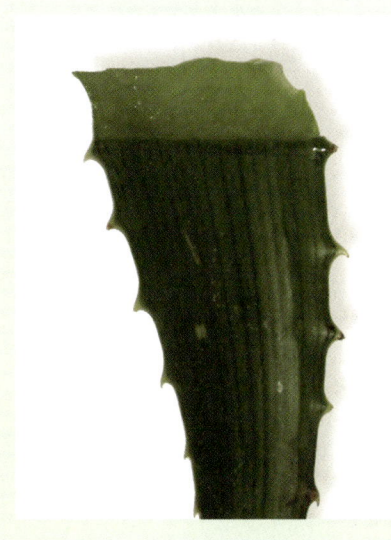

▐ **Vorkommen** Nordafrika, Mittelmeer-
raum, Kanaren, Indien. Anbaugebiete
in Venezuela, Mexiko und in subtropi-
schen Gebieten der USA
▐ **Blütezeit** Mai–Juni
▐ **Ernte** Blatt
▐ **Inhaltstoffe** Anthrachinone, Gerb-
stoffe, Harze
▐ **Indikationen** Sonnenbrand,
Mückenstiche, Altersflecken, kleinere
Verbrennungen und Verletzungen,
Hautabschürfungen und kleine
Wunden, juckende und brennende
Augen, Bindehautentzündung durch
Zugluft, Hautprobleme

Dies war die erste Pflanze, mit der ich als kleines Mädchen bekannt gemacht wur-de. Mein Vater brachte sie mit nach Hause und erzählte voller Stolz, dass schon bei seiner Mutter immer eine Aloe zur Behandlung von kleineren Verletzun-gen bereitstand. Die Aloe bekam bei uns einen schönen Platz am Fenster, wo sie geduldig auf ihren Einsatz wartete. Die vielen Ableger, die sie produzierte, wur-den in kleine Blumentöpfe gepflanzt, damit der Vorrat an Aloe nie zur Neige gehen konnte. Heute stehen in meinem Wohnzimmer fünf prächtige Pflanzen, bei denen ständig die saftigen Blätter geerntet werden. Vorsichtig gießen, Aloe mag keine Feuchtigkeit in den Blatt-achsen.

Aloe – *das* Pflegemittel im Sommer!

Im Sommer gibt es für empfindliche Haut kein besseres Pflegemittel als den küh-lenden Blattsaft der Aloe. Er zieht rasch ein und hinterlässt ein erfrischendes, kühlendes Gefühl auf der Haut. An hei-ßen Tagen, wenn der Körper Schweiß absondert, dichtet der gelartige Saft die Poren nicht ab, sondern lässt die Wasser-tröpfchen zur Kühlung auf der Hautober-fläche verdunsten. Nach einem zu langen Aufenthalt an der Sonne, wenn sich die Haut rötet und heiß anfühlt, hilft er, die überhitzte Haut zu kühlen und die Bla-senbildung zu vermeiden. Außerdem lin-dert er auch Juckreiz bei Mückenstichen.

Nehmen Sie sich ein frisches Aloeblatt mit in den Urlaub – einfach in Alufolie einwickeln und kühl aufbewahren.

Altersflecken: Meine Tante bestrich einmal am Tag die dunkleren Hautstellen damit. Es dauerte etwa ein Jahr, dann wurde der Erfolg sichtbar. Die Altersflecken wurden heller und sie benötigte keine Abdeckcreme mehr.

Kleinere Verletzungen, Verbrennungen: Dass die Pflanze sehr rasch Wunden verschließen kann, demonstriert sie an sich selbst – die Schnittstelle bei der Ernte eines Blattes verschließt sich sehr schnell. Kleinere Hautabschürfungen und Wunden heilen durch das Gel der Aloe

▼ Das Gel der Aloe pflegt die Haut.

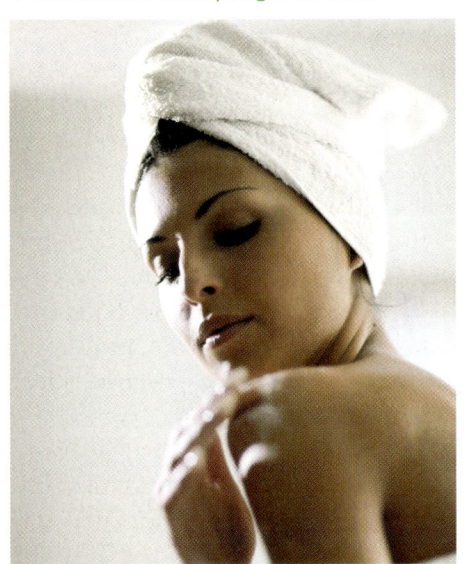

rasch ab. Werden leichtere Verbrennungen oder Verbrühungen sofort damit behandelt, lässt der Schmerz nach und die lästige Blasenbildung kann dadurch oft vermieden werden.

Juckende, brennende Augen: Diese häufig bei allergischen Reaktionen (Heuschnupfen) oder bei einer Bindehautentzündung durch Zugluft auftretende Erscheinung kann mit Aloe behandelt werden. Einfach ein kleines Stückchen eines Aloeblattes mit einem sauberen Messer abschneiden, halbieren und mit der Innenseite auf die geschlossenen Augenlider legen.

Hautpflege: Die folgende Aloe-Creme ist besonders zur Pflege der empfindlichen Haut geeignet.
- 1 EL Bienenwachs mit 100 g Vaseline und 50 ml Weizenkeimöl im Wasserbad schmelzen. 50 ml abgekochtes und auf 50 °C abgekühltes Wasser tröpfchenweise zugeben.
- Aus einem großen Blatt den gelartigen Saft mit einem sauberen Messer vorsichtig abstreifen und in die Fettschmelze geben. Gut verrühren und in sterilisierte Tiegel füllen, gut verschließen und im Kühlschrank aufbewahren. Zügig aufbrauchen.

Achtung

Unmittelbar unter der Blatthaut befinden sich schleimhautreizende Anthrachinone, die nicht in größeren Mengen in die Creme gelangen dürfen.

A

Anis *(Pimpinella anisum)*

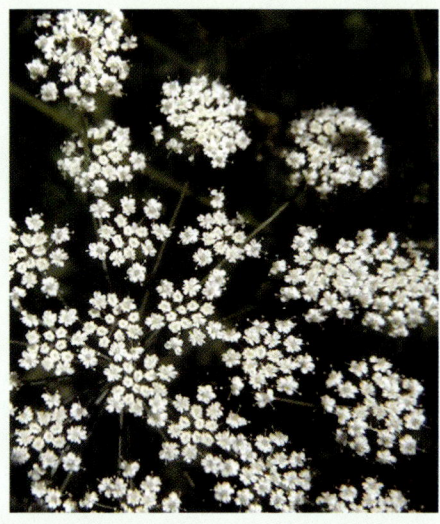

▌ **Vorkommen** Orient, östlicher Mittelmeerraum
▌ **Blütezeit** Juli–August
▌ **Ernte** Samen im Herbst
▌ **Inhaltsstoffe** Ätherisches Anisöl, Zucker, Proteine
▌ **Indikationen** Blähungen, Völlegefühl, Verdauungsprobleme, Magen-Darm-Krämpfe, Husten
▌ **Hinweis** Bei Überdosierung Übelkeit, Benommenheit und Magenreizung

Blähungen, Völlegefühl, Verdauungsprobleme, Magen-Darm-Krämpfe: Meiner Hebamme verdanke ich den tollen Tipp, Kindern bei Verdauungsstörungen und Blähungen einen Fenchel-Kümmel-Anistee zu geben. Dieser Tee hilft auch Erwachsenen nach zu üppigem oder fettem Essen.

▌ Getrocknete Fenchel-, Kümmel- und Anissamen zu gleichen Teilen vermischen und im Mörser zerkleinern.
▌ 2 TL der Mischung mit 250 ml kaltem Wasser ansetzen, aufkochen, zugedeckt 10 Minuten ziehen lassen. Abseihen und 2- bis 3-mal täglich nach den Mahlzeiten 1 Tasse ungesüßt in kleinen Schlückchen trinken.

Husten: Der folgende Tee lindert den Hustenreiz, fördert den Auswurf von zähem Schleim und hemmt Entzündungen.

▌ Anissamen, getrocknete Blätter und Blüten von Eibisch und getrocknete Spitzwegerichblätter zu gleichen Teilen mischen und im Mörser zerkleinern.
▌ 2 TL dieser Mischung in 250 ml kaltem Wasser ansetzen und bis zum Sieden erhitzen. Zugedeckt 5 Minuten ziehen lassen, abseihen. Eventuell mit 1 TL Honig süßen und 2-mal täglich 1 Tasse gut warm in kleinen Schlückchen trinken.

Apfel *(Malus Miller)*

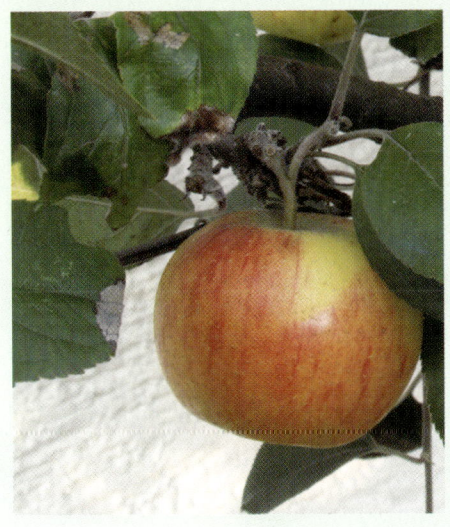

▪ **Vorkommen** Kulturpflanze in Gärten und Streuobstwiesen
▪ **Blütezeit** April–Mai
▪ **Ernte** Äpfel im Herbst
▪ **Inhaltsstoffe** Pektin, Vitamine, Mineralstoffe (vor allem Kalium), Fruchtsäuren, Ballaststoffe
▪ **Indikationen** Durchfall, Verdauungsprobleme, Appetitmangel, hoher Cholesterinspiegel, Eisenmangel, innere Unruhe, Nervosität und Schlafstörungen, Hautprobleme, Fußschweiß, Haarprobleme, Halsentzündung; in der Küche

Eine alte Weisheit besagt: „An apple a day keeps the doctor away". Dass ein Apfel pro Tag vor vielen Krankheiten schützen würde, war mir als Kind eigentlich egal, denn zu meinem täglichen Apfel musste man mich nie zwingen. Auch heute noch esse ich Äpfel für mein Leben gerne, besonders die alten, schmackhaften Sorten wie Klarapfel, Goldparmäne, Freiherr von Berlepsch oder den „Lederapfel". Besonders wertvoll ist das in den Äpfeln enthaltene Pektin, das auch in Hagebutten, Zitronen und anderen Früchten vorkommt. Wird Pektin zusammen mit Wasser aufgekocht, beginnt es zu gelieren. Daher wird es bei der Herstellung von Marmelade verwendet. Pektin wirkt gegen Durchfall, begünstigt die Blutgerinnung und senkt den Cholesterinspiegel. Ein weiterer wichtiger Stoff ist das Kalium, es pflegt und schützt die Gefäße, sodass sie elastisch bleiben.

Getrocknete Apfelringe

Bei der Apfelernte im Herbst kommen die schönen, makellosen Äpfel zum Lagern in den Keller, diejenigen, die Druckstellen aufweisen oder in denen sich ein Würmchen häuslich niederließ, werden ausgeschnitten und im Dörrapparat getrocknet. Getrocknete Apfelringe sind ein wertvoller Snack in kühleren Tagen, denn ihr Zuckergehalt wird in den Muskeln in Energie und Wärme umgesetzt.

A

Apfelsaft

Der größere Teil meiner Apfelernte wird in der Mosterei zu Apfelsaft verarbeitet. In Flaschen eingekocht wird ein Teil des frischen Apfelsafts für den Winter haltbar gemacht. In naturtrübem Apfelsaft befinden sich wichtige Enzyme und Mineralstoffe, wie Kalium, Eisen und Fluor. Der andere Teil kommt in ein Fass in den kühlen Keller. Hier beginnt er zu gären, es bildet sich Alkohol – der Apfelsaft wird zu Most. Aus diesem Most kann ganz leicht ein gesunder Apfelessig hergestellt werden, der mit Wasser vermischt an heißen Tagen herrlich den Durst löscht, erfrischt und den Körper auch noch mit wichtigen Mineralstoffen versorgt.

Apfelessig

Ein Getränk aus Wasser, Apfelessig und Honig war bereits bei den Römern sehr beliebt. Um Apfelessig selbst herzustellen, benötigen Sie eine „Essigmutter": Hierzu wird ein fertig vergorener Apfelsaft, also Most, in einen großen Glaskolben gefüllt und mit aktivem Apfelessig „geimpft", dessen Bakterien dann diese Essigmutter bilden. Damit sie schön groß werden kann, ist es wichtig, dass der Glaskolben nicht bis zum Rand mit Most gefüllt wird, sondern nur zur Hälfte, damit eine möglichst große Oberfläche zur Verfügung steht. Mit einem sauberen Baumwolltuch luftdurchlässig abdecken, die Bakterien benötigen für ihre Arbeit Sauerstoff. An einen warmen Ort stellen und täglich schütteln. Es dauert nicht lange und die Essigmutter liegt als dicke Scheibe auf der Oberfläche des Mostes. Danach den Apfelessig in Flaschen abfiltern. Die Essigmutter kann für die nächste Apfelessigproduktion gleich wieder in einen mit Most gefüllten Glaskolben gebracht werden. Für die „Impfung" wieder etwas von dem selbst hergestellten Apfelessig dazugeben. Der fertige Apfelessig schmeckt toll zu grünen Blattsalaten. Er verleiht diesen einen fruchtig frischen Geschmack.

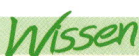

Die Essigmutter kan man immer wieder verwenden

Wichtig ist, dass die Essigmutter ständig etwas zu arbeiten hat, sonst geht sie kaputt. Eine gesunde Essigmutter kann bis zu 200 Jahre alt werden und von Generation zu Generation vererbt werden.

Apfeltee

Eine weitere Köstlichkeit ist Apfeltee. Er beruhigt, und besonders Kinder trinken ihn wegen seines fruchtigen Aromas sehr gerne. Da ich in meinem Garten die Äpfel nicht spritze, kann ich auch die Schalen verwerten. Ich trockne sie auf dem Dörrapparat und bewahre sie in einem gut verschließbaren Glas an einem dunklen Ort auf. Immer wieder gebe ich sie zur Verbesserung des Geschmacks und zur Stärkung des ganzen Organismus zu anderen Tees dazu.

Durchfall: Ein wirklich gutes Mittel gegen Durchfall ist ein geschälter, auf einer gläsernen Apfelreibe ganz fein geriebener Apfel. Teelöffelweise im Laufe von 1 Stunden zu sich nehmen. Stoppt den Durchfall und regt den Appetit an.

Verdauungsprobleme, fehlender Appetit: Durch mangelnde Magensäure oder bei Appetitmangel kann es hilfreich sein, eine Stunde vor der Hauptmahlzeit einen Apfel zu essen. Er steigert die körpereigene Magensaftproduktion, sodass die verspeisten Lebensmittel besser verwertet werden können. Gleichzeitig erhöht sich so der Appetit. Allerdings kann ein Apfel auf leeren Magen bei manchen Menschen zu Magenschmerzen und Übelkeit führen. Auch bei einer „Diät" ist es nicht ratsam, als Frühstück einen Apfel zu essen, da dies ein permanentes Hungergefühl hervorruft.

Essigtrank: Wenn Sie aufgrund mangelnder Magensaftproduktion an Verdauungsproblemen leiden, dann trinken Sie 1 kleines Glas Mineralwasser mit 1 TL Apfelessig $1/2$ Stunde vor der Hauptmahlzeit. Lassen Sie den sauren Geschmack auf der Zunge wirken.

Mineralstoffmangel, Muskelkrämpfe, Kopfschmerzen, Gesunderhaltung der Leber, unterstützend bei Schuppenflechte.: 1 EL Apfelessig in 1 großes Glas Mineralwasser, 1-mal täglich trinken.

Steigerung der körpereigenen Abwehrkräfte: Die beiden folgenden Tees versorgen den Körper mit wichtigen Mineralstoffen und Vitaminen und reinigen das Blut.

▮ 2 gewaschene, unbehandelte Äpfel in kleine Stückchen schneiden und das Kernhaus entfernen. Mit 250 ml kaltem Wasser ansetzen und zugedeckt aufkochen. 2 Minuten zugedeckt ziehen lassen und abseihen. Bei säuerlichen Sorten oder zur allgemeinen Kräftigung kann mit etwas Honig gesüßt werden.

Beim Backen von Apfelkuchen fallen eine Menge Apfelbutzen und -schalen an. Die warf meine Großmutter nicht weg, sondern verarbeitete sie zu dem folgenden schmackhaften Tee. Allerdings müssen die Kerne vorher sorgfältig aus dem Kernhaus herausgeschüttelt werden, da sie Blausäure enthalten.

▮ 1 EL Apfelbutzen und 1 EL Apfelschalen mit etwas Fruchtfleisch in 250 ml kaltem Wasser ansetzen, aufkochen, 10 Minuten zugedeckt ziehen lassen, abseihen. Mit etwas Zimt gewürzt ein wahrer Genuss.

A

Hoher Cholesterinspiegel: Bei einem zu hohen Cholesterinspiegel empfehle ich täglich einen Apfel zu essen.

Eisenmangel:
Bedingt durch die Monatsblutung ist Eisenmangel ein häufiges Problem bei Frauen. Um Eisen gut aufnehmen und verwerten zu können benötigt der Körper Vitamin C. Genießen Sie einen Brennnessel-Apfel-Trank (siehe Seite 61), er enthält Vitamin C im Apfel und viel Eisen in der Brennnessel.

Innere Unruhe, Nervosität, Schlafstörungen: Hier hilft eine Waschung mit Apfelessig. Hierzu ein Waschbecken mit kaltem Wasser füllen und 2 EL Apfelessig dazugeben. Den Waschhandschuh in das Essigwasser eintauchen und nur ganz leicht ausdrücken – der Handschuh sollte gut nass sein. Nun den Oberkörper rasch mit dem kalten Essigwasser abwaschen. Ohne sich abzutrocknen in ein T-Shirt oder Schlafanzug schlüpfen und sofort ins Bett gehen. Kurz nach der kalten Waschung stellt sich ein wohlig warmes Gefühl ein.

Hautprobleme: Bei empfindlicher, zu Ausschlägen neigender Haut wird dem Badewasser 1 Glas Apfelessig beigemengt. Dies pflegt die Haut und sorgt für einen gesunden, schützenden Säuremantel. Verwenden Sie bei einem Apfelessigbad zur Reinigung Ihrer Haut keine Seife. Besser ist es, mit einem Waschhandschuh den Körper sanft abzureiben, das massiert, durchblutet und der Säuremantel bleibt erhalten. Wer möchte, kann dem Bad 1 EL Lavendelblüten beigeben oder gleich den Lavendelblütenessig (Rezept siehe Seite 129) verwenden. Ihre Haut fühlt sich nach dem Bad weich an und sieht vital und gesund aus.

Hinweis

Der leichte Essiggeruch verliert sich rasch an der Luft.

Fußschweiß: Wer zu starkem Schwitzen an den Füßen neigt, sollte sich ein wohltuendes Fußbad mit Apfelessig gönnen. Es reguliert die Schweißabsonderung und erfrischt die Füße, besonders nach einem langen Tag. Hierfür 100 ml Essig in 10 l warmes Wasser geben und die Füße darin baden.

Haarpflege: Selbst zur Haarpflege, für glänzendes, kerngesundes Haar, eignet sich der Apfelessig. Einfach nach der Haarwäsche mit Apfelessig spülen – 1 EL auf ein Glas Wasser genügt. Keine Angst, auch hier verliert sich der Geruch nach Essig rasch.

Halsentzündung: 1 TL Apfelessig in $1/2$ Glas Wasser geben, eventuell mit einer Prise Meersalz. Gut umrühren, damit sich das Salz auflöst. Mehrmals täglich damit gurgeln.

Arnika *(Arnika spec.)*

A

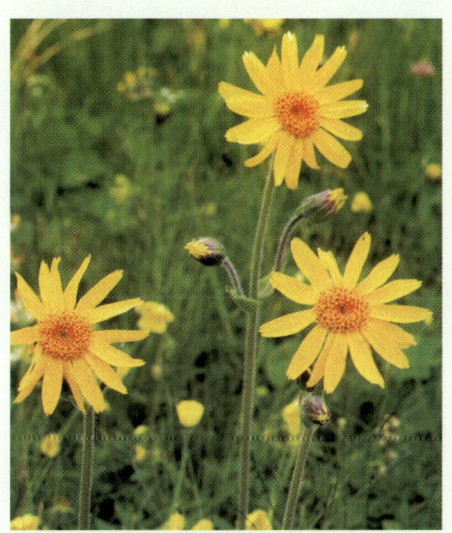

Bergarnika (Arnika montana)

▍ **Vorkommen** Mittlere und hohe Gebirgslagen, saure, torfhaltige Böden, Moore, Heiden

▍ **Blütezeit** Mai–September

▍ **Ernte** Blütenblätter von Juni–Juli. Die kleinen schwarzen Käfer, die sich in jeder Blüte aufhalten, müssen entfernt werden, da sie allergen wirken.

▍ **Inhaltsstoffe** Ätherische Öle, Bitterstoffe, Flavonoide

▍ **Indikationen** Umschläge bei Zerrungen, Verstauchungen, Prellungen und Blutergüssen

▍ **Hinweise** Arnika nicht innerlich einnehmen. Umschläge nur bei unverletzter Haut anwenden. Wildsammlung ist nicht erlaubt, da ihr Bestand gefährdet ist und unter Naturschutz steht.

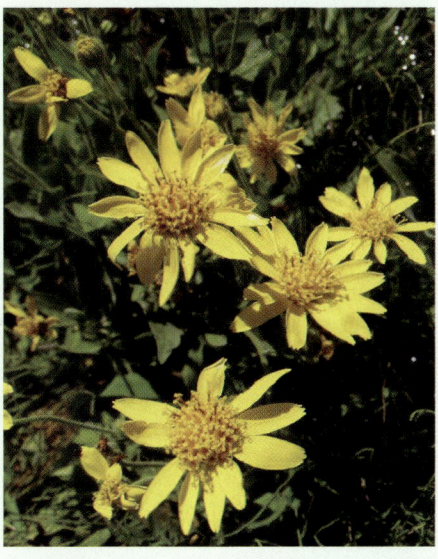

Wiesenarnika (Arnika chamissonis)

▍ **Vorkommen** Feuchte Wiesen in mittleren und hohen Gebirgslagen Nordamerikas und Alaskas

▍ **Blütezeit** Mai–August

▍ **Ernte** Blütenblätter von Juni–Juli. Die kleinen schwarzen Käfer, die sich in jeder Blüte aufhalten, müssen entfernt werden, da sie allergen wirken.

▍ **Inhaltsstoffe** Ähnlich wie bei Arnika montana

▍ **Indikationen** Umschläge bei Zerrungen, Verstauchungen, Prellungen und Blutergüssen

▍ **Hinweise** Arnika nicht innerlich einnehmen. Umschläge nur bei unverletzter Haut anwenden

43

A

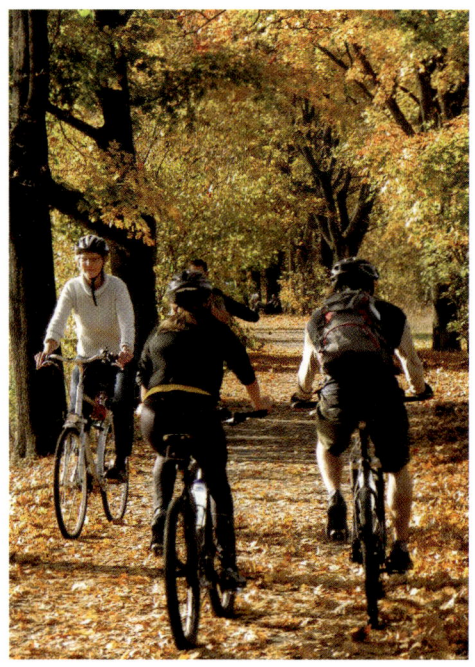

▲ Arnika hilft schnell bei kleineren Sport-verletzungen.

Mit der Arnika ist das so eine Sache. Es dauerte fünf Jahre, bis sie sich in meinem Garten endlich angesiedelt hatte. Da ich kein Schneckenkorn verwende, führe ich einen ständigen Kampf mit den Tierchen. Sie lieben meine Arnika über alles – sie wissen halt, was ihnen gut tut. Gute Erfahrungen habe ich wiederum mit meinen Arnikapflanzen in den Blumentöpfen gemacht. Auf dem Balkon haben es glücklicherweise auch die Schnecken schwer. Aber auch dort vermehrt sich die Arnika montana nicht gerade leicht. Es dauert Jahre, bis man mit ihr den Bedarf einer

Familie mit drei Kindern decken kann. Deshalb entschied ich mich, die amerikanische Arnika, lateinisch Arnika chamissonis anzubauen. Innerhalb eines Jahres hat sie sich mithilfe ihrer Wurzelausläufer in meinem Vorgarten prächtig entwickelt.

Verstauchungen, Prellungen, Blutergüsse: Für den Alkoholauszug müssen die Blüten unmittelbar nach der Ente verarbeitet werden. Beim Abpflücken der gelben Blütenköpfe kontrolliere ich, ob ein Käferchen darin sitzt, zupfe die zarten gelben Blütenblätter ab und gebe sie sofort (!) in ein weithalsiges Glas, das zur Hälfte mit einem 38,5%igen Weinbrand gefüllt ist. Gut verschlossen kommt es für drei Wochen an einen warmen Platz. Täglich schütteln. Danach wird die Flüssigkeit in kleine dunkle Flaschen abgefiltert und dunkel aufbewahrt.

Hat sich jemand den Fuß verstaucht, verdünne ich für einen Umschlag 1 Teil des Alkoholauszugs mit 4 Teilen abgekochtem Wasser. Damit tränke ich ein sauberes Baumwolltuch und lege es auf die betreffende Stelle. Bei meinen Kindern konnte ich so manche Beule vermeiden, indem ich auf die angeschlagene Stelle mit sanftem, aber nachhaltigem Druck ein mit Arnika getränktes Tuch auflegte.

Mein Tipp
Nehmen Sie die Arnikatinktur mit auf alle Wanderungen oder Radtouren.

Augentrost *(Euphrasia officinalis)*

A

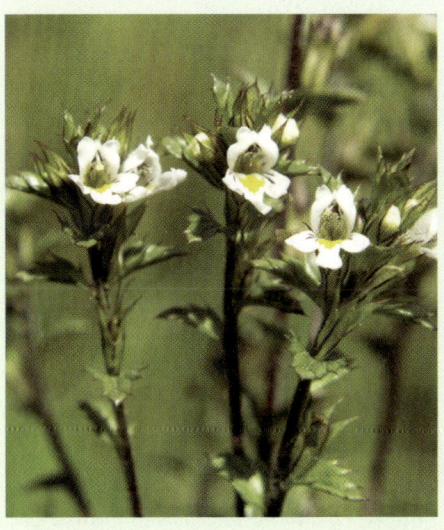

■ **Vorkommen** Magere, trockene Wiesen, Wegränder, Heidelandschaften
■ **Blütezeit** Juli–September
■ **Ernte** Blühende Sprossteile
■ **Inhaltsstoffe** Iridoidglykoside, Flavonoide, Bitterstoffe, Gerbstoffe, Lignane, ätherisches Öl
■ **Indikationen** Bindehautentzündung, allergische Augenreaktion

Die kleinen, zarten Blütchen sehen aus, als hätten sie Wimpern – kein Wunder, dass die Signaturenlehre den Augentrost bei Erkrankungen der Augen empfahl. Und tatsächlich kann Augentrost bei empfindlichen Augen, die bei dem geringsten Luftzug mit Tränenfluss reagieren, aber auch bei allergischem Schnupfen mit Augenbeteiligung eingesetzt werden.

Bindehautentzündung, allergische Augenreaktionen:

■ Tee: 2 TL getrocknetes, blühendes Kraut mit 250 ml kaltem Wasser ansetzen, zugedeckt erhitzen, kurz aufkochen lassen, zugedeckt 5 Minuten ziehen lassen, abfiltern. Zur Unterstützung der äußerlichen Behandlung 1- bis 2-mal täglich 1 Tasse trinken.
■ Zur äußerlichen Anwendung wird ein Pad mit dem auf Körpertemperatur abgekühlten Augentrosttee getränkt und auf die geschlossenen Augenlider aufgelegt. Ist der Pad abgekühlt, einen neuen Pad nehmen und wieder in den Tee eintauchen. Vorgang insgesamt bis zu 3-mal wiederholen.

Mein Tipp

Sie können den abgekühlten Tee auch in eine Augenbadewanne geben und das Auge damit spülen. Die Augenbadewanne gibt es für ungefähr 4,00 Euro in jeder Apotheke zu kaufen.

B Baldrian *(Valeriana officinalis)*

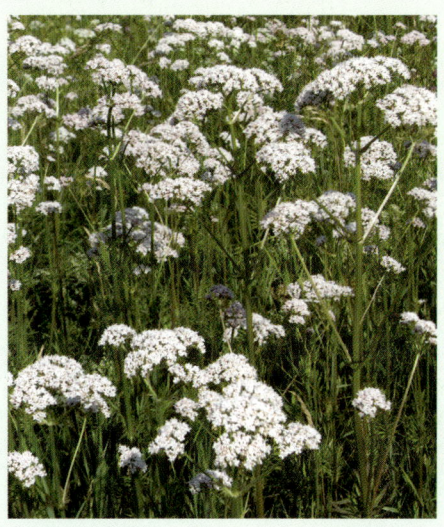

▮ **Vorkommen** Feuchte Wiesen, Wegränder, Gräben und an sonnigen Hängen des Waldes
▮ **Blütezeit** Mai–September
▮ **Ernte** Wurzel ab August–Oktober
▮ **Inhaltsstoffe** Ätherische Öle, Alkaloide, Valepotriate
▮ **Indikationen** Aufregung, Kopfschmerzen, nervöse Magenbeschwerden, Schlafstörungen, Wetterfühligkeit, allgemeine Nervosität

In einer etwas feuchten Ecke meines Gartens siedelte ich ihn vor Jahren an. Seitdem vermehrt er sich prachtvoll, sodass ich mit der Ernte im Herbst meinen kompletten Jahresbedarf aus meinem eigenen Garten decken kann. Anfang Oktober ernte ich die Wurzel, indem ich einige der Pflanzen mit einem Spaten ausgrabe. Die Pflanze selber ist bereits abgestorben, sodass die Kräfte wieder in die Wurzel zurückgekehrt sind. Mit einer Bürste wird die Wurzel gründlich gereinigt, in kleine Stücke geschnitten und auf dem Dörrapparat getrocknet. Dabei verströmt die Baldrianwurzel ihren typischen Geruch.

Sind körperliche Missempfindungen und Schmerzen durch Aufregung oder Stress entstanden, dann kommt bei mir die Baldrianwurzel zum Einsatz. Aufregung oder Ärger können vielerlei Beschwerden hervorrufen, wie zum Beispiel Kopfschmerzen bis hin zu Migräneattacken, Verdauungsprobleme, Magenschmerzen, innerliche Unruhe, Einschlafstörungen, Nervosität, Ängstlichkeit.

Zur Einnahme des Baldrians gebe ich keine genaue Dosierungsanleitung, da die Wirkung von Mensch zu Mensch verschieden ist. Beginnen Sie mit einer kleinen Dosis und steigern Sie diese nur in kleinen Schritten, bis Sie die gewünschte Reaktion erzielt haben.

B

Aufregung, Nervosität, Kopfschmerzen, nervöse Magenbeschwerden

Alkoholauszug: Geben Sie in ein weithalsiges Glas 1 Teil getrocknete Baldrianwurzel, die mit 10 Teilen 38,5%igem Wodka oder 40%igem Weingeist übergossen werden. Das Glas gut verschließen und für 3 Wochen an einen warmen Ort stellen. Täglich schütteln. Nach 3 Wochen abfiltern und in kleine dunkle Flaschen füllen.

Kinder sollten keinen Alkohol bekommen, deshalb gebe ich die Baldriantinktur in eine kleine Tasse und fülle sie mit kochendem Wasser auf, so dass sich der Alkohol verflüchtigt. Die beruhigende und entspannende Wirkung des Baldrians bleibt jedoch erhalten. Ist der Aufguss erkaltet, wird er in kleinen Schlückchen getrunken.

Schlafstörungen, Wetterfühligkeit, allgemeine Nervosität („nervöser" Magen, Kopfschmerzen, Herzjagen)

Kaltauszug: 2 TL zerkleinerte und getrocknete Wurzelstückchen in 250 ml kaltem Wasser am Morgen ansetzen, zugedeckt bis zum Abend stehen lassen. Abseihen und kurz vor dem Zubettgehen den leicht erwärmten Kaltauszug trinken.

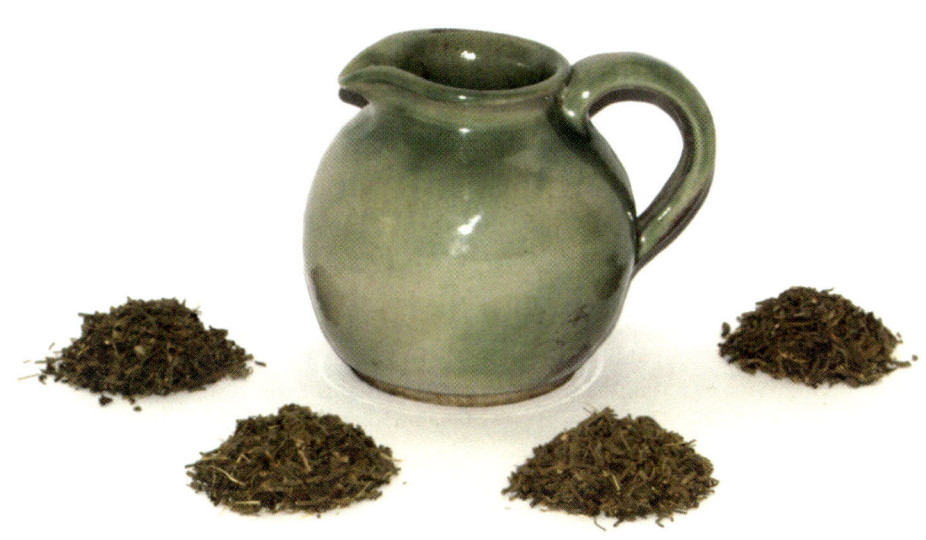

▲ Für den Alkoholauszug verwendet man die getrocknete Baldrianwurzel.

B Bärlauch *(Allium ursinum)*

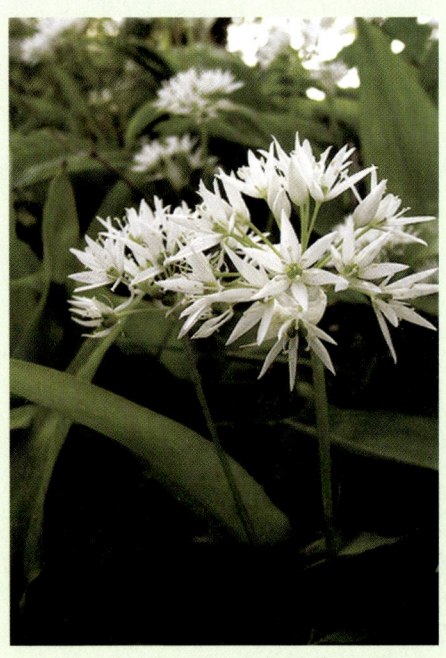

- **Vorkommen** Feuchte Laubwälder, hauptsächlich Buchenwälder
- **Blütezeit** März–Juni
- **Ernte** Blätter vor der Blüte, die Blüte , Zwiebel im Herbst
- **Inhaltsstoffe** Ätherisches Öl, Vitamin C, Aldehyde und Vinylsulfid
- **Indikationen** Gesundheitsvorsorge, Bluthochdruck; in der Küche
- **Hinweis** Die Blätter des Bärlauchs können leicht mit den giftigen Blättern von Herbstzeitlosen, Aronstab und Maiglöckchen verwechselt werden. Auf den in manchen Büchern beschriebenen Geruchstest würde ich mich nicht verlassen. Bereits nach dem ersten geernteten Bärlauchblatt riechen Ihre Hände so intensiv nach Knoblauch, dass sie die Blätter der Giftpflanzen am Geruch nicht unterscheiden könnten.

Im Frühjahr überfällt mich immer ein regelrechter Heißhunger auf das erste frische Grün aus der Natur. Hinaus geht's mit Korb und Schere, in den Frühlingswald. Hauptsächlich in den feuchten Buchenwäldern sind die zarten Blätter des Bärlauchs zu finden.

Wer sich nicht hundertprozentig sicher ist, ob er auch wirklich ein Bärlauchblatt sammelt, sollte sich die Pflanze lieber kaufen und sie im Garten kultivieren. Bereits im darauffolgenden Jahr nach der Pflanzung kann man sich über die erste eigene Ernte freuen. Wer keinen Garten hat, braucht auf das gesunde Grün nicht zu verzichten, die Blätter des Bärlauchs gibt es auch auf den Wochenmärkten, in der Gemüseabteilung von Einkaufszentren und Bioläden. Allerdings fehlt die knackige Frische, die nur frisch geerntete Pflanzen haben.

Die ätherischen Öle des Bärlauchs reinigen und entgiften Magen, Darm, Leber und Galle, pflegen die Gefäße, senken zu hohen Blutdruck und beugen dadurch einer Arterienverkalkung vor. Bärlauch zu konservieren, macht meiner Meinung nach keinen Sinn. Reinigen, entgiften und entschlacken gehört ins Frühjahr. Getrocknet verliert er seinen kräftigen Geschmack und riecht eigentlich nur noch nach Heu. Jede Art der Konservierung mindert den Gehalt der Pflanze an wertvollen Wirkstoffen.

Mein Tipp

Essen Sie im Frühjahr so viel Bärlauch, wie Sie nur können und so lange es Ihnen schmeckt.

Wächst er in Ihrem Garten oder auf dem Balkon, gehören Sie zu den glücklichen Menschen, denen er ohne lange Spazierwege in der Saison täglich zur Verfügung steht.

Bluthochdruck, Arterienverkalkung, Reinigung und Kräftigung des gesamten Organismus: Am besten während der Saison täglich frisch geerntete gewaschene Blättchen auf ein Butter-, Käse- oder Wurstbrot legen – so bekommt Ihr

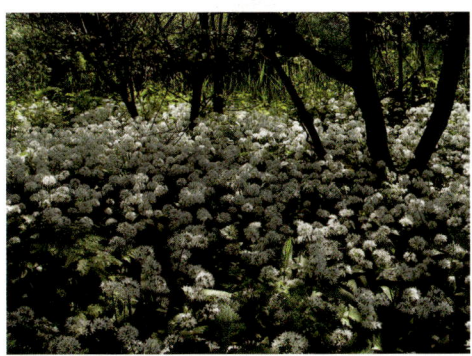

Körper alles, was im Bärlauch steckt. Er senkt wie Knoblauch den Blutdruck, reinigt und pflegt die Gefäße und stärkt den Organismus. In feine Streifen geschnitten verfeinert er jeden Salat. Verarbeitet im Pfannkuchenteig, in Kartoffelküchlein oder als Bärlauchkuchen begeistert er meine Familie jedes Jahr aufs Neue.

Küche: Hier das Rezept für einen leckeren Bärlauchkuchen.

- Bereiten Sie einen Teig aus 125 g Mehl, 125 g Quark, 100 g Butter oder Margarine und etwas Salz. Backofen auf 200 °C vorheizen.
- Gewaschene Bärlauchblätter in Streifen schneiden. Gewürfelten Schweinebauch in einer Pfanne mit etwas Öl anbraten, Zwiebelwürfelchen und Bärlauchstreifen dazugeben, kurz andünsten.
- Ein großes rundes Kuchenblech mit Öl ausfetten, Teig dünn auswellen, den Rand mit den Fingern andrücken.
- In einer Schüssel 1 Becher saure Sahne mit 1 Ei, Salz, Pfeffer, Kümmel und 200 g geriebenem Emmentalerkäse gut verrühren. Die vorbereiteten Bärlauchstreifen auf den Teig geben. Käsemasse darüber verteilen.
- Die Temperatur des vorgeheizten Backofens auf 180 °C reduzieren. Bärlauchkuchen in den Ofen schieben und so lange backen, bis der Käse eine goldbraune Farbe bekommen hat.

◀ Blühende Bärlauchwiese.

B Basilikum *(Ocimum spec.)*

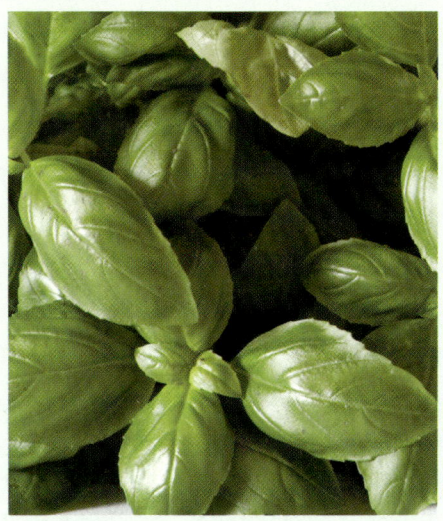

Basilikum (Ocimum basilicum)

▌ **Vorkommen** Indien
▌ **Blütezeit** August–Oktober
▌ **Ernte** Blättchen
▌ **Inhaltsstoffe** Ätherisches Öl, Gerbstoffe, Flavonoide
▌ **Indikationen** Blähungen, Appetitmangel, nervöse Magen-Darm-Beschwerden, zur Anregung der Milchbildung; in der Küche
▌ **Hinweis** Das reine ätherische Öl darf nicht innerlich eingenommen werden.

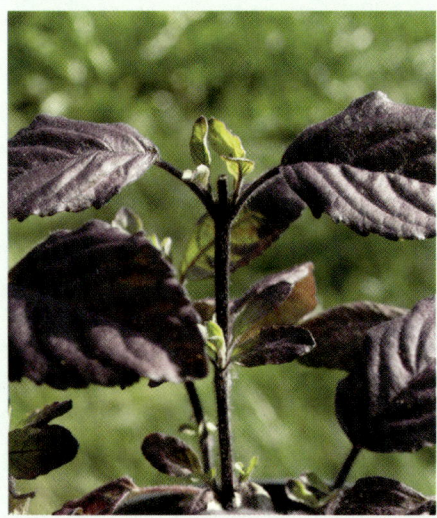

Heiliges Basilikum, Tulsi (Ocimum sanctum)

▌ **Vorkommen** Indien
▌ **Blütezeit** August–Oktober.
▌ **Ernte** Blättchen.
▌ **Inhaltsstoffe** Ätherisches Öl, Flavonoide, Triterpene
▌ **Indikationen** Schnupfen, Hustenreiz, hoher Cholesterinspiegel, Arterienverkalkung, Hautausschläge, fiebrige Erkältung, Bronchitis, Muskelverspannungen und -verkrampfungen, Ischias, Hexenschuss, schmerzende, kalte Gelenke; in der Küche

B

Für meine Familie säe ich Basilikum nur in große Pflanzkästen aus. Auf dem Balkon sind sie vor Schnecken sicher und die Ernte ist einfach und unproblematisch, auch bei schlechtem Wetter.

Ich möchte Ihnen zwei Arten von Basilikum vorstellen. Einmal das meist verwendete Ocimum basilicum, mit seinen großen, grünen, glänzenden Blättchen und das aus Indien stammende Heilige Basilikum, Ocimum sanctum, oder Tulsi genannt.

Wissen

Basilikum nicht mitkochen!

Basilikum ist sehr hitzeempfindlich und seine ätherischen Öle verflüchtigen sich sehr rasch, sodass es zu großen Geschmackseinbußen kommt. Verwenden Sie es daher immer frisch.

Basilikum (Ocimum basilicum)

Basilikum ist mehr als nur ein gewöhnliches Küchenkraut und kann bei den unterschiedlichsten Indikationen hilfreich sein.

Blähungen, Appetitmangel, nervöse Magen-Darm-Beschwerden

Tee: 4 TL frische zerkleinerte Basilikumblätter mit 250 ml kochendem Wasser überbrühen, zugedeckt 5 Minuten ziehen lassen, abseihen. Jeweils eine halbe Stunde vor den Mahlzeiten 1 Tasse trinken – ungesüßt, da Zucker zu weiteren Blähungen führen kann.

Blähungen, Anregung der Milchbildung:

Basilikumblätter und zerstoßenen Fenchelsamen zu gleichen Teilen mischen. 2 TL der Mischung mit 250 ml kochendem Wasser überbrühen, zugedeckt 10 Minuten ziehen lassen und abseihen; 1-mal täglich 1 Tasse.

Bauchwehöl:

▪ Pflücken Sie von Ihrem Basilikumstock die oberen Triebspitzen und geben Sie diese in ein weithalsiges 250-ml-Glas. Gießen Sie ein leicht erwärmtes gutes Olivenöl darüber, bis das Öl 3 cm über den Blättern steht. Glas gut verschließen, am nächsten Tag das Öl abseihen und noch einmal leicht erwärmen.

▪ Ernten Sie dieselbe Menge Basilikum, wie am Vortag. Über diese frischen Blätter gießen Sie das noch einmal erwärmte „Basilikumöl". Umrühren, gut verschließen und für 2 Wochen an einem warmen Ort stehen lassen.

▪ Mehrmals täglich schütteln, damit sich die ätherischen Öle im Olivenöl gut lösen. Nach 2 Wochen abfiltern und in kleine braune Flaschen abfüllen.

Mein Tipp

Massieren Sie bei Blähungen den Bauch im Urzeigersinn mit sanften, langsamen und beruhigenden Bewegungen.

B

Heiliges Basilikum, Tulsi (Ocimum sanctum)

Übersetzt heißt Tulsi „unvergleichlich". Von diesem Heiligen Basilikum erfuhr ich während meiner Ausbildung in Traditioneller Chinesischer Medizin. Mein damaliger Lehrer legte mir ans Herz, jeden Tag 2 frische Blättchen zu essen, er meinte, dann würde ich ewig leben.

Tulsi unterscheidet sich stark von Ocimum basilicum. Seine Blättchen sind je nach Standort unterschiedlich: Grün, wenn er eher schattig steht, und rot-lila, wenn die Pflanze in der Sonne wächst. Sein Geschmack ist schwer zu beschreiben: Wenn ich ein Blättchen im Mund zerkaue, dann habe ich ein Gefühl auf der Zunge, als würde ein Gas entströmen. Das sind die ätherischen Öle, die freigesetzt werden. Man fühlt richtig, wie sie in die Nase strömen und sie befreien.

Schnupfen, Hustenreiz, hoher Cholesterinspiegel, Arterienverkalkung, Hautausschläge: Am besten täglich 2 frisch geerntete Blättchen verzehren.

Fiebrige Erkältung, Bronchitis

Tee: 2 TL getrocknet oder 4 TL frische Tulsiblätter mit 250 ml kochendem Wasser überbrühen, 5 Minuten ziehen lassen, 1 Tasse täglich.

Muskelverspannungen, -verkrampfungen, Ischias, Hexenschuss, schmerzende, kalte Gelenke

Massageöl: 250 ml Sesamöl erwärmen, 1 Hand voll frische, unzerkleinerte Tulsiblättchen untermengen und zugedeckt über Nacht stehen lassen. Am nächsten Tag abfiltern und noch einmal leicht erwärmen. Dieselbe Menge frische Tulsiblättchen dazugeben. 1 Woche stehen lassen, abfiltern, in kleine dunkle Flaschen abfüllen. Bei den oben beschriebenen Muskel- oder Gelenkschmerzen die betroffenen Stellen mit dem Öl massieren. Erwärmt, durchblutet und entspannt.

Wissen

Gut für die Durchblutung: Gua Sha

Um bei der Massage eine noch intensivere Erwärmung und Durchblutung zu erreichen können Sie einen chinesischen Suppenlöffel nehmen, um damit die schmerzenden Körperstellen kräftig zu schaben. Die Haut rötet sich, es entsteht Wärme, die Durchblutung wird gesteigert und die Verkrampfungen lösen sich. Die Massage mit dem chinesischen Suppenlöffel nennt man in der Fachsprache Gua Sha. In der Praxis wird an Stelle des Suppenlöffels ein Hornschaber verwendet. Die Massage darf nicht auf verletzten Körperstellen oder bei Krampfadern durchgeführt werden.

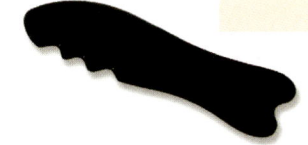

Beifuß *(Artemisia vulgaris)*

B

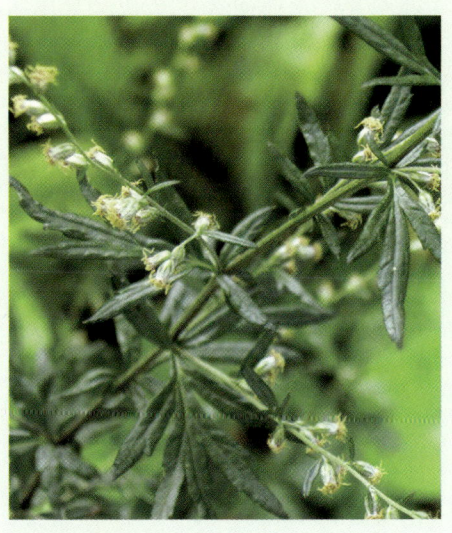

- ▌ **Vorkommen** Trockene Wegränder, Schuttplätze, Zäune
- ▌ **Blütezeit** Juli–Oktober
- ▌ **Ernte** Blätter oder das blühende Kraut Juli–August
- ▌ **Inhaltsstoffe** Ätherisches Öl, Flavonoide, Bitterstoffe, Cumarinderivate
- ▌ **Indikationen** Mangelnde Gallensaftproduktion, Fettunverträglichkeit, Verdauungsprobleme, Völlegefühl, Magenschwäche, Kopfschmerzen
- ▌ **Hinweis** Nicht während der Schwangerschaft und nicht über einen längeren Zeitraum einnehmen

Beifuß und Wermut (Seite 182) gehören zur selben Familie und sind sich in Wirkung und Indikation sehr ähnlich. Ein ganz deutliches Unterscheidungsmerkmal sind die Blätter: Die Blätter des Beifuß sind auf der Oberseite grün und unten silbergrau, beim Wermut sind beide Blattseiten silbergrau.

Beifuß ist ein gutes Mittel, wenn nach dem Essen oder bei zu fettem Essen Verdauungsprobleme, Völlegefühl und Magenschmerzen auftreten. Um dies zu vermeiden, genügt es oft schon, Schweinebraten oder fetten Gänsebraten mit Beifußkraut zu würzen. Früher wurde er häufiger verwendet und überall dort eingesetzt, wo man heute zu Estragon greift.

Beifuß regt die Verdauungssäfte an, die Speisen können besser und leichter verwertet werden.

Mangelnde Gallensaftproduktion, Fettunverträglichkeit, Verdauungsprobleme nach zu üppigen Speisen, Völlegefühl, allgemeine Schwäche des Magens, Kopfschmerzen
Tee: 1 TL getrocknetes Beifußkraut mit 250 ml kochendem Wasser überbrühen, zugedeckt 10 Minuten ziehen lassen, abseihen, 1-mal täglich 1 Tasse trinken.

Mein Tipp
Häufig ist eine schlechte Verdauung der Auslöser für Kopfschmerzen – versuchen Sie es doch einmal mit Beifuß!

B Beinwell *(Symphytum officinale)*

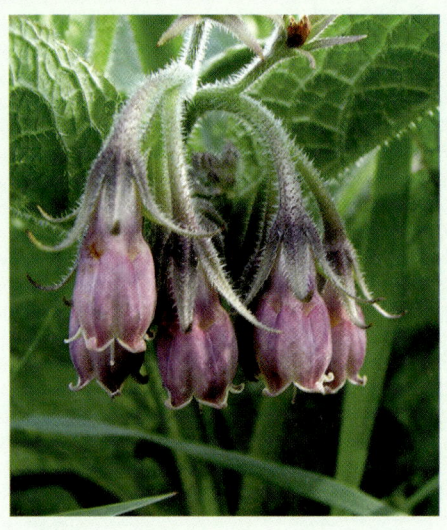

- **Vorkommen** Feuchte, sumpfige Wiesen und Gräben
- **Blütezeit** Mai–Juli
- **Ernte** Wurzel im zeitigen Frühjahr oder im Herbst
- **Inhaltsstoffe** Allantoin, Rosmarinsäure, Alkaloide, Schleimstoffe, Asparagin, Gerbstoffe
- **Indikationen** Nachbehandlung von Knochenbrüchen, Narben, Bänderzerrungen, Gelenkschmerzen
- **Hinweis** Nur für die äußerliche Anwendung geeignet! Darf nur auf eine vollkommen intakte Haut aufgetragen werden. In Versuchen zeigten sich die isolierten Pyrrolizidinalkaloide als stark lebertoxisch.

Der Name gibt uns schon einen Hinweis auf das Einsatzgebiet der Pflanze. Beinwell ist ein sehr gutes Mittel zur Nachbehandlung von Knochenbrüchen. Im zeitigen Frühjahr oder im späten Herbst wird die Wurzel geerntet und mit viel Wasser und einer groben Bürste gründlich gereinigt. Die gesäuberte, zerkleinerte Wurzel wird in einem Alkoholauszug weiterverarbeitet.

Zerrungen, Verstauchungen, Prellungen, Blutergüsse, zur Nachbehandlung von Knochenbrüchen
Alkoholauszug: In ein weithalsiges Glas kommen 1 Handvoll der vorbereiteten Wurzelstückchen. Mit 1 Flasche 38,5%igem Wodka auffüllen, bis alle

Pflanzenteile gut bedeckt sind. Glas gut verschließen und für 4 Wochen an einen warmen Ort stellen. Der Alkohol verfärbt sich dunkel, fast schwarz. Nach 4 Wochen die Wurzelstückchen abfiltern und den Alkoholauszug in kleine dunkle Flaschen füllen. Zur Behandlung ein sauberes Tuch mit dem Alkoholauszug getränkt auf die zu behandelnde oder schmerzende Stelle legen.

Mein Tipp
Damit sich nach einer Operation die geschlossene chirurgische Naht nicht zu einer unschönen Narbe entwickelt, wird mit einer Beinwellsalbe nachbehandelt. Diese ist in jeder Apotheke erhältlich.

Birke *(Betula pendula)*

B

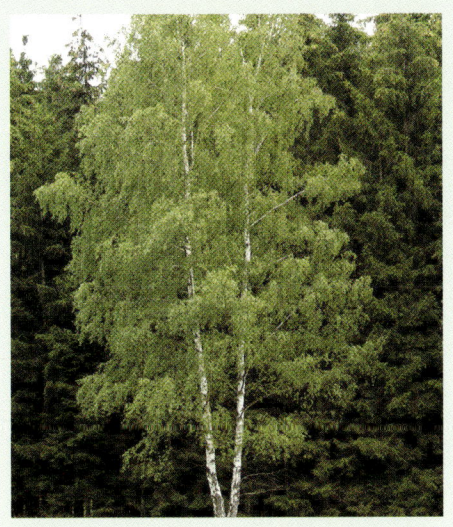

- **Vorkommen** Feuchte Wiesen, Moore, Heiden und Waldlichtungen
- **Blütezeit** April–Mai
- **Ernte** Birkensaft im April, Blätter Mai–Juli
- **Inhaltsstoffe (Saft)** Invertzucker, Salze, organische Säuren, Eiweiß- und Wuchsstoffe
- **Indikationen** Hautunreinheiten, Blasenentzündung, Rheuma, Frühjahrskur
- **Hinweis** Nur kurmäßig anwenden. Nicht bei Nierensteinen oder anderen Nierenerkrankungen.

Bevor die ersten Birkenblätter an den dünnen Zweigen erscheinen, ernte ich den aufsteigenden Baumsaft. Natürlich darf man diese Aktion nur an seinen eigenen Bäumen durchführen oder mit der ausdrücklichen Erlaubnis des Baumbesitzers. Um an den kostbaren Saft zu gelangen, wird mithilfe eines Akkubohrers behutsam ein Loch in den Stamm des Baumes gebohrt. In dieses Bohrloch wird ein dünnes Röhrchen eingeführt, das ganz genau in die Bohröffnung passt. Nun tropft auch schon der wertvolle Birkensaft aus dem Röhrchen direkt in eine saubere Flasche hinein. Die Menge, die ich abzapfe, beträgt ungefähr 700 ml, dann ziehe ich das Röhrchen aus dem Stamm und verklebe die kleine Wunde

mit Baumwachs, damit die Birke keinen Schaden nimmt – das liegt mir sehr am Herzen, spendet sie mir doch ihren wertvollen Saft.

▼ Mithilfe eines Röhrchens kann man im Frühjahr wertvollen Birkensaft gewinnen.

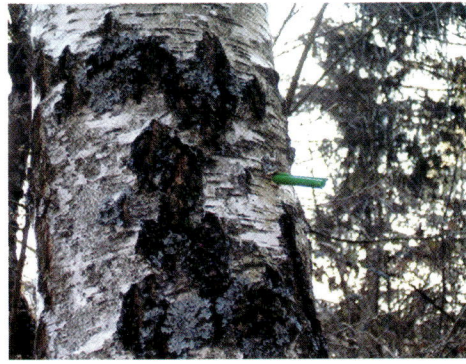

B

Hautunreinheiten, Rheuma, Frühjahrskur, zur Reinigung von Niere, Blase und Blut

Birkensaft: In die Flasche mit dem Birkensaft gebe ich 3 getrocknete Nelken, verschließe sie gut und stelle sie für 3 Tage in den Kühlschrank. Der Birkensaft beginnt ganz leicht zu gären. Für die Reinigung der harnableitenden Organe, sprich Niere und Blase, nimmt man kurmäßig täglich 1 EL Saft auf 1 Glas Wasser. Auch zur Reinigung des Blutes ist der Birkensaft geeignet.

Mein Tipp

Der fertige Birkensaft für Ihre Frühjarskur ist in Reformhäusern und Apotheken erhältlich.

Von der Birke lassen sich auch die im Frühjahr geernteten Blätter für Heilzwecke verwenden, sie steigern die Harnmenge.

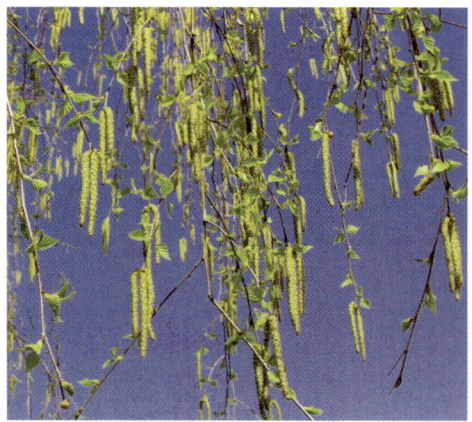

▲ Die zarten jungen Birkenblätter können in einem Frühlingssalat verwendet werden.

Hautunreinheiten, Blasenentzündung, Rheuma, Frühjahrskur

Tee: 2 TL getrocknete oder 3 TL frische, zerkleinerte Birkenblätter mit 250 ml kochendem Wasser überbrühen, zugedeckt 10 Minuten ziehen lassen und abseihen. Mit Honig süßen. Dieser Tee ist zur kurmäßigen Anwendung im Frühjahr geeignet. Bei Entwässerungskuren ist darauf zu achten, dass genügend Mineralwasser getrunken wird, um die erhöhte Harnausscheidung auszugleichen. Eventuell mit Honig süßen, 2-mal täglich 1 Tasse.

Mein Tipp

Zum Ausheilen einer Blasenentzündung oder vorbeugend bei Neigung zu Blasenproblemen hilft es auch, kurmäßig einen Tee aus getrockneten Gurkenkernchen zu trinken.

Salat: Für einen leckeren Frühlingssalat wird ein grüner Blattsalat mit ein paar jungen Blättchen von Birke, Löwenzahn, Buche und Spitzwegerich gemischt. Die Marinade besteht aus selbsthergestelltem naturtrüben Apfelessig, Kräutersalz, Olivenöl und frischem Pfeffer aus der Mühle. Das Ganze noch hübsch garniert mit den Blüten von Gänseblümchen, Gundelrebe und Löwenzahn – guten Appetit!

Braunelle *(Prunella vulgaris)*

B

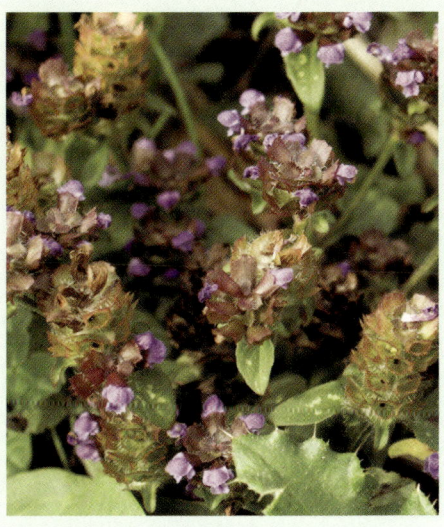

- **Vorkommen** Sonnige Wegränder und auf Wiesen
- **Blütezeit** Juni–September
- **Ernte** Blüten und Blätter
- **Inhaltsstoffe** Vitamine, Bitterstoffe, Gerbstoffe, Harz, ätherisches Öl
- **Indikationen** Husten, allergischer Schnupfen, gerötete, lichtempfindliche Augen

Die Braunelle ist für mich eine der schönsten Wildpflanzen. Mit ihrem schlichten „Blätterwirrwarr" und den dunkellila Lippenblüten, die zu einer runden bis ovalen Blüte zusammengefasst sind, lockt sie zahlreiche Insekten an.

Husten, Atemprobleme bei allergischem Schnupfen, gerötete, lichtempfindliche Augen

Tee: 9 g getrocknete Braunellenblüten mit 250 ml kochendem Wasser überbrühen, zugedeckt 10 Minuten ziehen lassen, abseihen. 1-mal täglich in kleinen Schlückchen trinken.

Bei entzündlicher Haut helfen Waschungen mit dem beschriebenen Tee. Auch als Gurgelmittel bei Halsentzündungen ist er geeignet.

Anregung der Verdauung und des Appetits

Braunellenaperitif: 2 EL frische, gewaschene und zerkleinerte Blätter mit 500 ml kaltem Wasser ansetzen und zugedeckt über Nacht stehen lassen. Am nächsten Morgen abfiltern, aufkochen und 10 Minuten ziehen lassen, abkühlen. Mit 500 ml Orangensaft auffüllen, Damit es prickelt, können ein paar Spritzer kohlensäurehaltiges Mineralwasser dazugegeben werden. Vor der Mahlzeit kühl servieren.

B Bohnenkraut *(Satureja hortensis)*

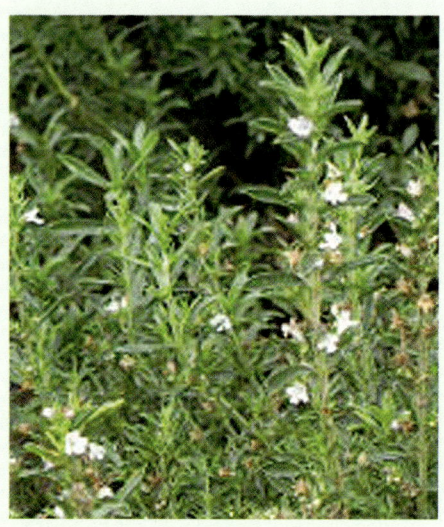

- **Vorkommen** Südeuropa
- **Blütezeit** Juli–September
- **Ernte** Blühendes Kraut
- **Inhaltsstoffe** Ätherisches Öl (Thymol), Bitterstoffe, Gerbstoffe
- **Indikationen** Appetitlosigkeit, Verdauungsprobleme, Durchfall, Husten, festsitzender Schleim; in der Küche
- **Hinweis** Medizinische Verwendung nicht während der Schwangerschaft.

Bohnenkraut wird in der deftigen Küche gerne als Gewürz verwendet. Bohnen- und Kartoffelgerichten verleiht es nicht nur einen leckeren Geschmack, sondern unterstützt die Verdauungsorgane, mit den etwas schwerer verdaulichen Gerichten besser fertig zu werden. Das stark aromatische Kraut mit seinen unscheinbaren aber hübschen Lippenblütchen kann allerdings noch mehr.

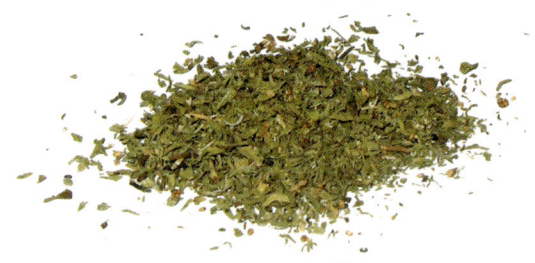

Verdauungsschwäche, Appetitmangel, Blähungen, Durchfall

Tee: 2 TL frisches oder 1 TL getrocknetes und zerkleinertes Bohnenkraut mit 250 ml kochendem Wasser überbrühen, zugedeckt 10 Minuten ziehen lassen, abseihen, ungesüßt trinken.

Husten

Hustensirup: 100 g braunen Zucker in 250 ml Wasser auflösen, 25 g getrocknetes oder 35 g frisches Bohnenkraut dazugeben, aufkochen, 10 Minuten sanft weiterkochen lassen, abseihen. Die Flüssigkeit so lange weiterkochen, bis gewünschte Konsistenz erreicht ist. 2-mal täglich 1 TL einnehmen.

Brennnessel *(Urtica dioica)*

B

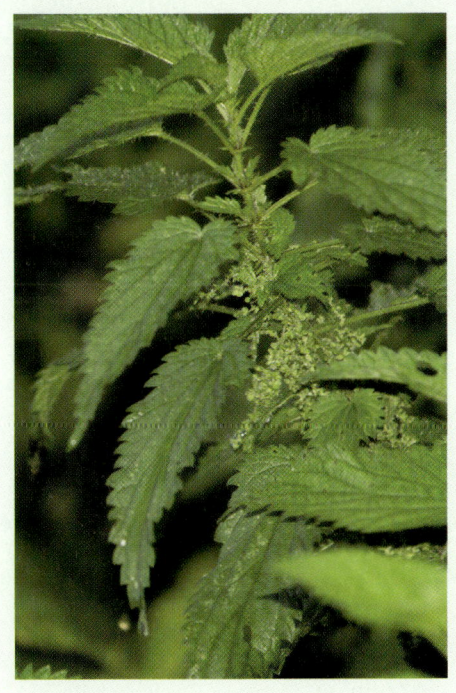

- **Vorkommen** Nährstoffreiche Böden, Weg- und Waldränder, Gärten, an Zäunen, Schuttplätzen und Bachufern
- **Blütezeit** Mai–Juni
- **Ernte** Blätter von April–August, Samen von Juli–Oktober, Wurzel im Frühjahr oder im Herbst
- **Inhaltsstoffe** Flavonoide, Vitamine, Eisen und andere wichtige Mineralien wie Kalzium, Kalium und Kieselsäure; in den Wurzeln außerdem noch Phytosterine und Phenole, in den Brennhaaren Ameisensäure und die Gewebshormone Histamin und Serotonin. Die Früchte enthalten fettes Öl.
- **Indikationen** Anämie, Mineralstoffmangel, Kräftigung des gesamten Organismus, Entwässerung, Rheuma, Ischias, Schulter-, Ellbogen- oder Kniegelenkschmerzen, bei sog. kalten Gelenken (Arthrose); in der Küche

Die Brennnessel hat bestimmt nur deshalb so einen schlechten Ruf hat, weil sie den Menschen bei einer Berührung Schmerzen zufügt. Denn eigentlich kann man sich nur wünschen, dass sie in rauen Mengen im eigenen Garten gedeiht. Ich habe ihr eine Gartenecke am Kompostplatz zur Verfügung gestellt, hier darf sie nach Lust und Laune wachsen. Für mich sind die Brennnesseln wichtige Mineralstofflieferanten und das schon im zeitigen Frühjahr.

Mein Tipp

Schützen Sie Ihre Hände bei der Ernte mit Handschuhen und schneiden Sie die Blätter oder Triebe mit einer Schere. Wenn Sie sich dabei etwas verbrennen, macht das nichts – das beugt Rheuma vor und durchblutet.

Die Brennnessel hilft Wassereinlagerungen im Gewebe auszuschwemmen, bringt Linderung bei Gicht, Rheuma und Arthritis, bei Hautausschlägen, Flechten, Ekzemen und bei Beschwerden, die durch

B

Mineralstoffmangel entstehen, wie zum Beispiel Eisenmangel, Blutarmut, Muskelkrämpfe, brüchige Fingernägel, dünnes, brüchiges und stumpfes Haar. Besonders beim Haar sieht man rasch den Erfolg, sie werden stabiler und bekommen einen vitalen Glanz. Wird die innerliche Behandlung dann noch mit einem selbst hergestellten Brennnesselshampoo von außen unterstützt, werden Sie bald über eine herrliche Haarpracht verfügen. Bei meinen roten Haaren kommt noch ein weiterer Pluspunkt hinzu: Das Rot wird nämlich noch leuchtender und intensiver.

Achtung

Bei blondem Haar sollte Brennnesselshampoo nicht verwendet werden, es bekommt einen gelblichen Schimmer.

Für glänzende, kräftige Haare

Brennnesselshampoo: 50 g getrocknete oder 100 g frische Brennnesselblätter mit 650 ml kaltem Wasser ansetzten, aufkochen, 20 Minuten ziehen lassen, abseihen. In den so gewonnenen Brennnesselsud 45 g Silber- oder Goldseife (erhältlich in Apotheken oder Drogerien) ausflösen, 8 g Pottasche (erhältlich in Lebensmittelläden als Backpottasche) dazugeben und ca. 45 Minuten reduzieren lassen, bis gewünschte Konsistenz erreicht ist. Etwas abkühlen lassen und in Plastikflaschen abfüllen. Eventuell 1 TL ätherisches Duftöl wie Rosmarin oder Sandelholz dazugeben.

Milchbildung in der Stillzeit:
Als meine Mädchen noch klein waren, trank ich einmal in der Woche 1 Tasse des folgenden Tees, um für einen ausreichenden Milchfluss zu sorgen.

Milchbildungstee: Brennnesselblätter, Anis- und Fenchelsamen zu gleichen Teilen mischen. 2 TL der Mischung mit 250 ml kochendem Wasser überbrühen und zugedeckt 5 Minuten ziehen lassen. Kurmäßig 1-mal täglich 1 Tasse trinken.

Die harntreibenden Stoffe der Brennnessel sind hauptsächlich in der Wurzel zu finden. Mit zunehmendem Alter bekommen viele Männer Probleme mit der Prostata. Nimmt die Prostatadrüse an Größe zu, dann drückt sie auf den Harnleiter, was zu erschwertem Wasserlassen und zu Restharn in der Blase führt. In diesem Restharn bilden sich rasch entzündungsauslösende Bakterien. Es kommt zu einer Blasenentzündung, die, wenn die Ursache nicht behoben wird, zu einer schweren Nierenerkrankung führen kann. Ich erinnere mich noch gut an die Spezialmischung meines Vaters, von der er ab einem gewissen Alter jeden Morgen eine Tasse trank.

Prostatabeschwerden vorbeugen

Spezialteemischung meines Vaters: Brennnesselwurzel, Schafgarbe, kleinblütiges Weidenröschen, getrocknete Kirschenstiele aus der Apotheke zu gleichen Teilen mischen. 2 TL dieser Mischung mit

250 ml kochendem Wasser überbrühen, zugedeckt 10 Minuten stehen lassen, abseihen, 1 Tasse morgens trinken. Nachmittags sollten Sie diesen Tee nicht zu sich nehmen, da sonst Ihre wohlverdiente Nachtruhe durch nächtliches Wasserlassen gestört wird.

Mineralstoffmangel, Kräftigung des gesamten Organismus, Entwässerung

Tee: 2 TL getrocknete oder 3 TL frische zerkleinerte Brennnesselblätter mit 250 ml kochendem Wasser übergießen, zugedeckt 10 Minuten ziehen lassen, abseihen. Kurmäßig 2-mal täglich 1 Tasse trinken. Achten Sie bei einer Entwässerungskur auf eine ausreichende Trinkmenge an Mineralwasser.

Mein Tipp

Mineralstoffe gehen beim Erwärmen nicht verloren. Sie nehmen also auch mit einem Brennnesseltee Kalium, Kalzium, Eisen und Kieselsäure zu sich.

Anämie, Eisenmangel:

Hierunter leiden wegen der monatlichen Regelblutung häufig Frauen, vor allem, wenn die Blutungen stark sind. Durch den folgenden Trank bekommt Ihr Körper wichtige Mineralstoffe. Das Eisen wird durch das Vitamin C der Äpfel vom Körper besser aufgenommen.

Brennnessel-Apfel-Trank: 2 Hand voll Brennnesselblätter in kochendem Wasser kurz blanchieren. Zusammen mit einem

Achtung

Brennnesseln auf der Haut vorsichtig austesten

Beim Eindringen der Nesselhaare in die Haut können die darin enthaltene Ameisensäure sowie die Gewebshormone Histamin und Serotonin bei sehr empfindlichen Menschen zu einer Überreaktion bis hin zu einem anaphylaktischen Schock führen. Beginnen Sie daher sanft und testen Sie aus, ob eine allergische Reaktion eintritt. Nie mehrere Stellen gleichzeitig behandeln.

entkernten Apfel mit Schale durch den Fleischwolf drehen, Lochgröße 4,5. Das entstandene Mus in einem sauberen Baumwolltuch kräftig ausdrücken. Den so gewonnenen Saft in einem Glas auffangen und sofort trinken. Über 3–4 Wochen 1-mal täglich trinken.

Rheuma, Ischias, Schulter-, Ellbogen- oder Kniegelenksschmerzen, „kalte Gelenke" (= in der Chinesischen Medizin die Symptome einer Arthrose):

Die zu behandelnden Körperstellen leicht mit einem kleinen Strauß aus 3–4 Brennnesselzweigen schlagen. Durch die in den Nesselhaaren enthaltenen Stoffe rötet sich die Haut und die Durchblutung wird erhöht, was den schmerzenden Gelenken zugute kommt.

B

Vorbeugung gegen Osteoporose: Sorgen Sie bereits in jungen Jahren dafür, dass Ihre Knochen stabil und gesund bleiben. Die Samen der Brennnessel gelten als gutes Mittel zur Gesunderhaltung der Knochen.

- Die jungen, unreifen Brennnesselsamen schmecken im Juli „grün", ungefähr so wie frische Nüsschen. Einfach über einen grünen Blattsalat, Käsebrot oder eine Gemüseplatte streuen.
- Man kann die Samen auch in einer Pfanne ohne Fett anrösten. So entfalten sie einen besonders leckeren Geschmack. Ein gesunder Snack zum Genießen, auch zum Würzen von Gerichten geeignet.

Leckere Gerichte mit frischen Brennnesseln

Brennnesselspinat: Junge, zarte Brennnesselblätter lassen sich wie Spinat verwenden. Ich zerkleinere sie im Fleischwolf, da sie mir sonst etwas zu derb auf der Zunge sind, man kann sie jedoch auch mit dem Wiegemesser zerkleinern. Mit Sahne, Salz, Pfeffer und geriebener Muskatnuss würzen.

Achtung

Brennnesselblätter nicht roh verzehren, da sie im Mund brennen und einen Würgereiz verursachen.

Brennnesselfladen: Toll schmeckt das folgende Gericht.

- Pizzateig zubereiten aus Mehl, Wasser, Salz und Hefe. Backofen auf 250 °C vorheizen.
- Brennnesselblätter im Mixer zerkleinern, Zwiebel und Schweinebauch fein würfeln, Knoblauch durch eine Knoblauchpresse drücken.
- Öl in einer Pfanne erhitzen, Schweinebauchwürfelchen darin knusprig anrösten, feingeschnittene Zwiebeln und Knoblauch dazugeben, glasig dünsten. Die Brennnesseln untermengen, mit Salz, Pfeffer aus der Mühle und frisch geriebener Muskatnuss würzen. Vom Herd nehmen.
- Aus dem Pizzateig runde Fladen auswellen. Den Rand nicht mit dem Wellholz, sondern mit der Hand formen, dann wird er viel knuspriger und wirft Blasen wie ein richtiger Pizzateig. Auf ein gefettetes Backblech legen und die Brennnesselmasse darauf verteilen. Mit geriebenem Käse bedecken und in den Ofen schieben. Bei 200 °C knusprig backen.

Röstbrennnesseln: Kleingeschnittene Brennnesselblätter in heißem Olivenöl unter ständigem Umrühren knusprig anbraten, bis sie richtig krachen. Sofort herausnehmen, sonst werden sie schwarz und bitter. Und schon ist ein leckerer, gesunder Brotbelag fertig. Zusammen mit Spaghetti ergibt das ein schnelles, gesundes Mittagessen.

Brombeere *(Rubus fruticosus)*

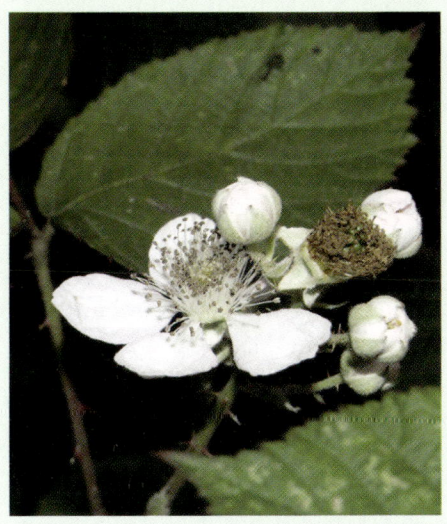

- **Vorkommen** Waldlichtungen, sonnige Hänge und Kahlschläge
- **Blütezeit** Mai–September
- **Ernte** Junge Blätter und Beeren
- **Inhaltsstoffe (Beeren)** Pektin, Fruchtsäuren, Vitamin C, Anthocyane
- **Indikationen** Durchfall, Halsentzündung, Hautprobleme, empfindliche Haut, Hautpilz, Windeldermatitis, Akne, Pickel, unreine Haut; in der Küche

Wegen ihres Gerbstoffgehalts eignen sich Brombeerblätter zum „Gerben" der Haut. Bakterien oder Pilzen wird durch eine Waschung mit einem Brombeerblätteraufguss der Nährboden entzogen, sodass die Haut von den lästigen Erregern befreit wird und abheilen kann. Bei längerer, kurmäßiger Anwendung dieser Bäder oder Waschungen wird die Haut widerstandsfähiger und stabiler, einfach „derber". Sie reagiert nicht mehr so empfindlich auf äußere mechanische Reize und Bakterien.

Die Brombeerblätter eignen sich außerdem hervorragend als Basismaterial für die verschiedensten Früchte- oder Kräutertees. Geben Sie immer wieder ein paar Blättchen davon in ihre Teemischungen, dadurch gerben (= stärken) sie permanent die Schleimhäute von Mund und Speiseröhre sowie die Magenschleimhaut, sie werden unempfindlicher und widerstandsfähiger.

Durchfall

Tee: 2 TL getrocknete Brombeerblätter mit 250 ml kochendem Wasser überbrühen, zugedeckt 10 Minuten ziehen lassen. Bei Magen-Darm-Problemen 2 Tassen täglich ungesüßt trinken.

Halsentzündung: Wenn der Hals schmerzt und brennt sollte sofort gegurgelt werden. Warten Sie damit nicht zu lange, sondern versuchen Sie die Hals-

B

entzündung im Keim zu ersticken. Lassen Sie den oben beschriebenen Tee abkühlen und verwenden Sie ihn zum Gurgeln.

Mein Tipp

Wenn Sie dem Brombeerblättertee als Gurgelmittel etwas Meersalz hinzufügen, verstärken Sie seine heilsame Wirkung. Das Salz desinfiziert den Hals und die Brombeerblätter „gerben" die Schleimhäute.

Bei Halsentzündung hilft außerdem eine ganz besonders leckere Medizin – einfach Brombeeren essen und hinunterschlucken. Das schmeckt lecker und hilft.

Es gibt Menschen, die reagieren auf ihre eigene Schweißabsonderung allergisch. Unter den Achseln oder an der Oberschenkelinnenseite, überall dort, wo man gerne schwitzt, wird die Haut gereizt, sie entzündet sich und es entsteht ein idealer Tummelplatz für Bakterien, die das feuchtwarme Klima lieben. Diese Bakterien müssen entfernt werden, damit sie nicht noch mehr Schaden anrichten. Die Brombeerblätter entziehen ihnen den Nährboden und sie sterben ab. Jetzt kann die Haut rasch abheilen.

Hautprobleme, empfindliche Haut, Hautpilz, Windeldermatitis

Waschung: 25 g getrocknete Brombeerblätter mit 2 l kochendem Wasser überbrühen, zugedeckt 10 Minuten ziehen lassen, abseihen, abkühlen lassen. Die betroffenen Hautstellen damit waschen.

Akne, Pickel, unreine Haut: 2 l Brombeerwasser mit 2 EL naturtrübem Apfelessig mischen und die Haut damit waschen. Keine Angst, der Essiggeruch verfliegt rasch an der Luft.

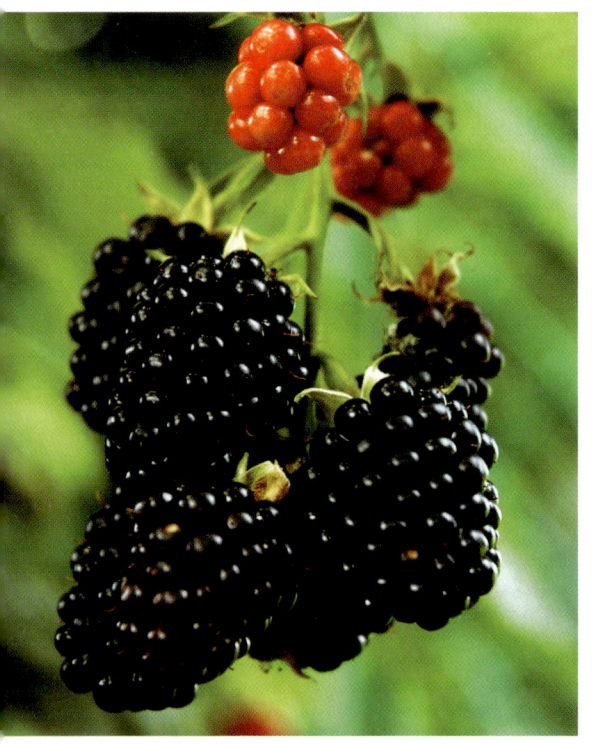

◀ Wohlschmeckende Hilfe bei Halsentzündung: Brombeeren essen.

Brunnenkresse *(Nasturtium officinale)*

B

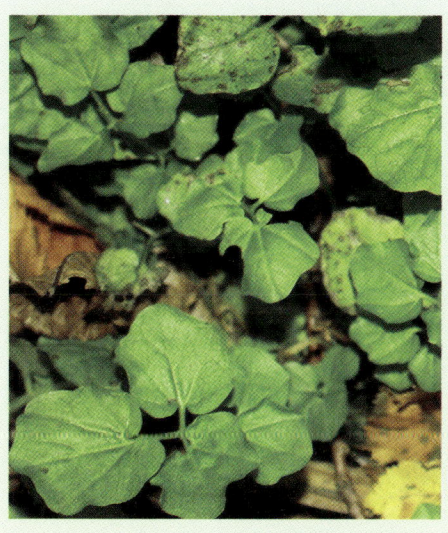

- **Vorkommen** Bachufer
- **Blütezeit** Mai–Juni
- **Ernte** Blätter ab März
- **Inhaltsstoffe** Senfölglykosid, Kalium, Eisen, Jod, Bitterstoffe, Vitamine
- **Indikationen** Mineralstoffmangel, Hautprobleme, Akne, Schuppenflechte, Verdauungsprobleme, Leber- und Gallenprobleme, Frühjahrskur; Küche
- **Hinweis** Bei Überdosierung kann es zu Reizungen von Blase, Niere und Magen kommen. Brunnenkresse nie an Viehtränken oder von Viehweiden sammeln, da sich dort Larven des Leberegels befinden können!

Kaum hat sich der letzte Schnee verabschiedet, zeigen sich ihre kleinen, zarten Blättchen in meinem Balkonkübel. Geerntet werden kann die Brunnenkresse den ganzen Sommer über, allerdings wird in den späteren Monaten der metallische, medizinische Geschmack sehr intensiv. Bei einem ganzjährigen Bedarf an Brunnenkresse besteht die Möglichkeit, sie durch eine weitere Aussaat im späten Frühjahr den ganzen Sommer über frisch zu ernten. Als Frischpresssaft gibt es sie in Apotheken, Reformhäusern oder im Internet zu kaufen.

Für die Schärfe der Brunnenkresse sind Senföle verantwortlich. Scharfe Lebensmittel öffnen die Lunge und wirken schleimlösend. In der chinesischen Medizin gehört die Haut zum Organ Lunge. Bei Hautbeschwerden wie der Schuppenflechte habe ich gute Erfahrungen mit der Einnahme von Brunnenkressesaft gemacht.

Frühjahrskur, Hautprobleme: Um sich mit den wertvollen Mineralien und Vitaminen zu versorgen, sollte man Brunnenkresse so oft wie möglich in kleinen Mengen frisch essen: Als Zugabe in grünen, knackigen Salaten oder auf einem Butterbrot, als Beigabe zu Quark oder Frischkäse. Allgemein kann Brunnenkresse wie Gartenkresse verwendet werden. Sie verleiht den Speisen ein herzhaftes Aroma mit angenehmer Schärfe.

C

Chili *(Capsicum fructescens)*

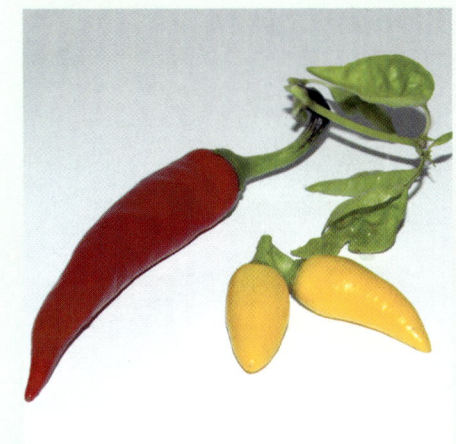

- ▌ **Vorkommen** Tropische Gebiete Amerikas
- ▌ **Blütezeit** Juni–September
- ▌ **Ernte** Reife Früchte
- ▌ **Inhaltsstoffe** Carotinoide, Flavonoide, ätherisches Öl, Saponine
- ▌ **Indikationen** Verdauungsprobleme, Rheuma, Arthrose, Knieschmerzen und „kalte Gelenke"; in der Küche
- ▌ **Hinweis** Nicht in die Augen bringen, nicht überdosieren. Medizinisch nicht während der Schwangerschaft oder bei zu viel Magensäure; nicht anwenden, wenn die Haut rissig oder verletzt ist.

Sicherlich hat jeder schon die unangenehme Erfahrung gemacht, dass Chili auf der Haut ein brennendes Gefühl verursacht. Ich habe es mir angewöhnt, sie nur mit Einmalhandschuhen zu verarbeiten. Da aber bekanntlich alles zwei Seiten hat, mache ich mir die Schärfe zunutze und stelle aus Chili eine Salbe gegen Rheuma und Arthrose her.

Gelenkschmerzen, Arthrose, Rheuma, bei „kalten" Gelenken

Salbe: 100 g Vaseline im Wasserbad schmelzen. 2 aufgeschnittene Chilischoten mit den Kernchen zugeben – diese sind besonders wichtig, denn in ihnen steckt hauptsächlich die Schärfe. Atmen Sie die Dämpfe nicht ein, sie reizen Ihre Lungen und verursachen Hustenreiz. Zugedeckt über Nacht stehen lassen. Am

nächsten Tag noch einmal im Wasserbad erwärmen, abfiltern, in sterilisierte Tiegel füllen. Kühl aufbewahren. Die schmerzenden Gelenke mit der Salbe sanft massieren. Am besten verwenden Sie auch hierfür Einmalhandschuhe. Mit einem warmen Schal oder Tuch abdecken und einwirken lassen.

Mein Tipp
Vor Auftragen auf die schmerzenden Stellen sollten Sie zunächst in der Armbeuge testen, ob Sie auf die Chilisalbe allergisch reagieren.

Husten, Bronchitis, Lungenschwäche:

Geben Sie ihrem Essen mit Chili öfters mehr Schärfe. Die Schärfe sorgt für eine bessere Durchblutung der Lungen.

Chrysantheme *(Chrysanthemum morifolium)*

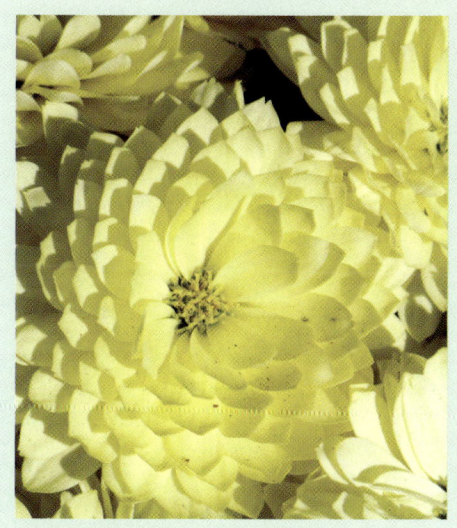

- **Vorkommen** China
- **Blütezeit** September–Oktober
- **Ernte** Blüten
- **Inhaltsstoffe** Ätherisches Öl, Alkaloide, Flavonoide, Betaine, Choline, Vitamin B_1, Sesquiterpenlactone
- **Indikationen** Gerötete, müde Augen, allergische Reaktionen der Bindehaut, unreine Haut, Akne

Mit den Blüten der Chrysantheme halten Sie ein sehr wirksames Mittel gegen Augenentzündungen in ihren Händen.

Gerötete, müde Augen, allergische Reaktionen der Bindehaut

Auflage: 1 TL getrocknete Blütenköpfe mit etwas kochendem Wasser überbrühen, zugedeckt 10 Minuten ziehen lassen. Die eingeweichten warmen Blüten auf ein sauberes Tuch geben und damit die geschlossenen Augenlider bedecken. Ist die Auflage erkaltet, den Vorgang noch 2-mal wiederholen.

Zur Pflege und Kräftigung der Augenschleimhaut: Säubern Sie Ihre Augen jeden Morgen mit der Augenbadewanne,

dies gehört bei mir wie das Zähneputzen zur Morgentoilette. Verwenden Sie hierfür ein Mineralwasser ohne Kohlensäure. Im Leitungswasser können Stoffe enthalten sein, welche die Schleimhäute reizen.

Mein Tipp

Stundenlanges Starren, beispielsweise auf den Computermonitor, strengt an – schenken Sie Ihren Augen ab und zu wohlverdiente Entspannung und Ruhe.

Unreine Haut, Akne, Augenentzündungen

Tee: 1 TL getrocknete Blüten mit 250 ml kochendem Wasser überbrühen, zugedeckt 5 Minuten ziehen lassen, abseihen, 1-mal täglich 1 Tasse in kleinen Schlückchen trinken.

D

Dill *(Anethum graveolens)*

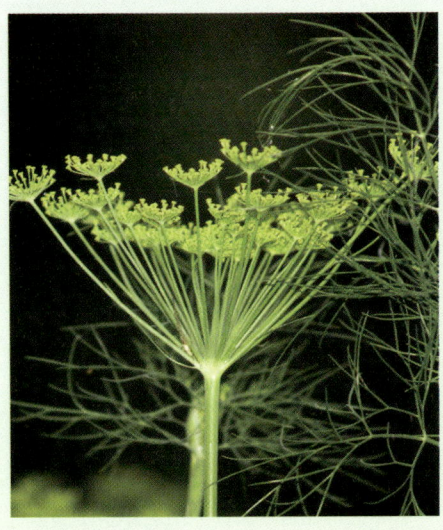

- **Vorkommen** Ursprungsheimat ist der Orient. In Gärten und Blumentöpfen kultiviert.
- **Blütezeit** August–Oktober
- **Ernte** Kraut im Juli, Samen im Herbst
- **Inhaltsstoffe** Ätherisches Öl, Cumarine, Flavonoide, Vitamine
- **Indikationen** Blähungen, Magen-Darm-Krämpfe, Appetitlosigkeit, Husten, Milchbildung ; in der Küche

Dill als Küchenkraut ist Ihnen sicherlich gut bekannt. Sein Geschmack verfeinert knackige Gurkensalate und als Einmachgewürz bei Essiggurken sind seine gelben Doldenblüten sehr beliebt. Sie werden auf das Einmachgut gelegt, bevor das Glas verschlossen wird. Seit ich Mutter bin, kenne ich Dill auch als Heilpflanze: Er hilft gegen Blähungen und steigert die Milchmenge beim Stillen.

Blähungen, Magen-Darm-Krämpfe, Appetitlosigkeit, Husten, Milchbildung

Tee: 1 TL zerstoßene Dillsamen mit 150 ml kochendem Wasser überbrühen, zugedeckt 15 Minuten ziehen lassen, abseihen und ungesüßt trinken, da Zucker die unangenehmen Blähungen nur noch fördern würde. 2 Tassen täglich trinken.

Tee: Fenchel- und Dillsamen zu gleichen Teilen im Mörser zermahlen. 2 TL der Mischung mit 250 ml kaltem Wasser aufgießen, zugedeckt zum Kochen bringen, 5 Minuten kochen lassen, abseihen. 2 Tassen täglich trinken, ebenfalls ungesüßt.

Regt den Appetit an: 1 TL getrocknetes

Dillkraut, Samen von 2 Kardamomkapseln und eine Scheibe frischen Ingwer in 250 ml Wasser zum Kochen bringen, 5 Minuten kochen, abseihen. 1 Stunde vor der Hauptmahlzeit in kleinen Schlückchen trinken.

Dost *(Origanum vulgare)*

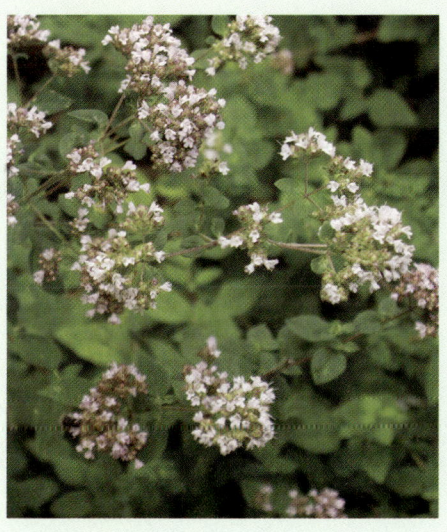

- **Vorkommen** Magere Wiesen, Waldlichtungen, Wegränder, Heidelandschaft
- **Blütezeit** Juni–September
- **Ernte** Sprossteile, Juni–September
- **Inhaltsstoffe** Ätherisches Öl, Sterine, Harze, Gerbstoffe, Flavonoide
- **Indikationen** keuchender Husten, krampfartige Hustenattacken, Atemwegserkrankungen, Magen-Darm-Probleme
- **Hinweis** Nicht während der Schwangerschaft. Äußerlich angewendet kann das Öl Hautreizungen hervorrufen. Reines ätherisches Öl darf nicht eingenommen werden.

Dost ist der wilde Bruder vom Majoran und wird in der Küche wie dieser verwendet. Mit seinen zahlreichen Blüten ist er eine wichtige Bienen- und Hummelweide. Die Blättchen des Dosts sind im Vergleich mit denen des Majorans etwas derber, größer und im Geschmack nicht ganz so intensiv. Eines meiner liebsten und schnellsten Gerichte sind geröstete Kartoffelscheiben mit Dost und Zwiebeln.

Atemwegserkrankungen, Bronchitis, krampfartige Hustenanfälle

Sirup: 1 l Wasser mit 400 g Zucker aufkochen, umrühren, bis der Zucker sich aufgelöst hat. 2 Hände voll Dost in das heiße Wasser geben. Mit einem Rührlöffel unter die Zuckerflüssigkeit drücken. Bis zum nächsten Tag zugedeckt stehen lassen, aufkochen, abseihen und so lange weiterkochen, bis eine siruppartige Flüssigkeit entstanden ist. Heiß in sterilisierte dunkle Flaschen abfüllen, gut verschließen, kühl und dunkel aufbewahren. Bei Bronchitis und festsitzendem Schleim 3-mal täglich 1 TL einnehmen. Kann auch im Wechsel mit Thymiansirup eingenommen werden.

Magen-Darm-Probleme, Blähungen

Tee: 2 TL getrocknetes Dostkraut mit 250 ml heißem Wasser überbrühen, zugedeckt 10 Minuten ziehen lassen, abseihen. 1-mal täglich 1 Tasse in kleinen Schlückchen trinken.

E Eibisch *(Althea officinalis)*

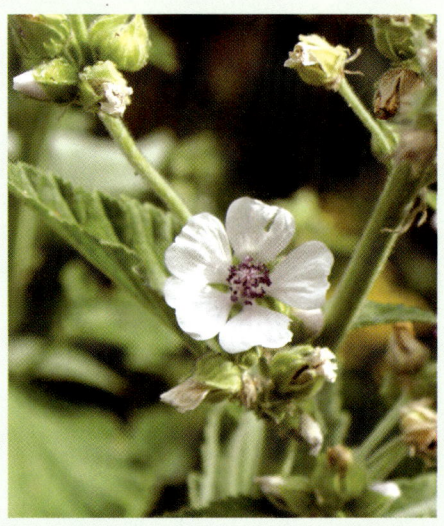

■ **Vorkommen** Mittelmeerraum
■ **Blütezeit** Juni–August
■ **Ernte** Blätter Juli – August, Blüten, wenn sie noch nicht ganz geöffnet sind
■ **Inhaltsstoffe** Schleimstoffe, Stärke, Pektin, Rohrzucker, Mineralstoffe, Flavonoide, Asparagin (Wurzel); ätherisches Öl, Schleimstoffe (Blätter)
■ **Indikationen** Husten, Reizhusten, Bronchitis, entzündete Schleimhäute von Mund, Rachen, Hals, Magen und Darm, festsitzender Schleim, Blähungen, Magenkrämpfe

Die Schleimstoffe des Eibischs legen sich wie ein schützender Mantel über entzündete, schmerzende Schleimhäute. Sie müssen im kalten Wasser gelöst werden, da im heißen Wasser die stärkehaltigen Bestandteile aufquellen würden.

Husten, Reizhusten, Bronchitis, entzündete Schleimhäute von Mund, Rachen, Hals, Magen und Darm
Kaltauszug: 2 TL getrocknete, zerkleinerte Wurzel mit 250 ml kaltem Wasser übergießen und zugedeckt 1 Stunde stehen lassen. Dabei mehrmals umrühren, abfiltern. Da nun die stärkehaltigen Wurzelstücke entfernt sind, kann der Tee auf Trinktemperatur erwärmt werden; 1-mal täglich in kleinen Schlückchen trinken.

Husten und festsitzender Schleim:
Getrocknete Eibisch- und Spitzwegerichblätter zu gleichen Teilen mischen. 2 TL der Mischung mit 250 ml kochendem Wasser überbrühen, 10 Minuten ziehen lassen, abseihen und mit Honig süßen; 2-mal täglich trinken.

Blähungen, Magenkrämpfe, Schleimhautentzündung, Bronchitis
Tee: 1 TL getrocknete Eibischwurzel in 250 ml kaltem Wasser 1 Stunde zugedeckt stehen lassen, abseihen. 1 TL Anissamen im Mörser zerstoßen, mit 250 ml kaltem Wasser aufkochen, zugedeckt 5 Minuten ziehen lassen, abfiltern und mit dem abgefilterten Kaltauszug der Eibischwurzel mischen; 1-mal täglich.

Eiche *(Quercus robur)*

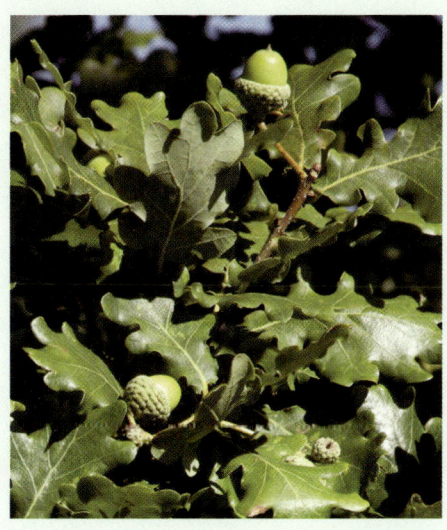

▌ **Vorkommen** Sonnige, trockene, nähr-stoffreiche Böden
▌ **Blütezeit** April–Mai
▌ **Ernte** Abgeschälte Rinde der Zweige im Frühjahr
▌ **Inhaltsstoffe** Gerbstoffe
▌ **Indikationen** Hautprobleme, Hämorrhoiden, Schweißfüße, Halsentzündung
▌ **Hinweis** Nur mit Genehmigung des Besitzers oder im eigenen Garten ernten!

Die Eiche vermittelt durch ihre kräftige Erscheinung und die harten, großen Eichelfrüchte Stärke und Kraft. Früher kochte man sich aus ihren Früchten den Eichelkaffee. Der spanische Rohschinken „Yamon Iberico" stammt von Schweinen, die ihr ganzes Leben lang ausschließlich mit Eicheln gefüttert wurden. Ihr Fleisch bekommt dadurch ein ganz besonderes Aroma.

Durch den hohen Gerbstoffgehalt in der Eichenrinde wird die Haut kräftig und widerstandsfähig. Menschen, die auf ihren eigenen Schweiß mit entzündlicher Haut reagieren, hilft eine Waschung oder ein Teilbad aus dem Sud der Eichenrinde.

Hautprobleme, Hämorrhoiden, Schweißfüße

Waschung: 4 EL getrocknete, zerkleinerte Eichenrinde mit 2 l kaltem Wasser ansetzen, aufkochen, zugedeckt 10 Minuten kochen lassen, abseihen und abkühlen lassen. Die betreffenden Hautstellen damit sanft abwaschen oder ein Sitz- bzw. Teilbad machen.

Halsentzündung

Gurgellösung: 1 TL getrocknete, zerkleinerte Eichenrinde mit 250 ml kaltem Wasser ansetzen, aufkochen, zugedeckt 5 Minuten kochen, abseihen und abkühlen lassen. 3- bis 4-mal täglich gurgeln. Noch effektiver ist die Gurgellösung, wenn Sie eine Prise Meersalz dazugeben.

E

Eisenkraut *(Verbena officinalis)*

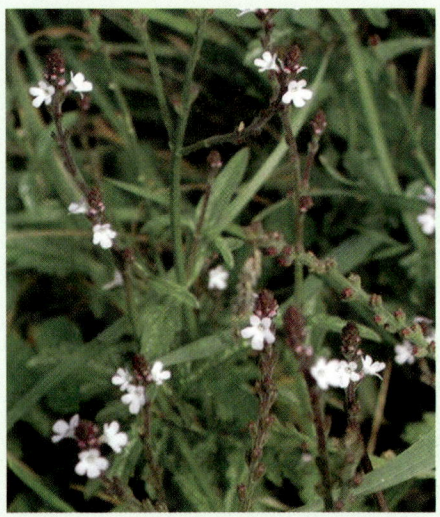

- **Vorkommen** Asien, Europa
- **Blütezeit** Juli–September
- **Ernte** Blühende Sprossteile
- **Inhaltsstoffe** Ätherisches Öl, Gerbstoffe, Schleimstoffe, Iridoid (Verbenalin = Abführmittel), Bitterstoffe, Kieselsäure
- **Indikationen** Kopfschmerzen während der Periode, Verdauungsschwäche, Appetitmangel, Migräne, Nervosität
- **Hinweis** Nicht während der Schwangerschaft.

Da ich Gewürze über alles liebe, probiere ich gerne aus und experimentiere. Da der Eisenkrauttee an sich kein herausragendes Aroma besitzt, versuchte ich ihn mit Gewürzen aufzupeppen: Vanille, Zimt, Kardamom, Nelken, Piment und Ingwer gehören zu meinen Favoriten. Zimt und Vanille passt wirklich ausgezeichnet zu Eisenkrauttee. Allein schon der Duft, der bei der Zubereitung durchs Haus zieht, tut Leib und Seele gut.

Periodenkopfschmerz, Verdauungsschwäche, Appetitmangel, Migräne

Tee: 2 TL getrocknetes Eisenkraut mit 250 ml kochendem Wasser überbrühen, zugedeckt 5 Minuten ziehen lassen, abseihen; 2-mal täglich trinken.

Nervosität: Bereiten Sie sich den Eisenkrauttee wie oben beschrieben zu, verfeinern Sie ihn mit Vanille oder Zimt, oder mit beiden Gewürzen; 2-mal täglich trinken.

Kopfschmerzen

Umschlag: 1 TL getrocknetes Eisenkraut mit 150 ml Essig aufkochen, 5 Minuten ziehen lassen, abseihen, abkühlen. Ein sauberes Leinentuch damit tränken und auf die Stirn legen.

Mein Tipp

Bei beginnenden Kopfschmerzen hilft es auch, 1 Tasse Kaffe oder Espresso mit dem Saft einer Zitrone zu mischen – das wirkt krampflösend.

Erzengelwurz *(Angelica archangelica)*

E

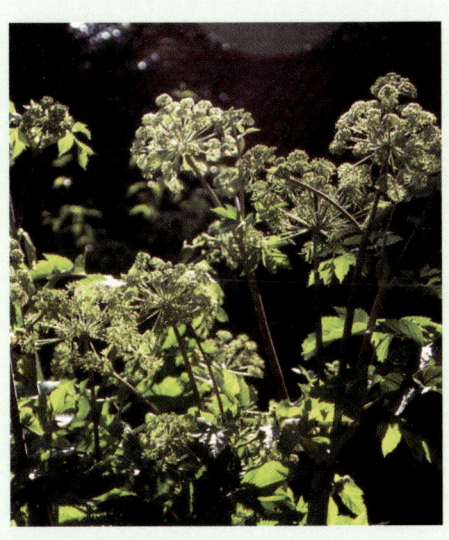

- **Vorkommen** Flussufer, Gräben, gemä-
  ßigtes bis arktisches Europa
- **Blütezeit** Juni–August
- **Ernte** Wurzel
- **Inhaltsstoffe** Cumarine, ätherisches
  Öl, Bitterstoffe
- **Indikationen** Verdauungsstörungen,
  mangelnde Magensaftproduktion
- **Hinweis** Nicht während der
  Schwangerschaft. Berühren der
  Pflanze kann bei empfindlichen
  Menschen Hautreaktionen auslösen.

Verdauungsstörungen, mangelnde Magensaftproduktion

Angelikawein: Erhitzen Sie 500 ml Weißwein mit 25 g getrockneter Angelikawurzel in einem gut verschließbaren,
hitzebeständigen Glas im Wasserbad bis
zum Sieden. Aus dem Wasserbad nehmen und eine Woche stehen lassen, abfiltern und in eine dunkle Flasche abfüllen.
Im Kühlschrank aufbewahren und innerhalb von 14 Tagen verbrauchen. Produziert Ihr Magen zu wenig Magensäure,
dann trinken Sie eine halbe Stunde vor
der Hauptmahlzeit ungefähr 50 ml dieses
Angelikaweins.

Hinweis

Unklare Bauchschmerzen sollten Sie
bitte unbedingt medizinisch abklären
lassen.

Magenverstimmung

Tinktur: 1 Teil getrocknete Erzengel-
wurzel mit 10 Teilen 38,5%igem Wodka
aufgießen, 3 Wochen an einen warmen
Ort stellen. Täglich schütteln, abfiltern
und in kleine dunkle Falschen füllen. Bei
Magenverstimmung 1-mal täglich
20 Tropfen mit Wasser verdünnt einnehmen.

E Erzengelwurz, chinesische *(Angelika sinensis)*

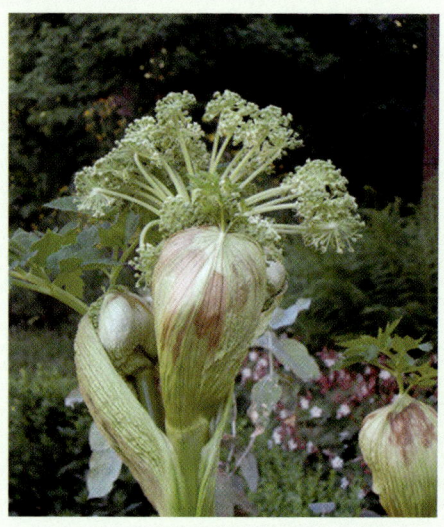

▌ **Vorkommen** China und Japan
▌ **Blütezeit** Juni–August
▌ **Ernte** Wurzel
▌ **Inhaltsstoffe** Cumarine, Vitamin B_{12}, ätherisches Öl
▌ **Indikationen** Menstruations- und Wechseljahresbeschwerden, zyklusbedingte Kopf- und Unterbauchschmerzen, zu schwache Monatsblutung, Libidoverlust
▌ **Hinweis** Nicht während der Schwangerschaft oder bei zu starker Monatsblutung. Berühren der Pflanze kann bei empfindlichen Menschen Hautreaktionen auslösen.

In der Frauenheilkunde ist die Angelikawurzel eine der wichtigsten Pflanzen. Sie wirkt stärkend und durchblutungsfördernd, besonders auf die weiblichen Organe. Ich empfehle sie bei medizinisch abgeklärten Menstruationsproblemen, wie einer unregelmäßigen, schwachen oder ausbleibenden Monatsblutung, bei zyklusbedingten Kopf- oder Unterbauchschmerzen sowie bei den Begleitsymptomen der Wechseljahre. Angelika sinensis ermöglicht der reiferen Frau, die Zeit der Wechseljahre so lange wie möglich hinauszuschieben. So behält sie ihre natürliche Vitalität und Ausstrahlung bis ins fortgeschrittene Alter.

Menstruations- und Wechseljahresbeschwerden, zyklusbedingte Kopf- und Unterbauchschmerzen, zu schwache Monatsblutung, Libidoverlust
Alkoholauszug: In ein weithalsiges Glas 100 g getrocknete chinesische Angelikawurzel geben und mit einer Flasche 38,5%igem Wodka oder 40%igem Weingeist auffüllen. Gut verschlossen an einen warmen Ort stellen, täglich schütteln. Nach 2–3 Wochen ist die Angelikatinktur fertig. Abfiltern und in kleine braune Flaschen abfüllen. Über einen Zeitraum von 4 Wochen 1-mal täglich $1/2$ TL mit etwas Mineralwasser einnehmen, das kräftigt das Blut und stabilisiert einen labilen Kreislauf.

Eukalyptus *(Eucalyptus globuslus)*

E

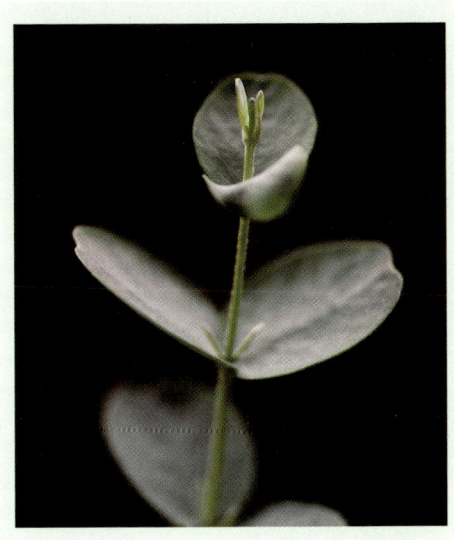

- **Vorkommen** Australien
- **Blütezeit** Februar–Juli
- **Ernte** Blätter
- **Inhaltsstoffe** Ätherisches Öl
- **Indikationen** Bronchitis, Husten, Schnupfen, Erkältungen mit festsitzendem Schleim
- **Hinweise** Nicht überdosieren, sonst kann es zu Übelkeit und Erbrechen kommen. Eukalyptusblätter nie in eine offene Flamme halten, sie fangen sofort Feuer!

Im Wohnzimmer, als Zimmerpflanze gezogen, entwickelt sich der Eukalyptus zwar nicht zu einem so stattlichen Baum, wie er es in seiner Heimat tut. Dennoch wird aus ihm ein ganz hübsch aussehendes kleines Bäumchen. Die Größe sagt auch nichts über die ätherischen Öle aus. Und genau die sind es, die uns bei einer Erkältung helfen. Die Blätter des Eukalyptus enthalten sehr viel leicht brennbares, ätherisches Öl. In seiner Heimat Australien explodieren die Eukalyptusbäume bei einem Waldbrand regelrecht.

Schnupfen und verstopfte Nase

Inhalation: 1 abgeschüttelten EL zerkleinerte Eukalyptusblätter mit 2 l kochendem Wasser überbrühen. Den Kopf über die aufsteigenden Dämpfe halten. Ein Tuch bedeckt Kopf und Schüssel, sodass die wohltuenden Dämpfe direkt in die Nase eindringen können. Augen dabei schließen um ein Brennen oder Tränen zu vermeiden.

Bronchitis, Husten, Schnupfen: 50 g Vaseline im Wasserbad schmelzen, 8 Tropfen naturreines ätherisches Eukalyptusöl hinzugeben, umrühren, in Salbenkruken füllen und gut verschließen. Vor dem Schlafengehen Brust und Rücken damit einreiben. Nicht für Kinder geeignet.

F

Fenchel *(Foeniculum vulgare)*

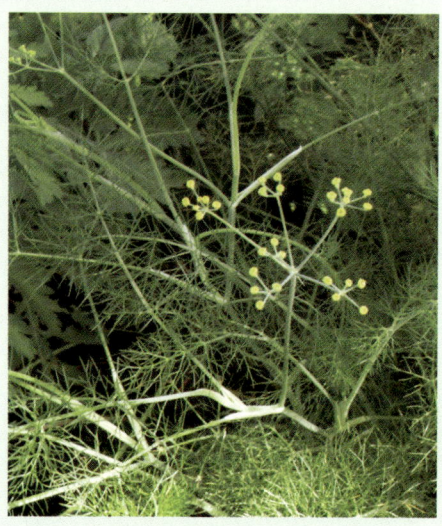

- ▌ **Vorkommen** Mittelmeergebiete
- ▌ **Blütezeit** Juli–September
- ▌ **Ernte** Fenchelgrün von April bis Mai, Fenchelfrüchte Oktober
- ▌ **Inhaltsstoffe** Ätherisches Öl (Fenchelgrün); ätherisches Öl, Flavonoide, Sterine, Cumarine (Samen)
- ▌ **Indikationen** Bronchitis, Husten, Blähungen, Verdauungsschwäche, Appetitmangel, Darmparasiten, müde Augen; in der Küche
- ▌ **Hinweis** In seltenen Fällen allergische Reaktionen von Haut, Magen und Darm. Das reine ätherische Öl kann Entzündungen hervorrufen.

Dem Fenchelgrün entströmt ein ganz besonderer Duft: fein, aromatisch, vornehm. Die gelben Blütendolden ziehen mit ihrem Aroma im Sommer Schwärme von Insekten an. Besonders beliebt ist er beim Schwalbenschwanz, dem größten Falter Europas.

Bronchitis: Damit sich der Schleim besser löst und ausgehustet werden kann, gebe ich reinen Fencheltee, der mit „Lempfhonig" oder „Spitzwegerichhonig" gesüßt wurde – die Rezepte finden Sie auf den Seiten 78 und 164.

Tee: 2 TL getrocknete und zerstoßene Fenchelsamen mit 250 ml kochendem Wasser überbrühen, 5 Minuten zuge-

deckt ziehen lassen, abseihen, süßen; 2 Tassen täglich trinken.

Husten und Bronchitis: Hustenmedizin muss nicht immer bitter sein, sie kann auch lecker schmecken. Fenchel gibt einen Impuls an die Flimmerhärchen in den Bronchien, dadurch kann der Schleim schneller und leichter abtransportiert werden.

Fenchelsirup: 1 l kaltes Wasser in einen Topf geben, 1 Bund Fenchelgrün zerkleinern, 1 EL getrocknete Fenchelsamen zerstoßen und dazugeben, zugedeckt aufkochen, 15 Minuten sanft weiterkochen lassen, abfiltern, mit 400 g Zucker so lange einkochen bis eine sirupartige Flüssigkeit

F

entstanden ist. Noch heiß in sterilisierte dunkle Flaschen füllen und gut verschließen. Bei Husten 1 TL 2- bis 3-mal täglich.

Blähungen, Appetitmangel, Verdauungsschwäche: Kinder leiden häufig unter Blähungen und Bauchschmerzen. Beim Anis beschrieb ich bereits den Fenchel-Kümmel-Anistee meiner Hebamme – siehe Seite 38.

Alkoholauszug: Geben Sie in ein weithalsiges Glas 1 EL getrocknete, zerstoßene Fenchelsamen und 250 ml 38,5%igen Alkohol; 6 Wochen in einem gut verschlossenen Glas an einem warmen Ort stehen lassen, abfiltern, in kleine dunkle Flaschen füllen; 1 TL Fenchelalkohol mit Wasser verdünnt einnehmen.

Mein Tipp

Das frische Fenchelgrün schmeckt sehr lecker, wenn es kleingeschnitten über Salate, Kartoffel-, Käse-, Gemüse- und Fischgerichte gegeben wird.

Darmparasiten: Eine frische, rohe Karotte fein raspeln und mit ein paar zerstoßenen Fenchelsamen vermengt morgens nüchtern gegessen, beugt Parasiten vor und vertreibt Spulwürmer. Laut den Erzählungen waren früher vor allem Kinder damit belastet.

Müde Augen: Sind die Augen von der Arbeit müde und brennen, dann haben sie sich eine kleine Pause verdient.

Augenkompresse: 1 TL getrocknete, zerstoßene Fenchelsamen mit 100 ml kochendem Wasser überbrühen und 10 Minuten zugedeckt ziehen lassen, abfiltern, abkühlen lassen. Augenkompresse eintauchen, etwas ausdrücken und auf die geschlossenen Augenlider legen. Vorgang mehrmals wiederholen.

Küche
▌ Im Frühjahr blanchiere ich die jungen Triebspitzen des Fenchels ganz kurz in etwas Salzwasser, dann wende ich sie in etwas Butter. Das zarte Grün schmeckt sehr gut zu Fischgerichten und als Gemüsegarnitur.
▌ Beim Einkochen von Fenchel-Essiggurken lege ich als Würze eine ganze Blütendolde auf das Einmachgut, bevor es verschlossen und eingekocht wird.

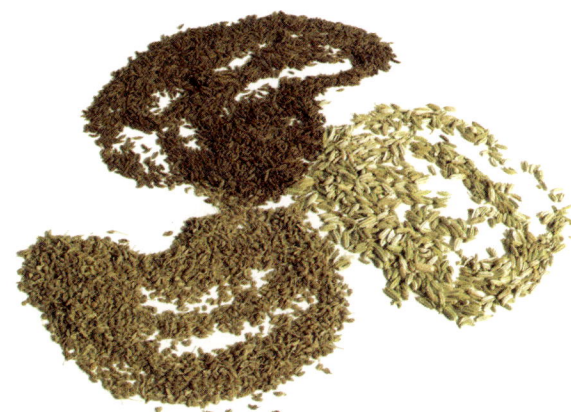

▲ Samen von Fenchel (rechts), Kümmel (oben) und Anis (links) können für Tee verwendet werden.

F Fichte *(Picea abies)*

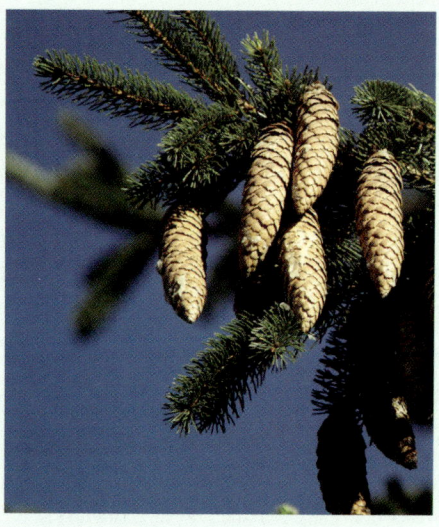

- **Vorkommen** Wälder
- **Blütezeit** Mai–Juni
- **Ernte** Triebspitzen
- **Inhaltsstoffe** Harz und ätherisches Öl
- **Indikationen** festsitzender Schleim, Husten, Hautunreinheiten, beginnende Erkältung, Muskelverspannungen, Muskelkater und Rheuma, Bronchitis, Muskelschmerzen, Gelenkschmerzen, Gicht, Bettlägerigkeit
- **Hinweis** Nur von eigenen Bäumen ernten oder den (Wald)Besitzer oder Förster um Erlaubnis fragen – durch das Entfernen der jungen Triebe kann der Zweig in diesem Jahr nicht mehr wachsen!

Die jungen frischen Fichtentriebe, auch „Fichtenlempf" genannt, ergeben einen ausgezeichneten „Lempfhonig", wie er von meiner Urgroßmutter genannt wurde. Ihre selbstgebackenen Lebkuchen zur Weihnachtszeit wurden nur mit diesem „Lempfhonig" gesüßt.

Festsitzender Schleim, Hustenreiz: Bei dem folgenden Spezialrezept meiner Urgroßmutter freute man sich schon, wenn der Hals einmal rau und kratzig wurde.

- Gesäuberte Fichtenspitzen in einen großen Topf geben und mit kaltem Wasser auffüllen, bis das Wasser 20 cm über den Fichtenspitzen steht. Das Ganze aufkochen, vom Herd neh-

men und zugedeckt über Nacht stehen lassen.

- Am nächsten Morgen das Fichtenwasser noch einmal aufkochen, 20 Minuten sanft kochen lassen. Dann durch ein Tuch abfiltern und gut auspressen. Das Fichtenwasser hat beim Abpressen eine milchige, trübe Farbe. Flüssigkeit abmessen – für 1 l Fichtenwasser benötigen Sie 400 g Rohrzucker.
- Es wird nun mit Rohrzucker so lange eingekocht, bis ein Sirup oder die Konsistenz von Honig entstanden ist. Der fertige Sirup hat eine ganz schwarze Farbe und schmeckt super lecker. Heiß in Gläser füllen und gut verschließen. 1 TL davon lutschen oder in einen heißen Erkältungstee einrühren.

Hautunreinheiten, beginnende Erkältung, Muskelverspannungen, Muskelkater und Rheuma

Bad: 2 große Hände voll frischer oder getrockneter Fichtenspitzen in 2 l kalter Milch zugedeckt über Nacht stehen lassen. Am nächsten Tag langsam bis zum Siedepunkt erwärmen. Abseihen und in das Badewasser geben. Nach so einem Bad sollten Sie sich etwas Ruhe gönnen.

Husten, Bronchitis, Erkältung: Bei Hustenreiz und verschleimten Bronchien löst eine Inhalation den Schleim, jetzt kann er besser abgehustet werden. Die ätherischen Öle desinfizieren und wirken der Entzündung entgegen, der Atem beruhigt sich und der Hustenreiz lässt nach.

Inhalation: 1 Hand voll frischer oder getrockneter Fichtenspitzen mit 1 l kochendem Wasser überbrühen. Den Kopf über die dampfende Schüssel halten. Mit einem Handtuch die Schüssel und den Kopf abdecken, sodass die heilsamen Dämpfe in die Nase und in den Mund im Wechsel eingeatmet werden können.

Achtung

Kinder nie ohne Aufsicht inhalieren lassen! Nur ein kurzer unachtsamer Augenblick, und schon ergießt sich das kochend heiße Wasser über den Körper. Dies führt zu den schlimmsten Verbrühungen.

Rheuma, Gicht, Muskelschmerzen, Muskelverspannungen, Bettlägerigkeit

Akoholauszug: Füllen Sie ein weithalsiges Glas zu $3/4$ mit Fichtenspitzen und geben Sie 70%igen Isopropylalkohol dazu, bis das Glas randvoll ist. Gut verschließen und für 4 Wochen an einen warmen Ort stellen. Täglich schütteln, damit sich die ätherischen Öle der Fichtenzweige in dem Alkohol lösen. Nach 4 Wochen abfiltern und in kleine dunkle Flaschen füllen.

Bei schmerzenden Gelenken die betroffene Stelle damit einreiben und massieren. Das Gelenk wird dadurch besser durchblutet. Bei Bronchitis, einem hartnäckigen Husten oder einem längeren unfreiwilligen Aufenthalt im Bett wird der Rücken mit dem Fichtennadelalkohol eingerieben, um einer Lungenentzündung vorzubeugen.

Achtung

Alle Erkrankungen, die nach 3 Tagen keine Besserung erfahren, müssen medizinisch abgeklärt werden.

Erkältung, Husten, Bronchitis, Muskelschmerzen, Gelenkschmerzen: Für Kinder ab 7 Jahren. Für kleinere Kinder sind ätherische Öle generell nicht zu empfehlen, da sie die ohnehin angegriffenen Schleimhäute noch weiter reizen.

- 100 g Vaseline im Wasserbad schmelzen, 2 EL zerkleinerte Fichtenzweige einrühren. Vom Herd nehmen und darauf achten, dass alle Nadeln mit der

F

Wissen

Räuchern desinfiziert die Luft

Wenn in meiner Familie jemand erkrankt ist und Ansteckungsgefahr für die übrigen Familienmitglieder besteht, verräuchere ich Fichtenharz. Dazu lege ich ein Stück glühende Räucherkohle in eine Schale mit Sand und darauf ein bohnengroßes Fichtenharzstück. Es beginnt zu rauchen, die Luft wird desinfiziert und von Krankheitserregern befreit. Natürlich darf dies nur gemacht werden, wenn sich der Erkrankte in diesem Moment in einem anderen Zimmer aufhält – der Rauch würde zu erneuten Hustenattacken führen. Ist das Harz verbrannt, öffne ich die Fenster, damit der Rauch abziehen kann und frische Luft das Zimmer erfüllt. Nun riecht es wie bei einem Spaziergang durch den Wald. Beachten Sie bitte, dass die Kohle sehr heiß wird und lassen Sie das Feuer nie ohne Aufsicht!

Fettbasis bedeckt sind; zugedeckt über Nacht stehen lassen.

■ Am nächsten Tag noch einmal erwärmen, wieder zugedeckt bis zum nächsten Tag stehen lassen. Erwärmen, abfiltern, in einen sterilen Tiegel abfüllen, kühl lagern.

■ Abends vor dem Zubettgehen den Rücken und die Brust damit einreiben. Die ätherischen Öle ziehen in die Nase ein und sorgen für einen erholsamen Schlaf. Es tut auch gut, wenn damit schmerzende Gelenke eingerieben

werden, dazu mische ich gerne noch etwas Minze und Rosmarin hinzu.

Und jetzt noch etwas ganz Besonderes – die Spezial-Erkältungs-Salbe meiner Urgroßmutter: 1 TL Fichtenharz mit 100 g Vaseline im Wasserbad schmelzen. Gut verrühren, in sterilisierte Tiegel abfüllen und gut verschlossen dunkel und kühl aufbewahren. Bei Erkältung die Brust damit einreiben, das löst den Schleim und lindert den Hustenreiz. Der Duft ist intensiver als bei der Fichtennadelsalbe.

Um an das Fichtenharz zu gelangen, müssen Sie der Natur keinen Schaden zufügen. Im Sommer, wenn es heiß und trocken ist und es den Bäumen an Wasser fehlt, reißt die Rinde häufig auf und das Harz tritt aus. Dieses Harz entferne ich ganz vorsichtig mit einem Messer und gebe es in eine kleine Plastiktüte. Zu Hause wird es sofort verarbeitet, damit keine wichtigen Stoffe verloren gehen.

▼ Harz tritt im Sommer von selbst aus.

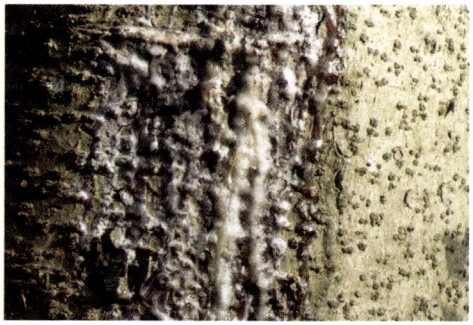

Frauenmantel *(Alchemilla vulgaris)*

F

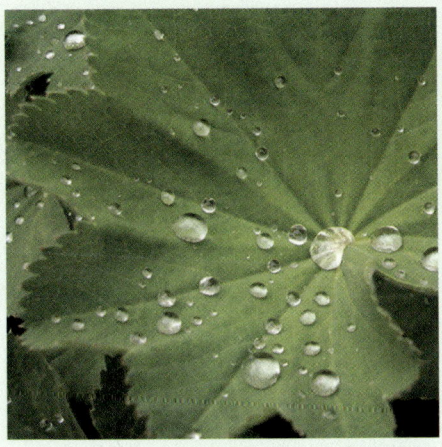

- **Vorkommen** Wiesen und Wegränder
- **Blütezeit** Mai–August
- **Ernte** Blätter bis Juni
- **Inhaltsstoffe** Gerbstoffe, Bitterstoffe, ätherisches Öl, Flavonoide
- **Indikationen** Zu starke Monatsblutung, Zahnextraktion, Durchfall, Magen-Darm-Beschwerden

In den frühen Morgenstunden funkeln in den Blättchen und an den Rändern kleine Wassertropfen. Diese Feuchtigkeit erzeugt die Pflanze selbst, um sich vor dem Austrocknen zu schützen. Die Ernte der Blätter sollte erst in den späteren Morgenstunden erfolgen, wenn die Wassertröpfchen verdunstet sind.

Mein Tipp
Frauenmanteltee stillt den Blutfluss.

Zu starke Monatsblutung
Tee: 2 TL getrockneten Frauenmantel mit 250 ml siedendem Wasser übergießen und zugedeckt 10 Minuten ziehen lassen, abseihen. Bei zu starker Monatsblutung bis zu 3 Tassen täglich über den Tag verteilt trinken.

Zahnextraktion: Steht ein Zahnarztbesuch bevor und man weiß, dass ein Zahn gezogen wird, trinkt man eine Stunde vor dem Termin einen kalten Hirtentäschel-Frauenmantel-Tee.

Tee: Hirtentäschel und Frauenmantel zu gleichen Teilen mischen. 2 TL mit 250 ml siedendem Wasser überbrühen und 10 Minuten zugedeckt ziehen lassen.

Magen-Darm-Beschwerden, Durchfall
Tee: Mischung aus Frauenmantel und Schafgarbe zu gleichen Teilen. 2 TL der Mischung mit 250 ml kochendem Wasser überbrühen, zugedeckt 10 Minuten ziehen lassen, abseihen; 1–2 Tassen täglich ungesüßt trinken.

G Galgant *(Alpinia officinarum)*

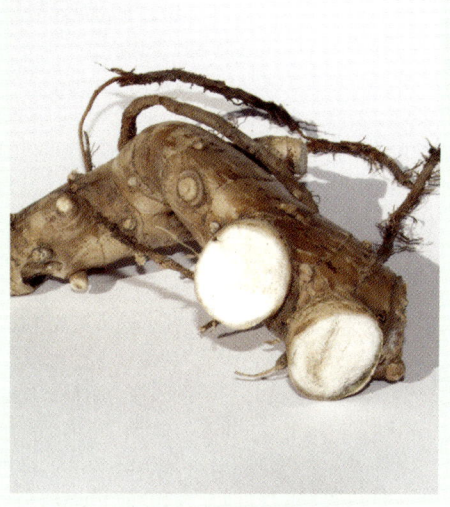

▌ **Vorkommen** Asien
▌ **Blütezeit** März–Juni
▌ **Ernte** Wurzelstock
▌ **Inhaltsstoffe** Atherisches Öl, Scharfstoffe, Flavonoide, Gerbstoffe
▌ **Indikationen** Verdauungsprobleme, Durchfall, Blähungen, Übelkeit, Erbrechen, Wetterfühligkeit, Kreislaufschwäche, Appetitmangel, Kältegefühl, verschleimte Bronchien, Rekonvaleszenz, Kälteempfindungen, Abwehrschwäche. Kreislaufschwäche; in der Küche
▌ **Hinweis** Überdosierung kann Reizungen verursachen.

Galgant und Ingwer haben in ihrer Wirkungsweise sehr viele Gemeinsamkeiten, man merkt, dass sie zur selben Familie gehören.

Kaufen Sie in einem Asienladen ein gesundes, vitales Rhizom, von ihm gehen die Wurzeln und Blatttriebe aus. Galgant gehört zu jenen Pflanzen, die ohne viel Aufwand im Zimmer in einem ausreichend großen Blumentopf (Durchmesser ca. 40 cm) in herkömmlicher Blumenerde gedeihen. Die ausgewachsene Pflanze erreicht eine Höhe von ungefähr 2 Meter. Wird Ihnen die Pflanze zu groß, dann teilen Sie den Wurzelstock und ernten einen Teil davon, um ihn zu verarbeiten, das andere Wurzelstück stecken Sie wie-

der in die Erde, damit es weiterwachsen kann. Im Sommer freut sich der Galgant, wenn er im Freien auf der Terrasse stehen darf. Achtgeben müssen Sie, wenn Sturm angesagt ist, dann holen Sie ihn vorsichtshalber in die sichere Wohnung, sonst könnte es sein, dass er umknickt. Auch wenn der Sommer zu Ende geht, muss er wieder ins Haus, denn er ist nicht winterhart. Alte, braune Stängel regelmäßig abschneiden.

Geschmacklich erinnert mich die getrocknete Wurzel an Pfeffer. Galgant regt die Verdauung an und hilft bei einer Erkältungskrankheit, den Schleim der Bronchien zu lösen und den Körper von innen zu wärmen.

Verdauungsprobleme, Durchfall, Blähungen, Übelkeit, Erbrechen, Wetterfühligkeit, Kreislaufschwäche, Appetitmangel, Kältegefühl, verschleimten Bronchien, Rekonvaleszenz
Tee: 2 TL frische oder 1 TL getrocknete, zerkleinerte Galgantwurzel (in Asialäden erhältlich) mit 250 ml kaltem Wasser ansetzen, aufkochen und 10 Minuten ziehen lassen. Abseihen und ungesüßt trinken.

Mein Tipp

Trinken Sie bei Verdauungsproblemen die Tees stets ungesüßt. Zucker oder auch Honig würden die Bakterien am Leben halten. Außerdem begünstigt Zucker Durchfall und Blähungen.

Bei einer Erkältungskrankheit oder verschleimten Bronchien süße ich gerne mit meinem selbst hergestellten Spitzwegerichzucker – siehe Seite 164. Das schmeckt erstens sehr gut und außerdem löst der Spitzwegerich den Schleim. Dazu gebe ich noch etwas Zitronensaft, er spendet Vitamine und unterstützt zusätzlich noch die Abwehrkräfte.

Kälteempfindungen, Abwehrschwäche. Kreislaufschwäche

Tee: Galgant und Ingwer zu gleichen Teilen als Tee zubereitet vertreibt innere Kälte und stabilisiert einen schwachen Kreislauf.

Küche: Bei nasskaltem Schmuddelwetter ist unser Organismus froh, wenn er bei der Abwehr von all den Krankheitserregern etwas Unterstützung bekommt. Das besorgt Galgant auf äußerst schmackhafte Art und Weise, denn die gemahlene, getrocknete Wurzel verleiht Gemüse-, Eintopf-, Kartoffel- und Fleischgerichten sowie Brühen und Soßen ein würzig pfeffriges Aroma. Mit dem folgenden Rezept heizen Sie Ihrem Körper kräftig ein.

■ 20 g frische Galgantwurzel mit 1 EL frischem, kleingeschnittenem Zitronengras in 500 ml Kokosmilch aufkochen, 15 Minuten kochen lassen.

■ 750 g Rotbarsch-, Kabeljau- oder Lachsstreifen (ca. 5 × 8 cm groß) dazugeben und mit Muskat und Salz würzen.

■ Den Fisch nur noch kurz bei schwacher Hitze garen, nicht mehr kochen. Auf einer heißen Platte anrichten, Soße abseihen und servieren. Dazu passt Reis.

Mein Tipp

Statt Galgant können Sie für das Rezept auch die gleich Menge Ingwerwurzel benutzen.

G Gänseblümchen *(Bellis perennis)*

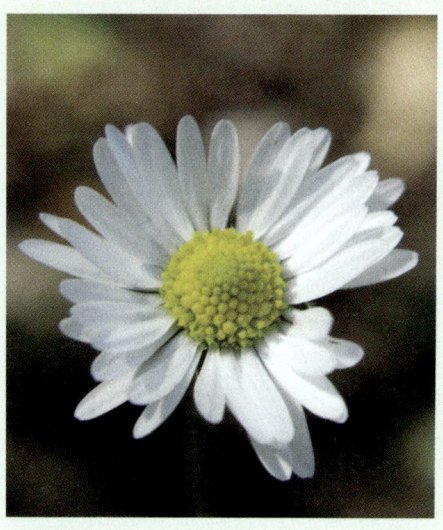

- **Vorkommen** Wiesen
- **Blütezeit** März–Juni
- **Ernte** Blüten und Blätter von März–September
- **Inhaltsstoffe** Bitterstoffe, ätherisches Öl, Saponine, Gerbstoffe, Flavonoide
- **Indikationen** Husten, Hautprobleme
- **Hinweis** Nicht während der Schwangersaft

Welche Kraft in dem kleinen unscheinbaren Gänseblümchen steckt, durfte ich am eigenen Körper erfahren. In jeder freien Minute, die ich als 10-Jährige hatte, zog es mich, bewaffnet mit Bestimmungsbuch und Lupe, hinaus in die Natur. Es gab für mich nichts Schöneres als an einem sonnigen, warmen Tag in einer kunterbunten Blumenwiese zu sitzen und zuzuschauen, wie der sanfte Sommerwind die Blumenköpfe hin und her wiegte und die Schmetterlinge ihre Tänze vollführten. Ich liebte das Gänseblümchen mit seinen kleinen, weißen oder rosaroten Blütenblättern. Am besten gefiel mir ein kleines Sträußchen nur aus diesen Blumen, das pflückte ich für meine Mutter und brachte es von den Spaziergängen mit.

Saß ich da so in meiner Wiese, dann spielte für mich die Zeit keine Rolle mehr, die Uhren standen still und ich bemerkte nicht, dass der Boden feucht und kühl wurde vom Tau des herannahenden Abends. Einmal blieb ich wohl zu lange in der feuchten Wiese sitzen und bekam einen leichten Husten. Als ich zu meiner Mutter ins Wohnzimmer kam, sah ich auf dem Tisch das Gänseblümchensträußchen stehen und erinnerte mich an seinen lateinischen Namen „Bellis". Kinder haben ja zum Glück noch eine lebendige und sehr spontane Fantasie. Blitzschnell brachte ich den Namen in Verbindung mit dem bellenden Geräusch, das bei meinem Husten entstand. Dazu kam noch, dass für mich als Kind die Blüte ähnlich aussah wie die der Kamille. Ich war mir sicher, das Blümchen würde mir bei meinem Husten helfen. Dass Gänseblümchen essbar und ungiftig waren, wusste ich schon lange. Schnurstracks ging ich in den Garten und pflückte mir eine Hand voll Blütenköpfe des Gänseblümchens. Daraus bereitete ich mir einen Tee zu, den ich genüsslich trank, schließlich testete ich gerade meine eigene Idee. Tatsächlich wurde mein Husten besser – ich muss zugeben, ich war selbst verblüfft, dass ich mit meiner Gedankenkombination tatsächlich Recht bekommen sollte.

Husten, Hautprobleme

Tee: 2 TL getrocknete Gänseblümchenblüten und -blätter mit 250 ml kochendem Wasser überbrühen, zugedeckt 10 Minuten ziehen lassen, abseihen, eventuell mit etwas Honig süßen; 2-mal täglich 1 Tasse.

Hautprobleme: Die Wirkstoffe des Gänseblümchens helfen hervorragend bei Hautproblemen und verleihen eine weiche, gut durchblutete Haut. Das folgende Rezept stammt noch aus meiner Forschungszeit als Teenager.

▪ Gesichtsmaske: 2 EL Quark, 2 EL im Mörser zerriebene Gänseblümchenblüten und 1 Eigelb miteinander vermengen. Mit einem Pinsel auf das gereinigte Gesicht auftragen, 10 Minuten einwirken lassen, dann mit einem lauwarmen, feuchten Tuch abwaschen.

Zuletzt das Gesicht mit kaltem Wasser abwaschen und mit einem Handtuch trockentupfen.

▪ Alkoholauszug: Ein weithalsiges Glas zu $^3/_4$ mit frischen Gänseblümchenblüten füllen und mit 40%igem Weingeist aufgießen, bis es randvoll ist. Glas gut verschließen und für 3 Wochen an einen warmen Ort stellen, täglich schütteln. Nach 3 Wochen abfiltern und in eine kleine, dunkle Flasche füllen. Für die Gesichtsreinigung 1 Teil des Alkoholauszugs mit 5 Teilen destilliertem Wasser mischen und einen Wattebausch damit tränken. Anschließend mit dem Gel der Aloe (siehe Seite 36) oder einer Tagescreme pflegen.

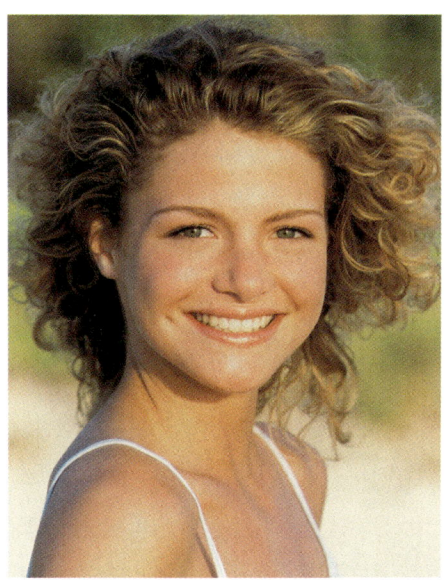

▲ Die Wirkstoffe des Gänseblümchens helfen bei jugendlicher Problemhaut.

G Gänsefingerkraut *(Potentilla anserina)*

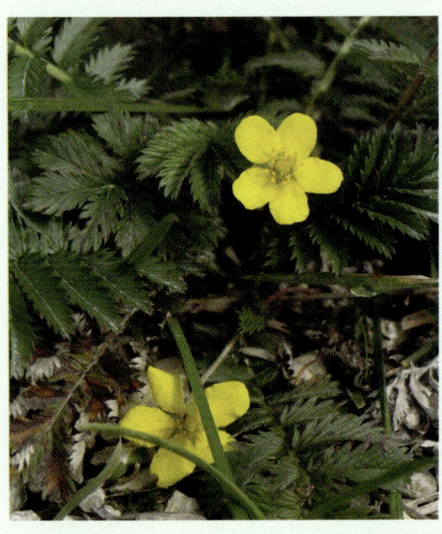

■ **Vorkommen** Feuchte, tonhaltige Böden, Wegränder, Gräben, Weiden, Wiesen
■ **Blütezeit** Mai–September
■ **Ernte** Blätter während der Blüte, die Wurzel September–Oktober
■ **Inhaltsstoffe** Flavonoide, Bitterstoffe, Gerbstoffe
■ **Indikationen** schmerzhafte Periodenblutung, Muskelverspannungen, krampfartige Hustenattacken, Durchfall, Zahnfleischentzündungen
■ **Hinweis** Nicht während der Schwangerschaft und nicht bei einem Reizmagen.

Wegen der krampflösenden Eigenschaften heißt das Gänsefingerkraut im Volksmund „Krampfkraut", die Bitter- und Gerbstoffe sind sehr wirksam bei Durchfall.

Schmerzhafte Periodenblutung, Muskelverspannungen, krampfartige Hustenattacken, Durchfall
Tee: 2 TL getrocknetes Gänsefingerkraut mit 250 ml kochendem Wasser überbrühen, zugedeckt 10 Minuten ziehen lassen, abseihen; 2-mal täglich 1 Tasse trinken.

Zahnfleischentzündungen: Kauen auf der Wurzel beugt Entzündungen des Zahnfleisches vor, damit die Zähne möglichst lange erhalten bleiben.

Küche: Die Wurzel des Gänsefingerkrauts kann man wie Pastinake, die zarten, jungen Blätter wie Spinat verwenden.
■ Gegarte Kartoffeln schälen und in dünne Scheiben schneiden. Gänsefingerkraut waschen und in Salzwasser weichkochen, abseihen. Kleingeschnittene Zwiebel in Öl andünsten.
■ 1 Teil Kartoffelscheiben in eine gefettete Auflaufform schichten, die Zwiebeln und das weichgekochte Gänsefingerkraut daraufgeben, mit dem Rest der Kartoffelscheiben abdecken.
■ 1 Becher saure Sahne, 1 Eigelb, Salz, Pfeffer, geriebene Muskatnuss mischen, über den Auflauf gießen, mit geriebenem Käse abdecken und im vorgeheizten Backofen bei 200 °C überbacken.

Gelbwurzel *(Curcuma longa)*

G

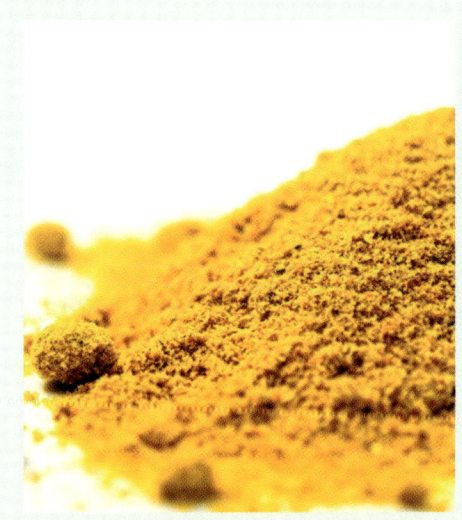

- **Vorkommen** Asien
- **Blütezeit** Blüht im Frühjahr sehr ausdauernd über mehrere Monate
- **Ernte** Wurzel im Winter
- **Inhaltsstoffe** Ätherisches Öl, Bitterstoffe, Curcumin (gelber Farbstoff), Stärke
- **Indikationen** Leber- und Gallenprobleme, Verdauungsprobleme, Durchfall, Gelenkschmerzen, Schulterschmerzen, Muskelschmerzen; in der Küche

Ich habe das Rhizom in einen großen Blumentopf (40 cm Durchmesser) gepflanzt, dort treibt die Pflanze jedes Jahr neu aus. Wenn die Stängel im Winter abgestorben sind, grabe ich ein Wurzelstück aus. Es wird gewaschen, gekocht, in Scheiben geschnitten und auf dem Dörrapparat getrocknet. Gemahlen wird es erst kurz vor dem Gebrauch.

Achtung

Geben Sie Acht mit Ihrer Kleidung, Curcumin verursacht gelbe Flecken.

Mangelnde Gallensäfte, Appetitlosigkeit

Tee: 5 g getrocknete, zerkleinerte Kurkumawurzel in 250 ml kaltem Wasser ansetzen, aufkochen, zugedeckt 20 Minuten bei schwacher Hitze weiterkochen lassen, abseihen, über den Tag verteilt trinken.

Rheuma, Schulterschmerzen, Kniegelenkschmerzen

Auflage: Das Pulver der getrockneten Gelbwurzel mit Wasser zu einem dicken Brei vermengen, mit einem Spatel auf das schmerzende Schultergelenk streichen. Für ca. 5 Minuten einwirken lassen und mit einem feuchten Tuch abwaschen.

Küche: Kurkuma wärmt von innen und regt die Verdauung an. Es passt gut zu Eierspeisen, Meeresfrüchten, Fischsoßen, Reis und Salatdressings. Gelbwurzel ist wichtiger Bestandteil des Currypulvers.

G

Ginkgo *(Ginkgo biloba)*

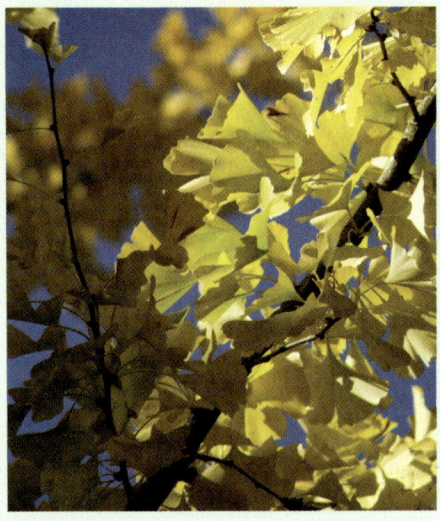

- **Vorkommen** China
- **Blütezeit** Blüht erst nach 20 Jahren im März, April
- **Ernte** Blätter wenn die Herbstfärbung einsetzt
- **Inhaltsstoffe** Ginkgolide, Flavonoide
- **Indikationen** Durchblutungsstörungen, Konzentrationsstörungen, Vergesslichkeit, kalte Hände und Füße

Trotz seiner markanten Blättchen zählt der Ginkgo zu den Nadelbäumen. Seine Blättchen werden in China als „Yin-Yang-Blättchen" bezeichnet, was soviel wie „Zweiheit in der Einheit" bedeutet. Der Ginkgo ist sehr robust und besitzt eine unglaubliche Widerstandskraft, seit 150 Millionen Jahre trotzt er unverändert allen widrigen Umständen auf der Erde. Wegen der Formschönheit seiner Blätter und ihrer leuchtend gelben Herbstfärbung ist er eine Zierde für jeden Garten. Bei der Pflanzung sollte allerdings bedacht werden, dass der Baum bis zu 40 Meter hoch werden kann.

Ginkgo ist dafür bekannt, dass er im Körper, hauptsächlich im Gehirn, für eine verbesserte Durchblutung sorgt. Er wird vorbeugend gegen Schlaganfall und Gedächtnisverlust im Alter eingesetzt. Ginkgoblättertinktur als Fertigpräparat ist in Apotheken, Reformhäusern oder Internet erhältlich. Ich ernte, wenn ich im Garten bin, ein Blatt frisch vom Baum und esse es roh oder bereite mir daraus einen Tee.

Förderung der Durchblutung, auch im Gehirn

Tee: 2 TL zerkleinerte Blättchen mit 250 ml kochendem Wasser überbrühen, zugedeckt 15 Minuten ziehen lassen, abseihen. 2- bis 3-mal täglich 1 Tasse trinken, mit Honig süßen.

Ginseng *(Panax ginseng)*

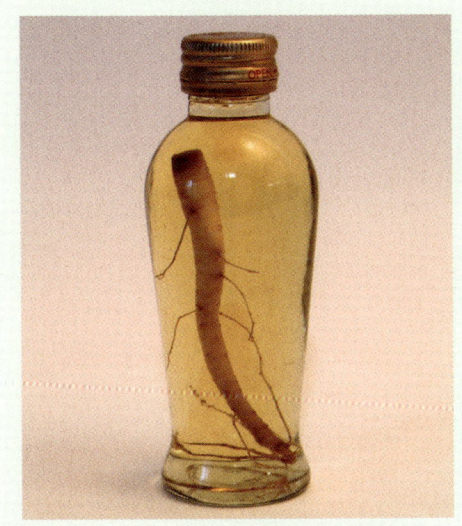

▌ **Vorkommen** Korea
▌ **Blütezeit** Juni–Juli
▌ **Ernte** Wurzeln, von 6-jährigen Pflanzen im Herbst
▌ **Inhaltsstoffe** Saponine (Ginsenoside), ätherisches Öl, Vanillin, Salicylsäure, Peptide, Mineralstoffe, Vitamine, Flavonoide
▌ **Indikationen** Altersbeschwerden, Lustlosigkeit, Erschöpfung, Rekonvaleszenz, Schwächezustände, Abgeschlagenheit, Nervosität, Schlafstörungen, Haarausfall, Konzentrationsschwäche, Vergesslichkeit, Stress, Müdigkeit, Kreislaufschwäche, Durchfall, Blähungen, Magenschwäche

Ginseng ist wahrhaftig eine Wunderwurzel, die bereits seit 7000 Jahren von den Menschen geschätzt wird. Die Kultivierung im Garten oder Balkon ist zwar ein sehr schwieriges Unterfangen, dennoch möchte ich Ihnen die Ginsengwurzel nicht vorenthalten, da sie bei vielen Beschwerden wirkungsvoll einsetzbar ist. Geerntet werden die Wurzeln von 6-jährigen Pflanzen, dann erst besitzen sie ihre volle Heilkraft. Die großen alten Wurzeln haben die Form einer menschlichen Gestalt, weshalb sie mit unserem Nervensystem in Verbindung gebracht wurde. Tatsächlich setzt hier ihre Heilwirkung an. Durch das Zusammenspiel der vielen einzelnen Wirkstoffe wird die Ginsengwurzel zu einem adaptogenen Heilmittel, das heißt, sie wirkt ausgleichend: Was zu viel ist, wird vermindert, was zu wenig ist, wird unterstützt. Die Ginsengwurzel oder das gemahlene Wurzelpulver sind in der Apotheke erhältlich.

Mein Tipp

Um ihre volle Wirkkraft entfalten zu können, sollte die Ginsengwurzel bei der Teezubereitung längere Zeit kochen.

Tee: 3 g getrocknete, zerkleinerte Wurzelstücke in 500 ml kaltem Wasser ansetzen und zur Hälfte einkochen lassen; 1-mal täglich trinken. Nur wenn Sie den Tee über einen längeren Zeitraum trinken, kann der Ginseng seine beste Wirkung entfalten.

G Goldmelisse *(Monarda didyma)*

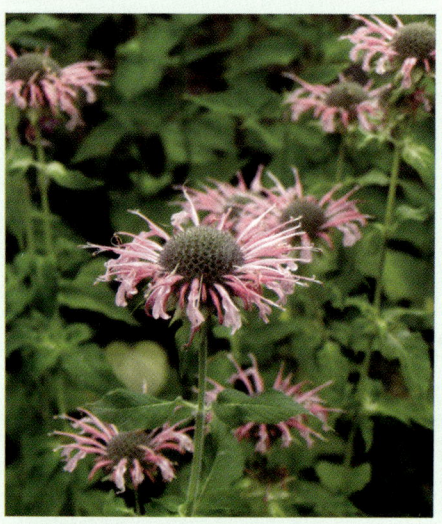

- **Vorkommen** Östliches Nordamerika
- **Blütezeit** Juni–August
- **Ernte** Kraut und Blüten
- **Inhaltsstoffe** Gerbstoffe, Bitterstoffe, ätherisches Öl, in den Blüten außerdem noch Anthocyane
- **Indikationen** Verdauungsprobleme, Schleimhautreizung, Husten, Halsschmerzen, Nervosität, Schlafstörungen

Es sieht wunderschön aus, wenn die Goldmelisse mit ihrer leuchtenden Farbe in meinem Garten blüht. Witzig ist, dass bei manchen Pflanzen direkt aus dem Blütenkopf eine weitere Blüte erscheint, also quasi eine Doppeldeckerblume. Die Blütenköpfchen als Tee verarbeitet wirken beruhigend auf das Gemüt und führen zu angenehmer Entspannung, machen jedoch nicht schläfrig.

Nervosität, innere Unruhe

Tee: 3 TL frische Blüten mit 250 ml kochendem Wasser überbrühen, 10 Minuten ziehen lassen; 2-mal täglich 1 Tasse leicht gesüßt genießen.

Magenschmerzen, schlechte Verdauung, mangelnde Magensaftproduktion: Hierfür nehme ich die Blüten *und* die Blätter, das verleiht dem Tee ein leicht minziges Aroma, wodurch Speichel- und Magensaftproduktion angeregt werden.

Tee: 2 TL frische Blüten und Blätter mit 250 ml kochendem Wasser überbrühen, 15 Minuten ziehen lassen, abseihen; 2-mal täglich 1 Tasse ungesüßt genießen.

Goldrute, echte *(Solidago virgaurea)*

G

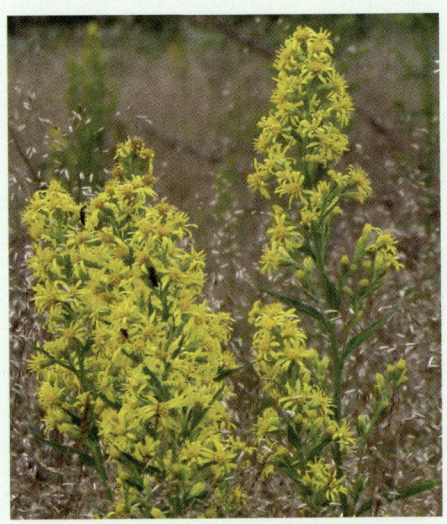

- **Vorkommen** Feuchte, tonhaltige Böden, Wegränder, Gräben, Weiden, Wiesen
- **Blütezeit** August–Oktober
- **Ernte** Sprossteile zu Beginn der Blüte
- **Inhaltsstoffe** Flavonoide, Gerbstoffe, ätherisches Öl, Bitterstoffe, Saponine
- **Indikationen** Blasenentzündung, schmerzhaftes Wasserlassen, Blasenschwäche, Reizblase, Rheuma, Gicht
- **Hinweis** Nicht bei eingeschränkter Nieren- oder Herztätigkeit.

Häufig findet man bei uns – hauptsächlich an stillgelegten Bahndämmen – die kanadische Goldrute. Sie soll ähnliche Wirkungen haben wie die echte Goldrute. Ich verwende zur Behandlung von Blasenentzündung allerdings immer nur die echte Goldrute. Die ersten Anzeichen einer Blasenentzündung sind stechende Schmerzen beim Wasserlassen, häufiger Harndrang und Schmerzen in der Blasengegend. Mit einer Entzündung der Blase ist nicht zu spaßen, deshalb lassen Sie die Symptome bei dem geringsten Verdacht medizinisch abklären. Ich trinke sofort Goldrutentee und wärme mit einer Wärmflasche die Blasengegend.

Blasenentzündung, Rheuma, Gicht

Tee: 2 TL getrocknete Goldrutenblüten und -blätter – alternativ 2 TL einer Brennnessel-Goldruten-Mischung (1:1) – mit 250 ml kochendem Wasser überbrühen, zugedeckt 10 Minuten ziehen lassen, abseihen und 3-mal täglich 1 Tasse gut warm trinken. Zum Ausheilen oder zur Vorbeugung einer Blasenentzündung kann man auch fertige Goldrutentinktur (Apotheke) kurmäßig einnehmen – 3-mal täglich 15 Tropfen.

Achtung

Bei jeder Entwässerungsmaßnahme muss die vermehrt ausgeschiedene Harnmenge durch eine ausreichend Menge an Mineralwasser ersetzt werden.

G Gundelrebe, Gundermann *(Glechoma hederaceae)*

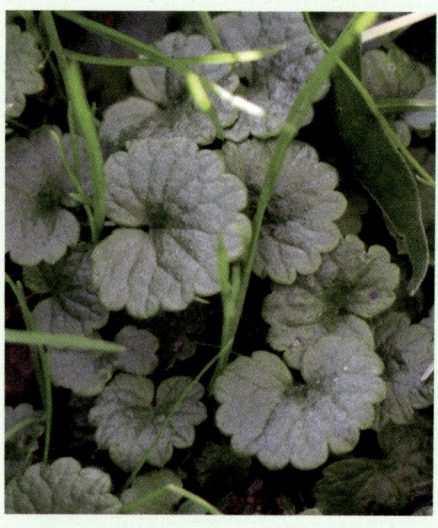

- **Vorkommen** Feuchte Böden, unter Hecken und Zäunen, an Wiesen- und Wegrändern
- **Blütezeit** März–Juni
- **Ernte** Sprossteile während der Blüte
- **Inhaltsstoffe** Gerbstoffe, Flavonoide, Harze, Vitamin C, Mineralstoffe (vorwiegend Kalium), ätherisches Öl, Bitterstoffe, Saponine
- **Indikationen** Bronchitis, Husten, Magenschleimhautentzündung, Sodbrennen, Durchfall, Entzündungen der Mund-, Hals- und Rachenschleimhaut, Nasennebenhöhlenentzündung, Schnupfen, Nasenbluten, Erkältung
- **Hinweis** Überdosierung vermeiden.

Bronchitis, Husten: Bei Husten und verschleimten Bronchien hilft ein Tee aus getrockneter Gundelrebe und getrocknetem Spitzwegerich zu gleichen Teilen. 2 TL der Mischung mit 250 ml kochendem Wasser überbrühen und zugedeckt 10 Minuten ziehen lassen, abseihen. Mit Honig und Zitrone abschmecken. Auf den Tag verteilt 3 Tassen so warm wie möglich in kleinen Schlucken trinken.

Magenschleimhautentzündung, Sodbrennen, Durchfall
Tee: Hierfür mische ich getrocknete Gundelrebe mit getrockneter Kamille zu gleichen Teilen. 2 TL dieser Mischung mit 250 ml kochendem Wasser überbrühen, zugedeckt 10 Minuten ziehen lassen, abseihen; 2 Tassen täglich ungesüßt und lauwarm vor den Mahlzeiten trinken.

Mein Tipp
Bei Sodbrennen hilft es auch, 6 Haselnusskerne im Mund so lange zu zerkauen, bis sie zu einem Brei geworden sind, erst dann hinunterschlucken.

Entzündungen der Mund-, Hals- und Rachenschleimhaut
Gurgelwasser: 1 TL getrocknete Gundelrebe mit 150 ml kochendem Wasser überbrühen, zugedeckt 10 Minuten ziehen lassen, abseihen und abkühlen lassen. Mit einer Prise Meersalz mischen. Bis zu 3-mal täglich ordentlich gurgeln.

Nasennebenhöhlenentzündung, Schnupfen, Nasenbluten: Zur Pflege der Nasenschleimhäute, beispielsweise bei häufigem Nasenbluten, einen mit Gundermanntee getränkten Wattepad in die Nase einführen.

Tee: 1 TL frisches oder $^1/_2$ TL getrocknetes Gundelrebenkraut mit 100 ml kochendem Wasser überbrühen, 5 Minuten ziehen lassen, abfiltern. Auf Körpertemperatur abkühlen lassen, Wattebausch eintauchen, ausdrücken und in die Nasenöffnung schieben.

Erkältung
Inhalation: Je 1 EL getrocknete Gundelrebe und Kamillenblüten mit 2 l kochendem Wasser aufgießen. Den Kopf vorsichtig über die Schüssel beugen und mit einem großen Handtuch abdecken, sodass der Dampf schön in die Atemwege ziehen kann.

Küche: Als willkommenes Frühjahrsgrün spendet Gundermann viele Vitamine, beispielsweise in Salaten und zusammen mit anderen Frühjahrskräutern in Quark, Maultaschen, Gemüseeintopf, Kartoffelsuppe, Pfannkuchen und Kräutersoßen.

▼ Gundermann im Frühjahrssalat liefert eine Extraportion Vitamine.

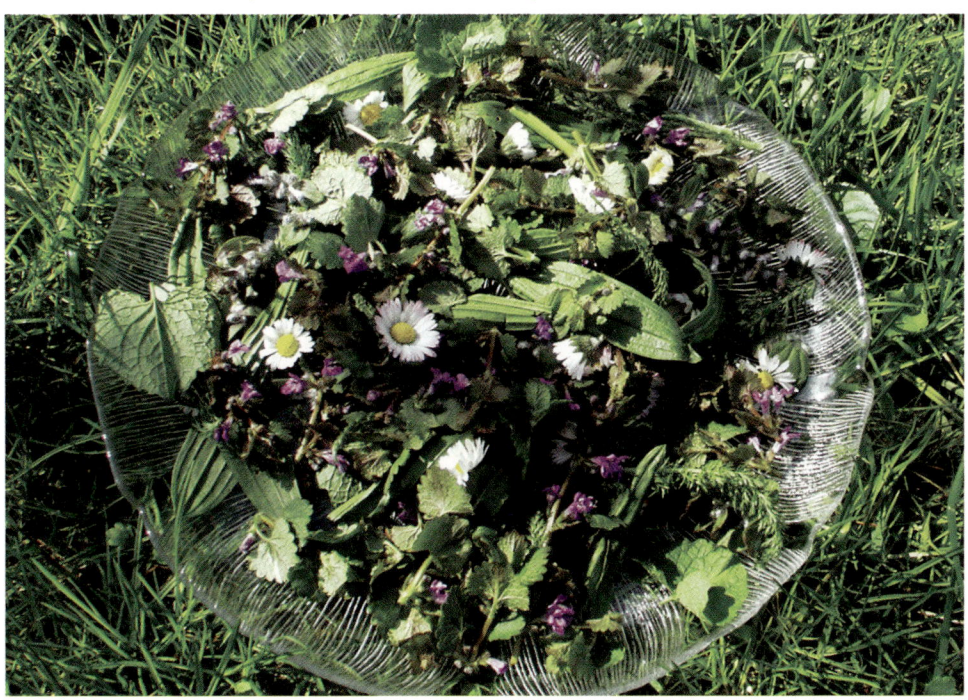

G Günsel, kriechender *(Ajuga reptans)*

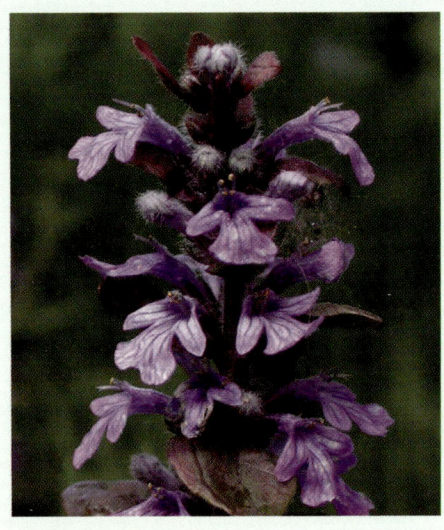

- **Vorkommen** Sumpfige, feuchte Wiesen, Wald- und Wegränder
- **Blütezeit** Mai–Juli
- **Ernte** Sprossteile während der Blüte
- **Inhaltsstoffe** Bitterstoffe wie das Harpagosid (dieser Stoff kommt auch in der Teufelskralle vor), Harze und reichlich Gerbstoffe
- **Indikationen** Halsentzündung, Hautprobleme

Halsentzündung

Gurgelwasser: 1 TL getrockneten oder 2 TL frischen Günsel mit 150 ml kochendem Wasser überbrühen und zugedeckt 15 Minuten ziehen lassen, abseihen. 1 Prise Meersalz dazugeben. Bis zu 3-mal täglich damit gurgeln.

Hautprobleme: Durch den hohen Gerbstoffgehalt des Günsels eignet er sich zu Waschungen bei Hautproblemen und bei allergischen Hautreaktionen gegen die eigene Schweißabsonderung. Die Gerbstoffe entziehen den Bakterien den Nährboden, bei regelmäßiger Anwendung wird die Haut unempfindlicher gegen äußere Einflüsse.

Waschung: 2 EL getrockneten oder 4 EL frischen Günsel mit 2 l kochendem Wasser überbrühen, zugedeckt 10 Minuten ziehen lassen. Mit einem sauberen Baumwolltuch die empfindliche Haut sanft abtupfen. Reiben Sie nicht zu stark, sonst wird die Haut noch zusätzlich gereizt.

Mein Tipp

Machen Sie bei Blutergüssen durch Stöße regelmäßig Umschläge, dadurch löst sich das geronnene Blut schneller auf.

Küche: Die Blättchen und Blüten des kriechenden Günsel passen hervorragend zu grünen Blattsalaten, Pfannkuchen, Kartoffel- und Gemüsegerichten.

Guter Heinrich *(Chenopodium bonus henricus)*

G

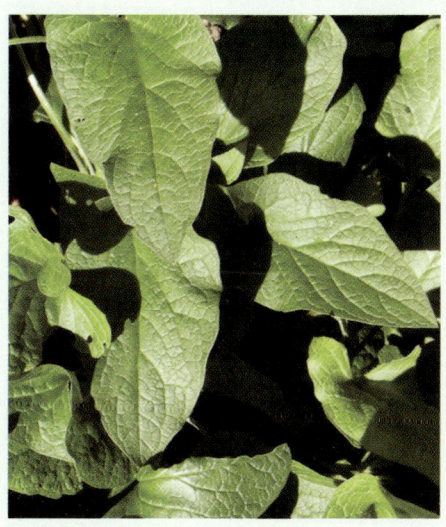

- **Vorkommen** Stickstoffreiche Böden an Wegrändern, Mauern und Brachflächen
- **Blütezeit** April–Oktober
- **Ernte** Blätter vor der Blüte
- **Inhaltsstoffe** Flavonoide, Saponine, Eisen, Vitamin A und C, Proteine
- **Indikationen** Hautprobleme, empfindliche und unreine Haut, Eisenmangel, zu starke Monatsblutung

Guter Heinrich ist der Vorgänger unseres Spinats. In meinem Gemüsegarten wächst er ohne viel Pflege, zwischen anderen „Dauerkohlarten" entwickelte er sich mittlerweile zu einer stattlichen Pflanze. Da er sich selbst aussät fällt die Ernte von Jahr zu Jahr etwas üppiger aus. Die Blätter lassen sich wie Spinat zubereiten. Die länglichen Blütenrispen können einfach in Salzwasser gekocht oder im Dampftopf gedämpft werden.

Hautprobleme, Eisenmangel, zu starke Monatsblutung
Tee: 3 TL frische Blätter mit 250 ml kochendem Wasser überbrühen, 5 Minuten ziehen lassen, abseihen; kurmäßig 2-mal täglich 1 Tasse trinken.

Mein Tipp

In einem Bambuskochtopf kann man mit wenig Wasser und etwas Gemüsebrühpulver sehr schonend auch zarteres Gemüse garen.

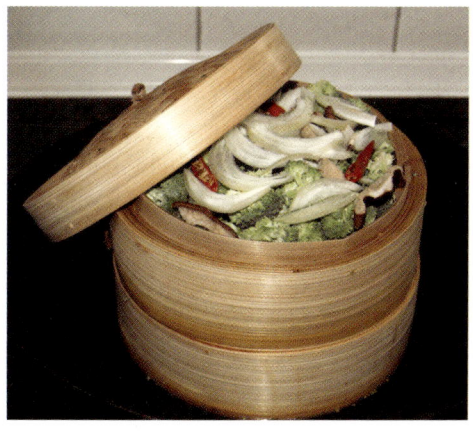

H Heckenrose, Hundsrose *(Rosa canina)*

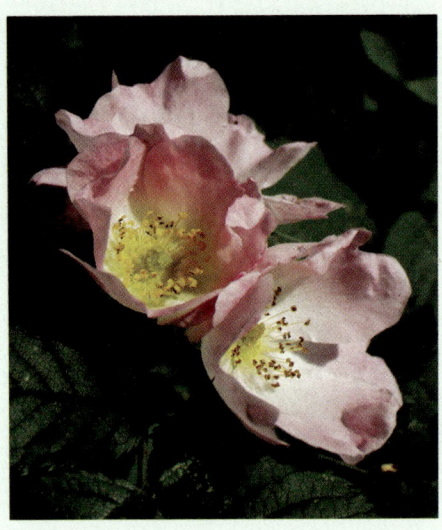

- **Vorkommen** Sonnige Hecken, Wald- und Wegränder
- **Blütezeit** Juni
- **Ernte** Blüten im Juni, Früchte September–Oktober
- **Inhaltsstoffe** Sehr viel Vitamin C, Mineralstoffe, Pektin, ätherisches Öl, Carotinoide, Flavonoide, Gerbstoffe, Fruchtsäuren. Die Kernchen enthalten Vanillin und sehr viel Vitamin E.
- **Indikationen** Appetitmangel, Abwehrschwäche, Cholesterin- probleme, Mineralstoffmangel, Hautprobleme

Hätten Sie gedacht, dass die vollreifen orangeroten Früchte der Hagebutte 20- mal mehr Vitamin C enthalten als eine Zitrone? Das macht sie so wertvoll für unsere Abwehrkräfte und hilft, nach einer durchgemachten Erkältung schnell wieder auf die Beine zu kommen. Für ältere Menschen oder Menschen, die einen erhöhten Vitamin-C-Bedarf haben, ist die Hagebutte eine genussvolle Vitaminquelle. Besonders bei Kindern ist der Hagebuttentee sehr beliebt. Der säu- erliche Geschmack des Tees regt die Leber an. So kann sie nach einer fiebrigen Erkältungskrankheit die toxischen Abfallprodukte der Erreger schnellstmög- lich aus dem Körper entfernen.

Cholesterinprobleme: Pektin senkt den Cholesterinspiegel im Blut. Hierzu sollte der Tee jedoch über einen längeren Zeitraum getrunken werden.

Tee: Die getrockneten Hagebuttenfrüchte im Möser zerquetschen. 2 TL zerstoßene Früchte in 250 ml kaltem Wasser anset- zen, zugedeckt aufkochen lassen. Bei geringer Hitze 10 Minuten sanft weiter- kochen, abseihen; 2-mal täglich 1 Tasse.

Stärkung der Abwehrkräfte, Mineral- stoffversorgung
Sirup:
- 4 kg Hagebuttenfrüchte am besten mit einer Haushaltsschere in der Mitte durchschneiden. Hierzu ziehen Sie am

besten Einweghandschuhe an, die feinen Härchen verursachen bei Hautkontakt Juckreiz – sicherlich können Sie sich noch an Ihre Kindheit erinnern, als die geöffneten Hagebuttenfrüchte als Juckpulver verwendet wurden.

- Die vollreifen, halbierten Hagebuttenfrüchte in einen großen Topf geben und 3 l kaltes Wasser darübergießen. Zugedeckt über Nacht in den Keller stellen.
- Am nächsten Tag das Ganze aufkochen und 30 Minuten kochen lassen. Mithilfe eines Baumwolltuches abfiltern. Die gewonnene Flüssigkeit mit derselben Menge Zucker zu Sirup einkochen. Nehmen Sie 2 TL Sirup auf 1 Glas Mineralwasser.

Mein Tipp

Kommt bei Kindergeburtstagen prima an: Hagebuttensirup zu Vanillepudding oder süßen Waffeln.

Hagenbuttenmarmelade/Hägenmark: Hierfür sollten die Hagebuttenfrüchte etwas weich sein.

- Hagebutten waschen, mit Einweghandschuhen die Früchte der Länge nach halbieren, Kernchen entfernen und in einer Schüssel aufbewahren – sie werden noch für den „Kernchentee" (siehe Seite 98) benötigt.
- Früchte sehr gut waschen, damit die Härchen entfernt werden. Die gereinigten Früchte in eine große Schüssel geben, mit Wasser oder Weißwein

bedecken und zugedeckt für 2–3 Tage in den kühlen Keller stellen.
- Danach werden die Früchte mit der Flüssigkeit im Mixer püriert. Das entstandene Mus abwiegen und mit derselben Menge Zucker unter ständigem Rühren zum Kochen bringen. 5 Minuten kochen lassen und heiß in sterilisierte Gläser füllen.

Hautprobleme

Gesichts- oder Körperbad für empfindliche, trockene Haut: 1 Hand voll frische Blütenblättchen in 250 ml Kuhmilch für 1–2 Stunden einlegen. Mit dieser Milch das gereinigte Gesicht abwaschen oder die Rosenblättermilch ins warme Badewasser geben. Keine Seife verwenden.

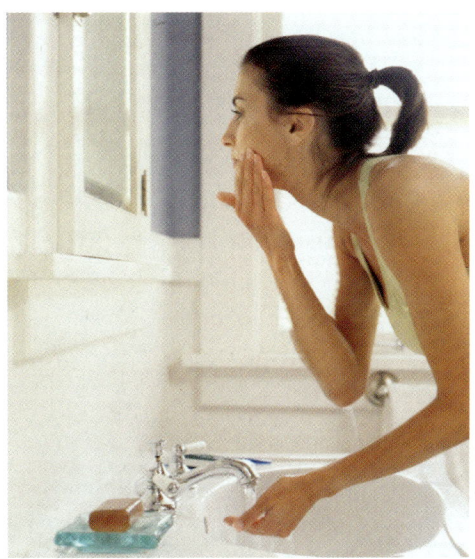

▲ Rosenmilch hilft bei empfindlicher Haut.

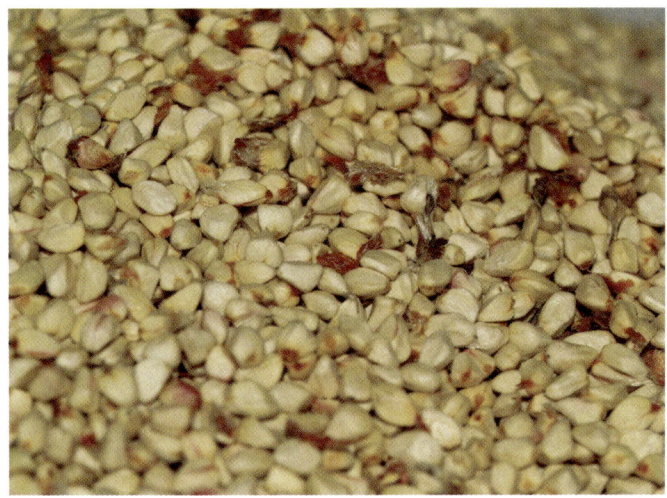

◀ Hagebuttenkerne erge-
ben nach dem Trocknen
einen wohlschmeckenden
„Kernchentee".

Kernchentee: Die Kernchen der Hagebutte sollten Sie nicht wegwerfen, sie
enthalten sehr viel Vitamin E und ergeben einen wunderbaren „Kernchentee",
der leicht nach Vanille schmeckt.

▪ Breiten Sie die Kernchen zum Trocknen
auf einer Zeitung aus. Sind die Kernchen ganz abgetrocknet, müssen die
feinen Härchen entfernt werden. Das
machen Sie am besten im Garten oder
auf dem Balkon. Blasen Sie ganz sanft,
mit geschlossenen Augen, über die
Kernchen, damit die Härchen davon-
fliegen. Vorsicht, nie gegen den Wind
pusten, sonst bekommen Sie alles ins
Gesicht.

▪ Die so gereinigten Kernchen in ein Glas
füllen und gut verschlossen aufbewahren. 3 EL Kernchen mit 500 ml kaltem
Wasser ansetzen, aufkochen und 15
Minuten kochen lassen, abseihen.

Wenn Sie zu den glücklichen Besitzern
eines Kachelofens mit Warmhaltefach
gehören, können Sie den Kernchentee
auch mit 500 ml heißem Wasser übergießen und ihn dann den ganzen Tag über
warm halten – im Warmhaltefach zieht
er noch nach. Dann haben Sie immer,
wenn es Ihnen kalt ist oder die Kinder
von der Schlittenfahrt nach Hause kommen, eine herrlich duftende, wärmende
Tasse orangeroten Kernchentee parat.
Da in den Kernchen Vanillin enthalten ist,
können Sie sich vorstellen, wie gut der
Tee schmeckt. Verfeinert werden kann
der Tee noch mit etwas Zucker und
einem Schuss Milch.

Heidelbeere *(Vaccinium myrtillus)*

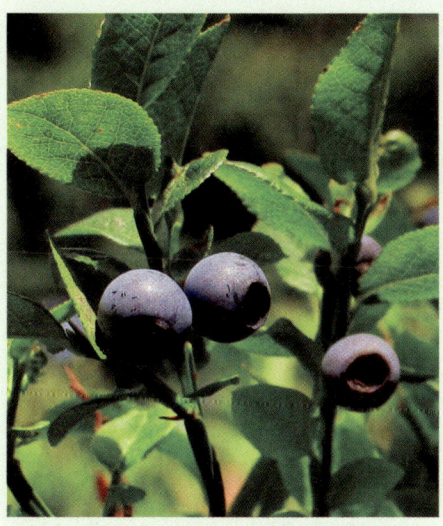

- **Vorkommen** Sandige, steinige Lehmböden an sonnigen Stellen in Nadel- oder Laubwäldern
- **Blütezeit** April–August
- **Ernte** Juli–September die reifen Beeren
- **Inhaltsstoffe** Gerbstoffe, Anthocyane, sehr viel Ascorbinsäure (Vitamin C)
- **Indikationen** Nachtblindheit, Durchfall; Radikalenfänger; in der Küche

Zellschutz: Essen Sie in der Heidelbeersaison so viel wie möglich frische, unverarbeitete Heidelbeeren. Der dunkelrote Farbstoff der Früchte schützt unsere Zellen vor gefährlichen Radikalen.

Nachtblindheit: Um hier eine Wirkung zu erzielen, müsste man zu viel frische Beeren essen. Hier helfen Fertigpräparate, die in Apotheken oder im Internet erhältlich sind.

Durchfall: Jedes Jahr trockne ich mir meinen Vorrat von ungefähr 200 g Heidelbeeren auf dem Dörrapparat. Die getrockneten Beeren schmecken leicht bitter. Das kommt von den hochkonzentrierten Gerbstoffen, die uns bei einer Durchfallerkrankung helfen. Hierzu einfach 6–10 getrocknete Beeren zerkauen und schlucken. Wer die getrockneten Beeren nicht zerkauen möchte, kann sich auch einen Tee zubereiten.

Durchfall, Halsschmerzen
Tee: 1 EL getrocknete und im Mörser zerdrückte Heidelbeeren mit 250 ml kaltem Wasser ansetzen, aufkochen und 10 Minuten kochen lassen. 1-mal täglich in kleinen Schlückchen warm trinken.

Mein Tipp

Heidelbeertee kann man auch als Gurgelmittel verwenden.

H Heublumen *(Graminaea)*

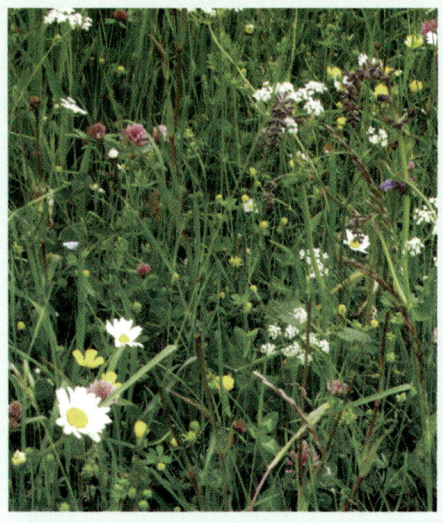

- ▍ **Vorkommen** Wiesen
- ▍ **Blütezeit** Sommer
- ▍ **Ernte** Juli, wenn der Bauer die Wiesen mäht
- ▍ **Inhaltsstoffe** Die Inhaltsstoffe der Pflanzen
- ▍ **Indikationen** Einschlafstörungen, Stress, Abgeschlagenheit, Nervosität, Muskel- und Gelenkschmerzen, Rheuma, Abwehrschwäche, bei beginnender Erkältung, Ischias, Periodenkrämpfe, Blähungen, Bronchitis, kalte Füße
- ▍ **Hinweis** Nicht bei Allergiebereitschaft gegen Gräser oder Blumen

Allein schon, wenn ich das Wort Heublumenbad höre, wird mir ganz warm ums Herz. Um dem Heublumenbad viele heilende und vitalisierende Stoffe zu verleihen, müssen möglichst viele verschiedene Blumen auf der Wiese wachsen. Wie ich in meinem eigenen Garten zu einer ansehnlichen Blumenwiese mit all den heilenden Pflanzen kam, beschrieb ich bereits im Kapitel „Wildblumenwiese" (siehe Seite 22 f.).

Im Juli, wenn die Bauern ihre Wiese zum ersten Mal abmähen, lege ich mit meiner Sense ebenfalls Hand an. Die abgeschnittenen Wiesenblumen werden auf einer Zeitung auf dem Dachboden zum Trocknen ausgebreitet, hier ist es trocken,

warm und schattig. Jeden Tag muss das Heu gewendet werden, damit es keinen Schimmel ansetzt. Ist es ganz abgetrocknet, zerkleinere ich es mit einer Gartenschere auf ungefähr 10 cm, damit ich es bequemer verarbeiten kann. Aufbewahrt wird dieser Schatz in einem sauberen Baumwollsack auf der Bühne. Bei richtigem Schmuddelwetter, wenn der Regen an die Scheiben prasselt und der Wind ums Haus weht, mache ich mir daraus ein wunderbar duftendes Heublumenbad. Auch ein wohlig warmes Fußbad mit Heublumen tut gut – nehmen Sie sich dafür etwas Zeit, genießen Sie Ihr Lieblingsplätzchen am Fenster in der warmen kuscheligen Wohnung mit einer heißen Tasse Tee.

Einschlafstörungen, Stress, Abgeschlagenheit, Nervosität, Muskel- und Gelenkschmerzen, Rheuma, Abwehrschwäche, beginnende Erkältung

Heublumenbad:

- 300 g Heublumen in einen großen Topf geben und mit 5 l kaltem Wasser übergießen, aufkochen, zugedeckt 25 Minuten ziehen lassen. Mit einem Rührlöffel die Heublumen immer wieder ins Wasser tauchen, sie schäumen hoch.
- Den Heublumensud mit einem Sieb direkt ins warme Badewasser abfiltern. Einfach hineinliegen und entspannen. Nach dem Bad die Haut mit einem Handtuch ganz sanft abtupfen und ab ins kuschelige Bett.

Mein Tipp

Verwenden Sie bei einem Heublumenbad keine Seife.

Erkältung, kalte Füße, Einschlafstörungen

Fußbad: Mit warmen Füßen schläft es sich viel besser als mit kalten Füßen.

- 2 Handvoll Heublumen mit 2 l kochendem Wasser überbrühen und 15 Minuten ziehen lassen. In eine Fußwanne ungefähr 15 l lauwarmes Wasser füllen.
- Den Heublumensud direkt durch ein Sieb in die vorbereitete Fußwanne gießen. Mit den Zehenspitzen vorsichtig testen, ob die Temperatur angenehm ist. Stellen Sie sich eine Warmhaltekanne mit heißem Wasser daneben, so dass Sie die Temperatur halten bzw. bis

auf 41 °C langsam steigern können. Sinkt die Wassertemperatur ab, so beginnen Sie zu frieren und holen sich womöglich einen Schnupfen.

- Baden Sie Ihre Füße nicht länger als höchstens 5 Minuten in dem warmen Wasser. Danach die Füße abtrocknen, in warme Wollsocken schlüpfen und direkt ins Bett gehen.

Muskel- und Gelenkschmerzen, Ischias, Periodenkrämpfe, Blähungen

Auflage:

- 2 Handvoll Heublumen in ein kleines Baumwollsäckchen geben und fest zubinden. In einem großen Topf Wasser zum Kochen bringen, ein großes Sieb darüberhängen.
- Das mit Heublumen gefüllte Säckchen in das Sieb legen und mit einem Deckel zudecken. Das Heublumensäckchen so lange im Wasserdampf hängen lassen, bis es durchwärmt ist, dann erst aus dem Sieb nehmen.
- So warm, wie Sie es als angenehm empfinden, auf die schmerzende Stelle legen. Die Wärme in Kombination mit den heilsamen Heublumen tut wirklich gut.

Bronchitis: Bei Bronchitis legen Sie das warme Heublumensäckchen auf Ihre Brust, decken es mit einem wärmenden Tuch ab und legen sich ins Bett. Das Säckchen erst entfernen, wenn es abgekühlt ist.

101

H

Holunder, schwarzer *(Sambucus nigra)*

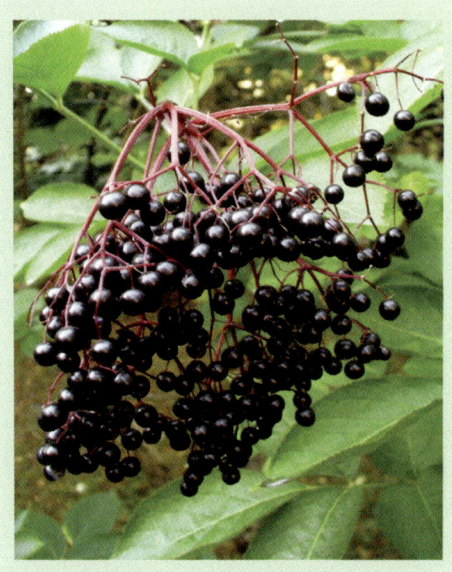

- ▌ **Vorkommen** Nährstoffreiche Böden, Mischwald, Hecken, Waldränder
- ▌ **Blütezeit** Mai–August
- ▌ **Ernte** Vollerblühte Dolden im späten Frühjahr, reife Beeren August–September
- ▌ **Inhaltsstoffe** Blüten: Ätherisches Öl, Flavonoide, Gerb- und Schleimstoffe; Beeren: Flavonoide, ätherisches Öl, Vitamine, Mineralstoffe
- ▌ **Indikationen** Blüten: fiebrige Erkältung, Abwehrschwäche, Hautprobleme, eingerissene Nagelhäutchen, Schrunden, Regeneration der Darmflora, Abwehr von Parasiten, Einschlafstörungen; Beeren: Abwehrschwäche, Fieber, Erkältung; Küche
- ▌ **Hinweis** Rohe Beeren sind giftig!

In früheren Jahren durfte der schwarze Holunder an keinem Haus fehlen. Er galt als sehr wertvoll und wurde von allen hoch geschätzt und verehrt. Im Volksglauben galt der Holunderbusch als Beschützer von Haus und Hof. Wer es jemals wage, einen Holunderbaum zu fällen, würde krank werden und sterben, hieß es. Jedes Mal, wenn die Bewohner an ihm vorübergingen, grüßten sie ihn und bedankten sich bei ihm für seine wertvollen Dienste. Auch heute findet man ihn noch oft in der Nähe von Stallungen und alten Bauernhäusern. Ich habe in meinem Vorgarten ebenfalls einen Holunderbusch stehen. Aus seinen Blüten und reifen Früchten lässt sich manches hilfreiche Heilmittel und allerlei Leckeres herstellen – Holunder ist ein richtiger Tausendsassa.

Abwehrschwäche, Fieber, Erkältung
Holundersaft:
- ▌ Die vollreifen schwarzen Beerendolden mit einer Schere vom Holunderbusch schneiden. Zu Hause werden die Beeren gewaschen und mit einer Gabel von den Doldenstängeln befreit.
- ▌ Im Dampfentsafter entweder ohne Zucker als sogenannten Ursaft oder mit Zucker einkochen. Die Zuckermenge beträgt pro Füllmenge des Dampfentsafters 1 kg.

Heiß in dunkle, sterilisierte Flaschen füllen, sofort verschließen, erkalten lassen, kühl und dunkel lagern. Mit einem naturtrüben Apfelsaft gemischt ist dies das Lieblingsgetränk meiner Tochter Tessa.

Mein Tipp

Mit Holundersaft, heißer Zitrone und Ingwer kommt man so richtig ins Schwitzen. Das tut gut bei einer beginnenden Erkältung, Frösteln oder nach einem langen Spaziergang im Schnee.

Fiebrige Erkältung, Abwehrschwäche
Geerntet werden die ganzen Blütendolden. Verwendung finden allerdings nur die kleinen, weißen Blütchen, da sich in den grünen Doldenstängeln giftige Flavonoide befinden.

Tee: 2 TL getrocknete oder 4 TL frische Blütchen mit 250 ml kochendem Wasser übergießen und 10 Minuten zugedeckt ziehen lassen. Damit bei einer beginnenden fiebrigen Erkältung der gewünschte Effekt des Schwitzens eintritt, müssen 500 ml Tee gut warm getrunken werden. Diese Trinkmenge hat noch einen weiteren Vorteil: Sie schwemmt Krankheitserreger aus. Mit Honig und Zitronensaft abschmecken – nicht nur wegen des besseren Geschmacks, sondern Honig und Zitrone enthalten wichtige Stoffe, die der Abwehr dienen. Dieser Tee schmeckt ausgesprochen fruchtig.

Mein Tipp

Um die schweißtreibende Wirkung des Holundertees zu verstärken, mische ich gerne Holunderblüten und Lindenblüten zu gleichen Teilen.

Eingerissene Nagelhäutchen, Schrunden
Salbe: 100 g Vaseline mit 1 TL Glycerin und 1 TL Bienenwachs im Wasserbad schmelzen, 2 EL Holunderblüten hinzufügen, über Nacht zugedeckt stehen lassen. Am nächsten Tag noch einmal erwärmen, abfiltern und in sterilisierte Tiegel füllen.

Abwehrschwäche, Regeneration der Darmflora, Abwehr von Parasiten
Holunderessig: Wie bei Holundersekt (siehe nächste Seite) verfahren, zusätz-

▼ Auch Holunderblüten lassen sich zu vielen wirksamen Heilmitteln verarbeiten.

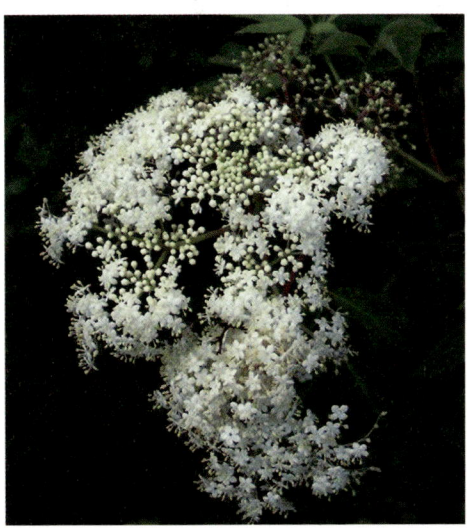

H

lich jedoch zu den Blütendolden noch 100 ml naturtrüben Weißweinessig als Starthilfe dazugeben. Nach einem Jahr Wartezeit haben Sie den leckersten Holunderessig für Salate und für ein abwehrsteigerndes Essigwasser. 1 EL Holunderessig auf 1 großes Glas Wasser.

Einschlafstörungen

Holundermilch: 2 TL frische Holunderblüten in 250 ml kalter Milch bis zum Sieden erhitzen. Abseihen, mit 1 TL Honig süßen.

Hautprobleme

Bad: 2 Handvoll frische Holunderblüten mit 2 l kochendem Wasser übergießen, zugedeckt 20 Minuten ziehen lassen, direkt ins warme Badewasser geben, $1/2$ Becher Sahne oder $1/4$ l Milch dazugeben.

Küche: Der folgende Holundersekt ist sehr erfrischend und belebend. Da bei der Herstellung die frischen Holunderblüten nicht erhitzt werden, behalten sie ihre wertvollen Inhaltsstoffe.

- 4 l Wasser zum Kochen bringen, 500 g Zucker darin auflösen, zugedeckt abkühlen lassen. 12 Holunderblütendolden säubern und die grünen Stiele mit einer Schere entfernen; 3 unbehandelte Zitronen mit warmem Wasser abwaschen und in Schnitzchen schneiden.
- Das abgekühlte Zuckerwasser in einen großen Steinguttopf füllen, Holunder-blütendolden und Zitronenschnitzchen dazugeben. Mit einem Tuch abdecken und für 4 Tage an einen warmen Ort stellen. Beginnt die Mischung zu perlen, wird sie mit einem Tuch abgeseiht und in Flaschen abgefüllt. Mit einem Sektverschluss verschließen.
- Die Flaschen im Keller lagern, aber nicht zu dicht nebeneinander stellen, da sie durch die Gasentwicklung platzen können. Nach 2 Wochen hat sich ein herrlich prickelndes Getränk entwickelt. Zum Servieren die Gläser mit einem Zuckerrand garnieren und kühl servieren.

Mein Tipp

Wenn Sie einen Obstkuchen zubereiten und einen roten Tortenguss benötigen, probieren Sie einmal Holundersaft als Flüssigkeit. Ich mag den Geschmack besonders bei einem frischen Zwetschgenkuchen.

Holundermarmelade:
- 1 kg Holunderfrüchte und 1 Vanillestange mit 750 g Gelierzucker in einen Topf geben und die Früchte mit dem Zucker zerdrücken, damit sich Saft bildet. Saft einer ausgepressten Zitrone dazugeben, zum Kochen bringen und unter ständigem Rühren 2 Minuten sanft weiterkochen lassen. Vanillestange entnehmen und heiß in Gläser füllen, gut verschließen.
- Variation: 2 Teile Holunderfrüchte und 1 Teil Apfel mischen – super fruchtig!

Honig

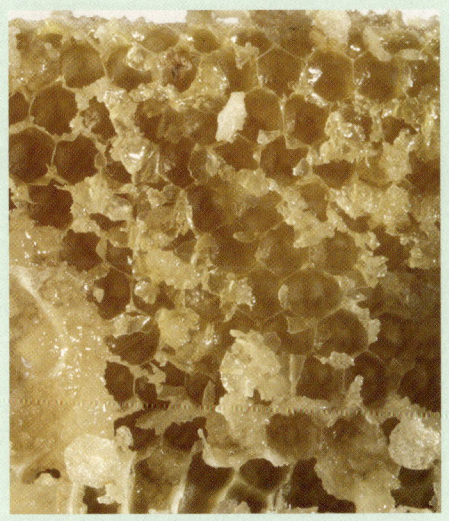

▌ **Ernte** Herbst, wenn die Bienen ihre Waben mit dem flüssigen Gold gefüllt haben.

▌ **Inhaltsstoffe** Frucht- und Traubenzucker, Aminosäuren, Aroma- und Mineralstoffe, Enzyme, Vitamine, Pollen

▌ **Indikationen** Mineralstoffmangel, Vitaminmangel, Abwehrschwäche; in der Küche

Honig ist zwar keine Pflanze, aber er wird mithilfe der Bienen aus dem Blütennektar von Pflanzen hergestellt. Er ist so gesund, dass ich ihm in meinem Buch einige Zeilen widmen möchte. In meinen Teerezepten nenne ich ihn ständig als Süßungsmittel – aus einem einfachen Grund: Honig verfügt über wichtige Vitamine und Mineralstoffe, seine antibakterielle und entzündungshemmende Wirkung eignet sich hervorragend zur Unterstützung von Heiltees, die bei Husten, Schnupfen und anderen Erkrankungen der Atemwege eingesetzt werden. Zudem besitzt Honig eine leicht abführende Wirkung, was dem Körper hilft, den gelösten Schleim über den Darm abzutransportieren.

Husten, Bronchitis: Honig ist Bestandteil dieses einfach und schnell zubereiteten Hustenmittels.

▌ Frische Salbei- und Spitzwegerichblättchen mit Fenchelkraut in ein großes, weithalsiges Glas geben. Mit einem guten, naturbelassenen Honig auffüllen bis alle Pflanzenteile bedeckt sind. Gut verschließen und für 3 Wochen in einen kühlen, dunklen Keller stellen.

▌ Danach mit einem Sieb den Honig von den Pflanzenteilen trennen und den „Pflanzenhonig" in einem dunklen Glas kühl aufbewahren. Bei Husten und Verschleimung einfach 1 TL davon lutschen oder in einen warmen Spitzwegerichtee einrühren.

H

Blutreinigung, Blutverdünnung, Heuschnupfen, Abwehrschwäche: Täglich 1 TL Honig einnehmen oder 1 walnussgroßes Stück Bienenwaben auslutschen. Auch Gelée Royal wirkt sehr positiv und vor allem bei Kindern unterstützend auf die gesamte Entwicklung, allerdings sollte die Einnahme nur unter fachmännischer Anleitung geschehen. Wichtig ist, dass der Honig aus der näheren Umgebung stammt, denn so bekommt der Körper eine „Naturimpfung" aus den Blüten zur Immunisierung. Bei einer bestehenden Heuschnupfenallergie sollte man sich langsam an die empfohlene Darreichungsmenge herantasten.

Hustenreiz, Bronchitis: Da man bei Kindern unter 7 Jahren keine mentholhaltigen Mittel verwenden sollte, bietet sich bei Bronchitis der folgende Bienenwachswickel an. Er stillt den Hustenreiz und löst den festsitzenden Schleim.

- 2 naturbelassene Bienenwachsplatten (gibt es im Bastelgeschäft) mit 3 EL gutem Olivenöl in einem Topf langsam bei niedriger Herdtemperatur schmelzen lassen.
- 2 saubere, ungefärbte Moltontücher in den Topf eintauchen – darauf achten, dass das Tuch auf beiden Seiten mit dem Olivenölwachs überzogen wird. Vorsichtig mit einer Zange herausnehmen, es ist heiß!
- Die beiden getränkten Tücher zum Abkühlen auf ein Kuchengitter legen. Beim Abkühlen werden die Tücher hart, also darauf achten, dass sie ganz glatt und eben auf dem Kuchengitter liegen. Jetzt können sie für mindestens 1 Jahr in einer gut verschließbaren Tüte an einem kühlen Ort aufbewahrt werden.
- Bei Bedarf einfach ein Tuch aus der Tüte nehmen und mit dem Fön erwärmen. So warm auf die Brust legen, wie es als angenehm empfunden wird – überprüfen Sie die Temperatur an der Innenseite Ihres Armes, bevor sie den Wickel auf die Brust legen.
- Über den Olivenwachswickel kommt ein warmes Wolltuch. Mit einem Schal wird das Ganze auf der Brust befestigt. Wird der Wickel nicht mehr benötigt, das Tuch noch einmal erwärmen, möglichst glatt ziehen, auf ein Kuchengitter legen und erkalten lassen. Jetzt kann der Wickel bis zu seinem nächsten Einsatz ruhen.

Wissen

Gelée Royal macht schön!

Gelée Royal wird von den Bienen für die Versorgung ihrer Bienenkönigin und zur Aufzucht der Bienenlarven produziert. Es enthält 16 Aminosäuren, 12 Vitamine, Zucker, Fett, wichtige Mineralstoffe und hormonähnliche Stoffe, die insbesondere den weiblichen Organismus unterstützen und für kräftiges gesundes Haar, stabile Nägel und eine schöne Haut sorgen.

Hopfen *(Humulus lupulus)* H

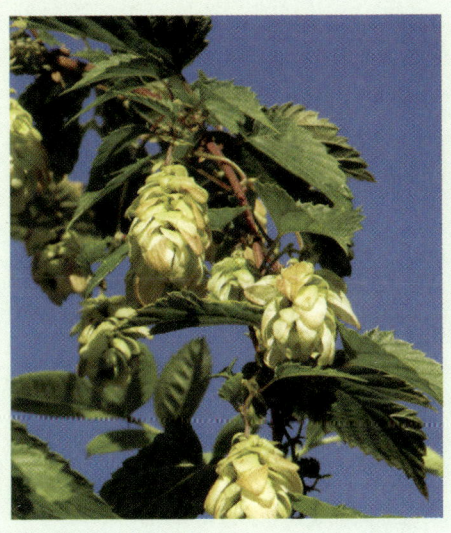

- **Vorkommen** Kultiviert in Gärten, wirtschaftlicher Anbau in Hopfengebieten, wild an feuchten Waldrändern
- **Blütezeit** Mai–August
- **Ernte** Die grünen, weiblichen Blütenstände
- **Inhaltsstoffe** Bitterstoffe, Harze, ätherisches Öl, Mineralstoffe, Flavonoide, Lupulon, Humulon
- **Indikationen** Nervosität, Schlafstörungen, Zyklusstörungen

Nervosität, Unruhe, nervöse Magenbeschwerden, Gereiztheit, unregelmäßiger Monatszyklus

Tee: 2 TL getrocknete Hopfenblüten mit 250 ml kochendem Wasser überbrühen, zugedeckt 15 Minuten ziehen lassen; 1-mal täglich 1 Stunde vor dem Schlafengehen trinken.

Um die beruhigende Eigenschaft des Hopfentees zu unterstützen gebe ich auch gerne Johanniskraut dazu.

Tee: 2 TL einer Mischung aus getrockneten Hopfenblüten und Johanniskraut mit 250 ml kochendem Wasser überbrühen und 15 Minuten zugedeckt ziehen lassen; 2-mal täglich 1 Tasse trinken.

Verdauungsbeschwerden, nervöse Magenprobleme

Tee: Je 1 TL getrocknete Hopfenzapfen und Schafgarbe mit 250 ml kochendem Wasser überbrühen, zugedeckt 10 Minuten ziehen lassen, abseihen. Nach den Mahlzeiten, 2- bis 3-mal täglich 1 Tasse trinken.

Blasenentzündung, nervöse Reizblase

Tee: Je 1 TL getrocknete Hopfenzapfen und Goldrute mit 250 ml kochendem Wasser überbrühen, zugedeckt 10 Minuten ziehen lassen, abseihen.

H

Nervosität, Wechseljahresprobleme, Schlafstörungen

Bad: 1 Handvoll getrocknete Hopfenzapfen mit 2 l kochendem Wasser überbrühen, zugedeckt 20 Minuten ziehen
lassen, abseihen, dem 37 °C warmen
Badewasser zugeben. Badedauer 15
Minuten, danach 1 Stunde ruhen oder,
wenn das Bad am Abend stattfindet, zu
Bett gehen.

Schlafstörungen

Alkoholauszug: Getrocknete Baldrianwurzel und Hopfenblüten in ein weithalsiges Glas geben, mit 38,5%igem Wodka
oder Weizenkorn übergießen – Pflanzenteile müssen bedeckt sein. Gut verschlossen für 14 Tage an einen warmen
Ort stellen. Abseihen, in kleine, dunkle
Flaschen abfüllen. Vor dem Schlafengehen 15 Tropfen mit Mineralwasser einnehmen.

Periodenschmerzen, Blasenentzündung

Auflage: Jeweils 1 EL getrocknete
Hopfenzapfen, Frauenmantel und
Johanniskraut mit 500 ml kochenden
Wasser überbrühen, zugedeckt
15 Minuten ziehen lassen.
- Sauberes Baumwolltuch in den Aufguss
  eintauchen, auswringen und so warm
  wie möglich auf den Unterbauch legen.
  Oder
- Alle Pflanzenteile in ein sauberes
  Baumwollsäckchen geben und im
  Wasserdampf erwärmen.

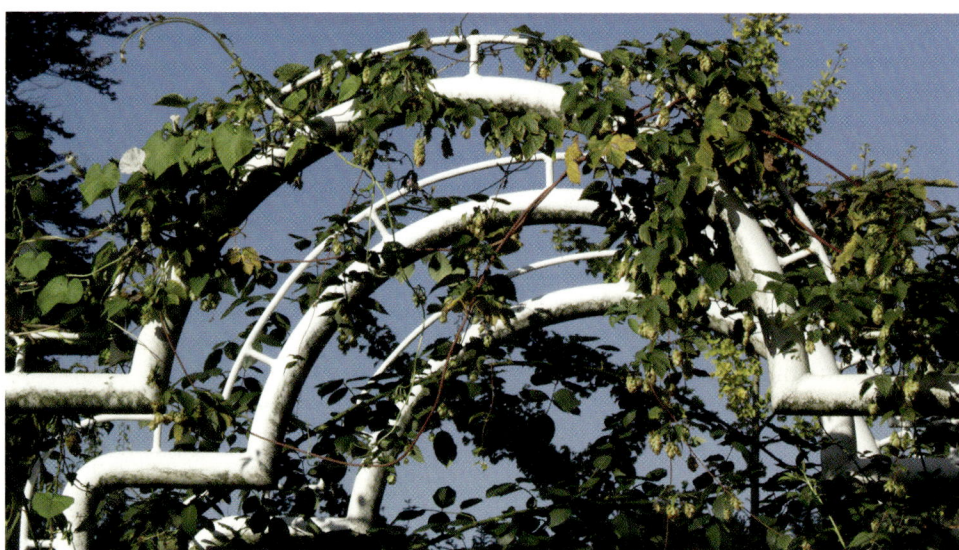

▲ Hopfen ist nicht nur als Heilpflanze nützlich, sondern auch sehr dekorativ, wie an diesem
überwucherten Torbogen zu sehen ist.

Ingwer *(Zingiber officinale)*

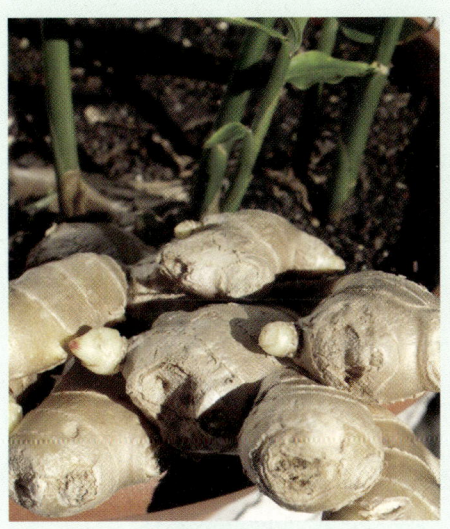

- **Vorkommen** Asien
- **Blütezeit** Juni–September
- **Ernte** Rhizom
- **Inhaltsstoffe** Ätherisches Öl, Scharfstoffe, Sesquiterpenalkohol, Zingiberol
- **Indikationen** Erbrechen, Durchfall, Verdauungsbeschwerden, Magen-Darm-Probleme, Reisekrankheit, Bronchitis, Erkältungen, Husten mit dünnem klarem Auswurf, Kältegefühl, Frieren, kalte Hände und Füße, Unterkühlung; in der Küche
- **Hinweis** Nicht während der Schwangerschaft.

Unser Immunsystem wirkt wie ein Schutzschild, das unliebsame Bakterien und Viren abhält. Kälte, Nässe, Wind und Stress setzen diesem Schutzschild zu. Bekommt es nun nicht ganz schnell Hilfe, dann bricht es zusammen und Bakterien und Viren erhalten freie Bahn. Eine Erkältung kündigt sich mit Unwohlsein und einem allgemeinen Krankheitsgefühl an. Jetzt bleiben uns ungefähr 2 Stunden Zeit, um dem Immunsystem zu helfen: Wärme ist wichtig, vor allem die Füße müssen warme Socken bekommen. Gönnen Sie sich eine Auszeit – zu viel Arbeit, Stress und Ärger schwächen das Immunsystem zusätzlich. Und unterstützen Sie Ihr Immunsystem von innen mit Ingwer.

Unterkühlung, Erkältung, Bronchitis, Erbrechen, Durchfall, Magen-Darm-Probleme: Ingwer wärmt den Körper von innen, vertreibt Kältesymptome wie Frösteln und baut das Immunsystem wieder auf. Die Scharfstoffe lösen den Schleim, beruhigen die Bronchien und regen die Verdauung an. Bei Erbrechen, Durchfall und Magen-Darm-Problemen Zitrone und Honig weglassen.

Ingwerwasser/Ingwertee: 2 frische, ca. 0,5 cm dicke Ingwerscheiben in 250 ml kaltem Wasser ansetzen und zum Kochen bringen. Zugedeckt 20 Minuten ziehen lassen. Ingwerscheiben entnehmen. Saft einer Zitrone und 1 EL Honig dazugeben. So heiß wie möglich zügig trinken.

Husten mit dünnem klarem Auswurf, Kältegefühl, Frieren, kalte Hände und Füße, Erbrechen, Übelkeit, Durchfall, Verdauungsbeschwerden: Durch das zusätzliche Anrösten der Ingwerscheiben erhöht sich die wärmende Eigenschaft. 2 frische, ca. 0,5 cm dicke Ingwer-scheiben in einer Pfanne ohne Fett an-rösten. Die angerösteten Scheiben in 250 ml kaltem Wasser ansetzen und auf-kochen. Zugedeckt 20 Minuten ziehen lassen.

Reisekrankheit: Eine halbe Stunde vor Reiseantritt eine frische, geschälte (ca. 0,5 cm dick) Ingwerscheibe zerkauen – kauen genügt, die wichtigen Stoffe treten dabei aus und gelangen in den Magen. Nach einiger Zeit kann das Wurzelstück wieder ausgespuckt werden.

Rheuma, steifer Hals durch Zugluft oder Kälte, Knieschmerzen, kalte Gelenke Ingweröl:

- 4 EL frisch geriebene Ingwerwurzel in ein 150-ml-Glas geben. Mit Oliven- oder Weizenkeimöl aufgießen, bis das Glas gefüllt ist. Gut verschließen und für 4 Wochen an einen warmen Ort stellen.
- Abfiltern und in kleine dunkle Flaschen abfüllen, kühl aufbewahren. Bei Bedarf die schmerzenden Stellen mit dem Ingweröl einmassieren.

Rheuma, chronische Schulterschmerzen Ingwerweinbrand: Zubereitung wie bei Ingweröl, nur wird anstelle des Öls ein Weinbrand verwendet.

Achtung

Ingwerweinbrand darf nicht innerlich eingenommen werden.

Moxa mit Ingwer

Moxa wird in der Traditionellen Chinesi-schen Medizin beispielsweise bei der Behandlung einer Blasenentzündung ein-gesetzt. Hierzu wird eine frische, saftige Ingwerscheibe mit dem Messer mehrmals eingestochen. Aus „Moxawolle" (= Blüten der Moxapflanze, ein Beifußgewächs aus Indien) werden 5 kleine Kegel geformt, die auf die Ingwerscheibe gesetzt werden. Diese kommt auf den Blasenbereich des Patienten. Die Moxakegel werden ange-zündet und glimmen nun ganz langsam in Richtung Ingwerscheibe ab. Der warme Saft des Ingwers und die Dämpfe des Moxakrautes erwärmen und entspannen, lösen den krampfartigen Schmerz und erzeugen ein langanhaltendes, wohliges Wärmegefühl. Natürlich muss man auf-passen, dass der Patient sich nicht ver-brennt. Diese Behandlung gehört aus-schließlich in Therapeutenhand

Johannisbeere, schwarze *(Ribes nigrum)*

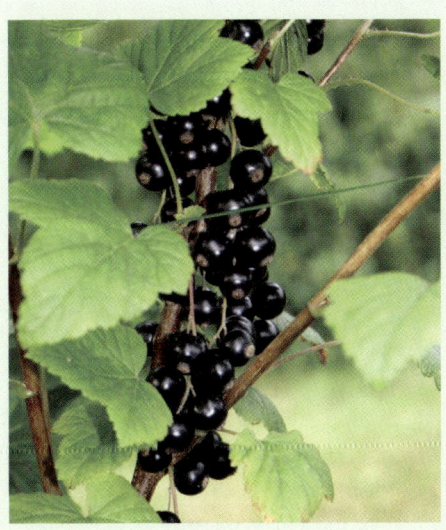

■ **Vorkommen** Europa, Asien
■ **Blütezeit** April–Mai
■ **Ernte** Beeren und Blätter
■ **Inhaltsstoffe** Beeren: Vitamine, Pektin, Mineralstoffe, Gerbstoffe; Blätter: Vitamin C, ätherischers Öl, Flavonoide, Gerbstoffe
■ **Indikationen** Erkältungen, Abwehrschwäche, Magenschleimhautentzündung, Durchfall; in der Küche

In meiner Kindheit gab es zwar auch schon Säfte im Laden zu kaufen, sie waren jedoch ziemlich teuer. Deshalb stellte meine Mutter mithilfe des Dampfentsafters die tollsten Säfte selbst her, beispielsweise Holunderbeersaft, Quittensaft und Johannisbeersaft rot und schwarz. Wenn Sie viel Obst zu verarbeiten haben, lohnt sich die Anschaffung – besonders, wenn Sie eigene Kreationen ausprobieren möchten, die es nirgends zu kaufen gibt.

Abwehrschwäche, Fieber

Saft: Den Aufsatz des Dampfentsafters mit abgepflückten Beeren füllen. Ist der Aufsatz ganz mit Beeren gefüllt, wird 1 kg Zucker darüber gestreut. Bei der Herstellung des Ursaftes wird der Saft ohne Zuckerzugabe gewonnen. Den Saft sofort in sterilisierte Flaschen füllen und gut verschließen. Vorbeugend während der Erkältungszeit oder wenn Sie das Fieber bereits erwischt hat täglich 2 EL Saft aufgelöst in einem großen Glas Wasser trinken.

Magenschleimhautentzündung, Durchfall

Tee: Die getrockneten Blätter von Johannisbeere, Brombeere, Himbeere und Walderdbeere mit Kamille mischen; 2 TL der Mischung mit 250 ml kochendem Wasser überbrühen, zugedeckt 15 Minuten ziehen lassen, abseihen und 2-mal täglich 1 Tasse ungesüßt trinken.

J Johanniskraut *(Hypericum perforatum)*

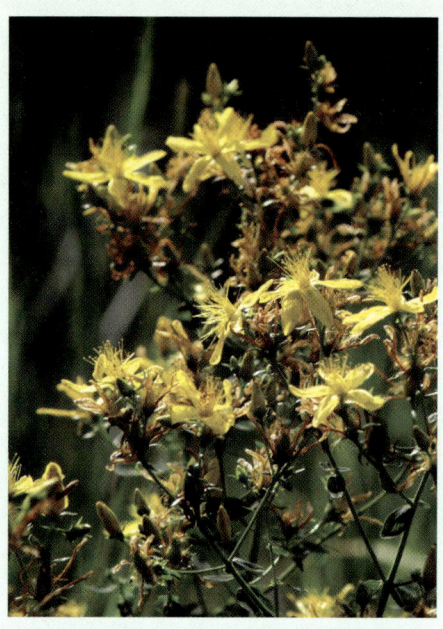

- ▌ **Vorkommen** Sonnige, kalkige Böden, Wegränder, Wiesen und Waldlichtungen
- ▌ **Blütezeit** Juni–September
- ▌ **Ernte** Blühende Sprossteile mit Knospen
- ▌ **Inhaltsstoffe** Ätherisches Öl, Hypericin, Pseudohypericin, Hyperforin (nur in frischen Blüten und im Öl, welches aus den frischen Blüten hergestellt wurde), Quericin, Quercetin, Biflavonoide, Gerbstoffe
- ▌ **Indikationen** Sonnenbrand, Wundheilung, Schürfwunden, Rheuma, Ischias, Halsentzündungen, Traurigkeit, Stimmungsschwankungen, Wechseljahresbeschwerden, Hautprobleme
- ▌ **Hinweis** Kann bei empfindlicher Haut zu Lichtempfindlichkeit führen.

Das Johanniskraut steht – wie uns der Name schon verrät – zur Johannizeit, am 24. Juni, in voller Blüte. Jetzt enthalten seine Blätter, Blüten und Knospen den höchsten Anteil an dem begehrten Rotöl. Hält man ein Blatt gegen die Sonne, erkennt man sehr schön die dunklen kleinen Löcher – dies sind die rotölhaltigen Öldrüsen. Wird eine Knospe oder Blüte zwischen den Fingerspitzen zerrieben, tritt das Öl aus und färbt die Haut dunkelrot.

Sonnenbrand, Wundheilung, Schürfwunden, Rheuma, Ischias, Halsentzündungen

- ▌ Johanniskrautöl: Ernten Sie an einem heißen, trockenen, sonnigen Tag die oberen Triebspitzen der Johanniskrautpflanze mit einer Schere. Geben Sie die Triebspitzen in ein großes, weithalsiges Glas und bedecken Sie sie mit einem hochwertigen Olivenöl. Achten Sie darauf, dass alle Pflanzenteile ausreichend vom Öl bedeckt sind. Gut verschlossen für 6–8 Wochen an einen warmen, sonnigen Ort stellen. Danach abfiltern und in kleine dunkle Flaschen abfüllen.

▪ Johanniskrautblütenöl: Mein Lieblings-
öl stelle ich ausschließlich aus den
Knospen und Blüten her. Es bekommt
eine leuchtend rote Farbe. Zerreiben Sie
die Knospen und Blüten im Mörser, das
Rotöl tritt sofort aus. Nun geben Sie die
Pflanzenteile in ein weithalsiges Glas
Alle weiteren Arbeitsgänge sind iden-
tisch mit der Herstellung des Johannis-
krautöls.

Hautprobleme, unreine Haut: Johanniskrautöl regt die Durchblutung an. Dies
führt zu einer Erwärmung des Gesichtes
und einer gesunden, rosigen Gesichts-
farbe. Die folgende Maske eignet sich
sehr gut bei trockener, rauer und spröder
Haut.

Gesichtsmaske: 1 EL Johanniskrautöl,
2 EL Heilerde und 1 Eigelb mischen.
Maske mit einem Pinsel auf das gereinigte Gesicht auftragen, 5–10 Minuten einwirken lassen. Maske mit lauwarmem
Wasser entfernen, mit kaltem Wasser
nachspülen, damit sich die Poren
schließen.

Spröde Hände: Johanniskrautöl in die
Hände einmassieren und einwirken
lassen. Sollte nicht alles Öl eingezogen
sein, mit etwas lauwarmem Wasser
abwaschen.

**Unruhe, Bauchschmerzen, Schlaf-
störungen, Einschlafstörungen bei
Kindern:** Geben Sie etwas Johanniskrautöl
in die Handfläche und massieren Sie den
Bauch um den Nabelbereich in sanften
Bewegungen im Uhrzeigersinn. Bei
Kindern kann dies eine schöne, entspannende Zeremonie am Abend sein, die
ihnen hilft, schnell und ruhig ins Land
der Träume zu gelangen.

**Stimmungsschwankungen, Traurigkeit,
Wechseljahresbeschwerden**
Tee: 2 TL getrocknetes Johanniskraut mit
250 ml kochendem Wasser übergießen
und 10 Minuten zugedeckt ziehen lassen.
2-mal täglich 1 Tasse trinken, mit Honig
süßen.

Halsentzündung
Johanniskrauttinktur: Nehmen Sie ein
weithalsiges 250-ml-Glas und füllen Sie
es bis zur Hälfte mit blühendem
Johanniskraut. Mit 70%igem Weingeist
aufgießen, für 2 Wochen an einen hellen
Ort stellen und danach in dunkle
Flaschen abfiltern. Bei Halsentzündung
1 TL Johannistinktur mit einer Prise Salz
in 1 Glas Wasser geben und mehrmals
täglich gurgeln.

Achtung
Bei innerlicher und äußerlicher Anwendung von Johanniskraut auf jeden Fall
Sonne vermeiden, da es die Lichtempfindlichkeit erhöht und zu Hautreaktionen führen kann.

Jujube – chinesische Dattelfrüchte *(Zisiphis jujuba)*

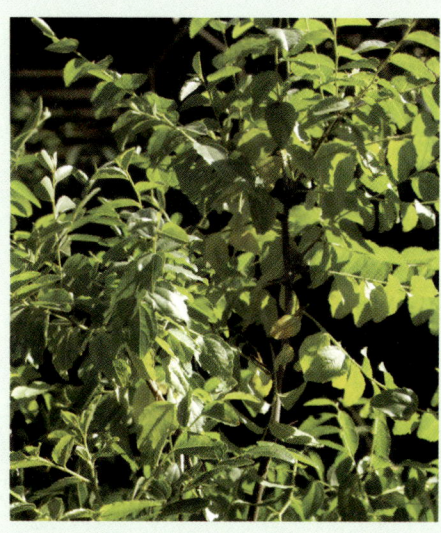

- ▌ **Vorkommen** Asien; Jujubenfrüchte erhalten Sie im Fachhandel oder in Asienläden.
- ▌ **Blütezeit** Juli –August
- ▌ **Ernte** Früchte
- ▌ **Inhaltsstoffe** Vitamine A, B_2, C, Kalzium, Eisen, Phosphor
- ▌ **Indikationen** Müdigkeit, Schwäche, Appetitmangel, Nervosität, Stress, Stimmungsschwankungen; in der Küche

Die Pflanzen verlieren im Herbst ihre Blättchen und überstehen auch bei uns den Winter im Freien. Im Frühjahr treiben sie wieder ihr frisches, zartes Grün. Was über den Winter an den Zweigen verholzt ist, schneide ich zurück. Ihre Blütchen sind sehr kleine und unscheinbare weiße Sternchen. Die chinesischen Dattelfrüchte schmecken angenehm süß und werden von den Chinesen bereits seit 2500 Jahren verwendet.

Müdigkeit, Schwäche, Appetitmangel, Nervosität, Stress, Stimmungsschwankungen: Essen Sie Jujubenfrüchte – sie schmecken wirklich lecker. Allerdings sollten pro Tag nicht mehr als 10 Stück verzehrt werden.

Jujuben können auch in verschiedenen Gerichten mitgekocht werden. In der Krankenkost beispielsweise, in einer kräftigen Hühnerbrühe, dienen sie der Genesung. Wer möchte, kann sich aus den Jujubenfrüchten aber auch einen Tee zubereiten.

Tee: 3 g getrocknete Jujuben in 500 ml Wasser ca. 20 Minuten lang auf die Hälfte einkochen, 1-mal täglich trinken.

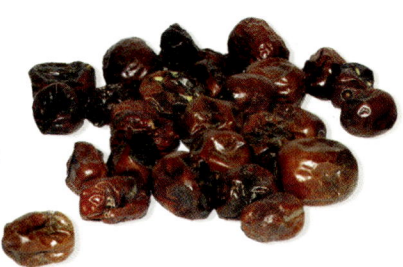

Kamille, echte *(Matricaria chamomilla)*

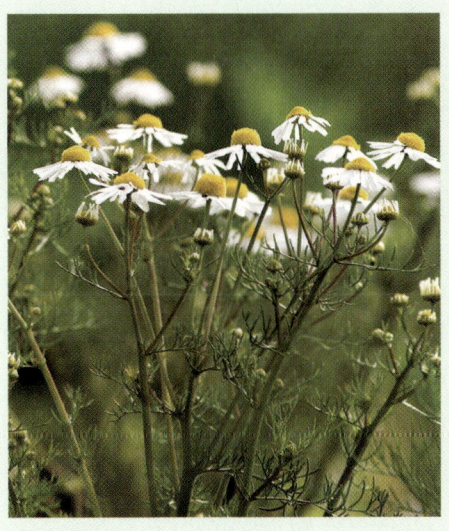

- **Vorkommen** Lehmige Böden, Felder und Äcker
- **Blütezeit** Mai–Oktober
- **Ernte** Blüten Mai–August
- **Inhaltsstoffe** Ätherisches Öl, Flavonoide, Cumarine
- **Indikationen** Unruhe, Blähungen, Magenschleimhautreizung, Nagelbettentzündung, Schlafstörungen, Hautabschürfungen, Ekzeme, Hautprobleme, Nasennebenhöhlenentzündung, Verletzungen an den Fingerkuppen, Zahnfleisch-, Mund-, Rachen- oder Halsentzündung
- **Hinweis** Nicht geeignet für Augenbäder, löst Bindehautentzündung aus.

Vor Jahren habe ich die Kamille in meinem Garten ausgesät. Jeder, dem ich davon erzählte, prophezeite mir, dass ich keine Chance hätte, sie in meinem Garten zu kultivieren. Ich ließ mich aber von meinem Vorhaben nicht abbringen und siehe da – bald konnte ich sie in meinem Garten willkommen heißen. Scheinbar hat es ihr bei mir so gut gefallen, dass sie seitdem jedes Jahr an irgendeinem Plätzchen wiederzufinden ist. Kamille hat einen angenehmen, unaufdringlichen Geschmack, der auch von kleinen Kindern gerne gemocht wird. Dennoch sollte Kamillentee nicht als „Haustee" fungieren, sondern wegen seiner Wirkungen als Heilmittel nur bei Bedarf getrunken werden.

Unruhe, Blähungen, Magenschleimhautreizung, Schlafstörungen: Besonders kleinere Kinder leiden häufig unter quälenden Bauchschmerzen, sie sind unruhig und schreien die ganze Nacht. Da tut es gut, wenn die Mutter den Bauch des Kindes sanft streichelt und ihm eine Tasse lauwarmen Kamillentee zu trinken gibt.

Tee: 1 TL getrocknete Kamillenblüten mit 250 ml heißem Wasser überbrühen und zugedeckt 5 Minuten ziehen lassen, abseihen; 2-mal täglich 1 Tasse trinken.

K

Hautabschürfungen, Ekzeme, Hautprobleme, Nagelbettentzündung

Salbe:

- 50 ml Weizenkeimöl im Wasserbad erwärmen, 1 EL getrocknete Kamillenblüten dazugeben, gut umrühren, zugedeckt über Nacht stehen lassen. Am nächsten Tag wiederum im Wasserbad erwärmen, abfiltern, gut ausdrücken.
- In das gewonnene Kamillenblütenöl 50 g Vaseline und $1/2$ EL Bienenwachs geben, schmelzen lassen, zu einer homogenen Salbe rühren und heiß in sterilisierte Tiegel abfüllen. Ist die Salbe abgekühlt, gut verschließen und kühl aufbewahren.

Bei der folgenden Creme verwende ich Glyzerin, da sie die Haut noch zusätzlich pflegt. So wird rissige Haut geschmeidig und weich.

- 50 ml Weizenkeimöl im Wasserbad erwärmen, 1 EL getrocknete Kamillenblüten dazugeben, gut umrühren, zugedeckt über Nacht stehen lassen.
- Am nächsten Tag 1 EL frische Kamillenblüten mit 50 ml Wasser überbrühen, zugedeckt 10 Minuten ziehen lassen.
- Die Kamillenfettschmelze vom Vortag im Wasserbad erwärmen, abfiltern, Blüten gut ausdrücken. In das gewonnene Kamillenblütenöl 100 g Vaseline, 1 EL Bienenwachs sowie 1 TL Glyzerin geben und gut umrühren; 50 ml des Kamillentees tröpfchenweise dazugeben. Gut umrühren, sodass eine homogene Creme entsteht.

Mein Tipp

Macht zarte Haut an den Händen: Abends die Hände dick mit Kamillencreme eincremen und über Nacht einwirken lassen.

Nasennebenhöhlenentzündung

Inhalation: 2 EL getrocknete Kamillenblüten in einer Schüssel mit 2 l kochendem Wasser übergießen. Den Kopf über den Dampf halten und mit einem Handtuch abdecken.

Empfindliche, entzündliche Haut

Bad: 20 Päckchen Kamillenteebeutel mit 4 l heißem Wasser überbrühen, 15 Minuten zugedeckt ziehen lassen; $1/2$ Becher süße Sahne oder $1/4$ l Milch dazugeben, Badedauer 15 Minuten bei 37 °C.

Nagelbettentzündung:

2 TL getrocknete Kamillenblüten mit 200 ml heißem Wasser überbrühen, 15 Minuten ziehen lassen, abseihen, etwas abkühlen lassen, 1 EL Sahne oder Vollmilch dazugeben und die Fingerkuppen darin baden.

Zahnfleisch-, Mund-, Rachen- oder Halsentzündung

Alkoholauszug: 100 ml 70%igen Weingeist mit 2 EL getrocknete Kamillenblüten gut verschlossen für 4 Wochen an einen warmen Ort stellen. Täglich schütteln. Abfiltern, in kleine dunkle Flaschen abfüllen. 1 TL Alkoholauszug mit $1/2$ TL Meersalz in 1 Glas Wasser mischen und täglich gurgeln.

Kamille, römische *(Chamaemelum nobile)*

K

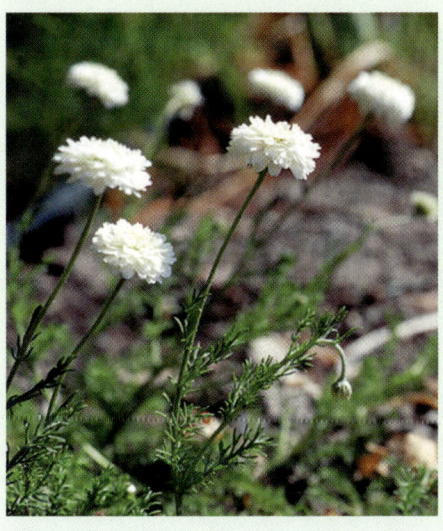

- **Vorkommen** Mittelmeerraum, kultiviert in Gärten
- **Blütezeit** Juni–September
- **Ernte** Blüten
- **Inhaltsstoffe** Ätherisches Öl, Flavonoide, Bitterstoffe
- **Indikationen** Magen-Darm-Krämpfe, Schnupfen, Nasennebenhöhlen-entzündung
- **Hinweis** Allergiker müssen beachten, dass der Wirkstoffgehalt der Römischen Kamille wesentlich höher ist als der der Echten Kamille.

Wie die Echte Kamille gehört auch die Römische Kamille zur Familie der Asteraceae. Sie bildet im Garten hübsche flächendeckende Polster. Allerdings wird sie von Ameisen heiß geliebt, die ihre Wurzeln untergraben und damit die Pflanze zum Absterben bringen. Die Römische Kamille besitzt im Gegensatz zur Echten Kamille einen höheren Wirkstoffgehalt und hat einen dominanten, bitteren Geschmack.

Magen-Darm-Krämpfe
Tee: $^1/_2$ TL getrocknete Kamille mit 250 ml kochendem Wasser überbrühen, zugedeckt 15 Minuten ziehen lassen, abseihen; 1-mal täglich 1 Tasse trinken.

Hinweis

Damit sich die krampflösenden Bitterstoffe der Römischen Kamille voll entfalten können muss der Tee mindestens eine Viertelstunde lang ziehen.

Schnupfen, Nasennebenhöhlen-entzündung
Inhalation: 2 EL getrocknete Kamille mit 2 l kochendem Wasser überbrühen. Alles Weitere wie bei der Echten Kamille.

Auch Salben und Cremes können auf dieselbe Art und Weise wie bei der Echten Kamille hergestellt werden.

Kapuzinerkresse *(Tropaeolum majus)*

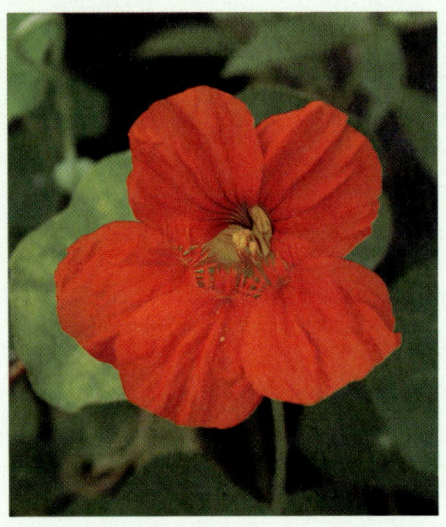

- **Vorkommen** Peru, Europa
- **Blütezeit** Mai–Oktober
- **Ernte** Blüten von Mai–August, Samen von August–Oktober, Blätter von April–September
- **Inhaltsstoffe** Oxalsäure, Vitamine, ätherisches Öl, Senföle
- **Indikationen** Zur Vorbeugung – mobilisiert die Abwehrkräfte; in der Küche
- **Hinweis** Bei Überdosierung kann es zu Magenbeschwerden kommen. Nach Genuss verminderte Alkoholtoleranz.

Die Kapuzinerkresse schmeckt ähnlich wie Gartenkresse, nur viel intensiver und schärfer. Sie sollte mit Maß und Ziel gegessen werden, da ihre Senföle die Magenschleimhaut reizen können. Dafür nützen uns diese Inhaltsstoffe bei der Behandlung von Gelenksschmerzen, Arthrose und Rheuma. Aufgrund der natürlichen Eigenschärfe und der antibiotischen Wirkung ist die Kapuzinerkresse ein hilfreiches Mittel zur Vorbeugung von Atemwegserkrankungen. Ein Seminarteilnehmer erzählte mir, was er mit seiner Kapuzinerpflanze erlebt hatte. Als er im Herbst seinen Garten für den bevorstehenden Winter vorbereitete, schnitt er einen Zweig blühender Kapuzinerkresse ab und stellte ihn in eine Vase. Ohne zu verwelken überlebte die Blütenranke den ganzen langen, kalten Winter in seiner Wohnung – obwohl er nie das Wasser wechselte! Die antibiotischen Inhaltsstoffe der Pflanze hielten sie am Leben und reinigten das Wasser den ganzen Winter über – das nenne ich Abwehrkraft!

Vorbeugung, Mobilisierung der Abwehrkräfte: Immer wieder Salaten beigeben oder sparsam aufs Brot streuen. Die Blüten schmecken sehr gut gefüllt mit Schafskäse oder Feta. Hierzu den Käse mit Kräutern würzen und mit etwas Milch oder Sahne verdünnen, sodass er mit einer Spritztülle in die Blüte gefüllt werden kann.

Kardamom *(Elettaria cardamomum)*

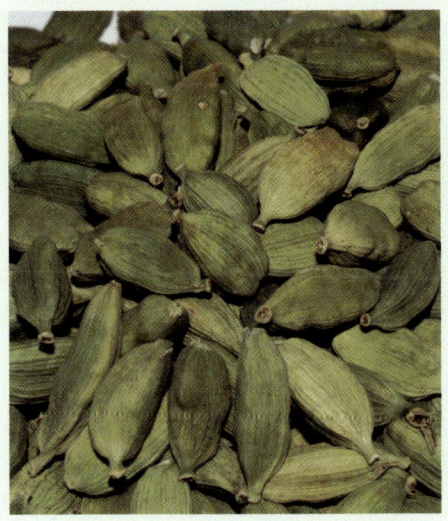

▌ **Vorkommen** Südindien, Sri Lanka
▌ **Blütezeit** Bei uns blüht die Pflanze normalerweise nicht
▌ **Ernte** Samenkapseln
▌ **Inhaltsstoffe** Ätherisches Öl
▌ **Indikationen** Übelkeit, Brechreiz, Magen-Darm-Krämpfe, Blähungen, Verdauungsprobleme, Völlegefühl, Kältegefühl, Stärkung des Immunsystems, fiebrige Erkältung, Zahnfleischentzündung, lockere Zähne, Mundgeruch, Kopfschmerzen, Appetitmangel; in der Küche

Übelkeit, Brechreiz, Magen-Darm-Krämpfe, Blähungen, Verdauungsprobleme, Völlegefühl

Tee: 3 Kardamomkapseln im Mörser zerstoßen. Mit 250 ml kaltem Wasser ansetzen, aufkochen und zugedeckt 3 Minuten ziehen lassen. Abseihen und in kleinen Schlückchen 2-mal täglich 1 Tasse trinken.

Kältegefühl, Stärkung des Immunsystems, beginnende fiebrige Erkältung

Tee: 1 Kardamomkapsel im Mörser zerstoßen; zusammen mit einer zerkleinerten Ingwerscheibe und 250 ml kaltem Wasser ansetzen, aufkochen und zugedeckt 3 Minuten ziehen lassen, abseihen; 3-mal täglich 1 Tasse.

Zahnfleischentzündung, lockere Zähne, Mundgeruch, Kopfschmerzen, Blähungen, Appetitmangel, Verdauungsprobleme:

Anstelle von Kaugummi 3–5 schwarze Kardamomsamen im Mund zerkauen, bis sie ganz zermahlen sind, dann schlucken – so tun Sie etwas Gutes für Ihr Zahnfleisch und zugleich für den Magen.

Hinweis

Die Samenkapseln sowie die bereits ausgelösten schwarzen Samenkörnchen bekommen Sie in Asienläden, Pflanzen in Gärtnereien – siehe Bezugsquellen. Kardamompflanzen sind anspruchslos, den Sommer stehen sie gerne an einem schattigen Platz im Freien, im Winter im Wohnzimmer.

K Klette *(Arctium lappa)*

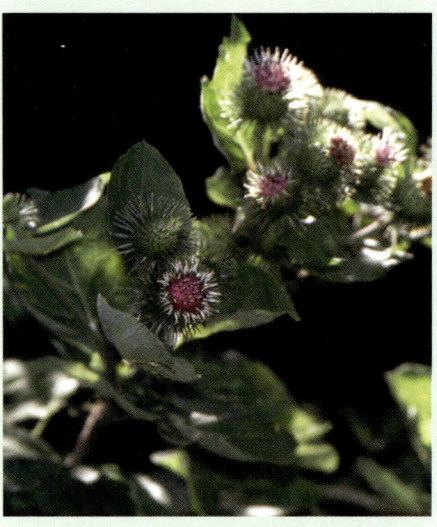

- **Vorkommen** Europa und Asien, Wegränder, Weideränder, Schuttplätze
- **Blütezeit** Juni–September
- **Ernte** Wurzel von September bis Oktober, Samen von August bis September
- **Inhaltsstoffe** Inulin, Schleimstoffe, ätherisches Öl, Gerbstoffe, Bitterstoffe, Mineralstoffe, Polyacetylene, Sitosterin
- **Indikationen** unreine Haut, Pickel, Akne, Mitesser, Ekzeme, Leberreinigung, Anregung der Gallenproduktion

Klettensamen wirken stärkend und kräftigend auf die Lungen. Sind die Lungen gut durchblutet und ausreichend mit Sauerstoff versorgt, ist auch die Haut vital und frisch. In der chinesischen Medizin gehören Lunge und Haut zusammen. In meiner Praxis habe ich schon oft erlebt, dass Menschen, die als Kind Neurodermitis hatten, später Asthma bekamen.

Unreine Haut, Schuppenflechte, Blutreinigung
Tee: 2 TL getrocknete, zerkleinerte Klettenwurzel mit 500 ml kaltem Wasser ansetzen. Zugedeckt 4–5 Stunden stehen lassen. Vor dem Trinken bis zum Sieden erwärmen, abseihen; 2-mal täglich 1 Tasse.

Unreine Haut, Akne, Ekzeme
Waschlotion: 1 EL zerstoßene Samen mit 500 ml kaltem Wasser ansetzen, aufkochen, 10 Minuten sanft kochen lassen, abseihen, abkühlen lassen. Auf einen sauberen Waschhandschuh geben und das Gesicht damit abwaschen.

Haarausfall
Haarlotion: Je 2 EL getrocknete, gereinigte Kletten- und Brennnesselwurzeln in ein Glas geben und mit 500 ml 40%igem Weinbrand übergießen, 3 Wochen an einen warmen Ort stellen, abfiltern; 1-mal wöchentlich 1 EL in ein Glas Wasser geben, über die Haare gießen und sanft einmassieren.

Knoblauch *(Allium sativum)*

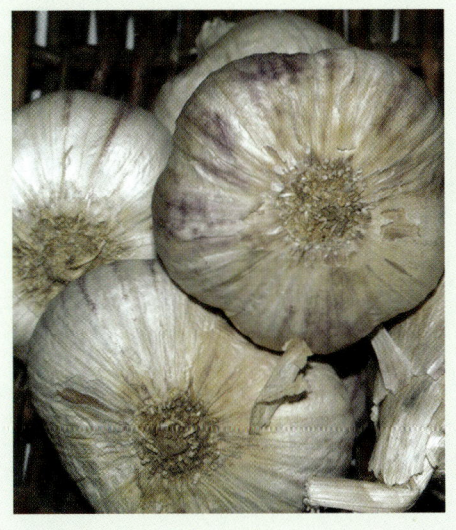

- **Vorkommen** Ursprünglich aus dem Orient, heute als Gemüsepflanze kultiviert
- **Blütezeit** Juli–August
- **Ernte** Knolle
- **Inhaltsstoffe** Ätherisches Öl, Schwefel, Flavonoide, Vitamine
- **Indikationen** Arterienverkalkung, Durchblutungsstörungen, Gedächtnisschwäche, Verdauungsprobleme, Steigerung der Abwehrkräfte, Pilzinfektionen, Darmparasiten; in der Küche
- **Hinweis** Überempfindliche Menschen reagieren auf zu viel Knoblauch mit Magenschmerzen. Bei niedrigem Blutdruck Knoblauch sparsam verwenden.

Als die Nachricht verbreitet wurde, dass Knoblauch die Arterien pflegt und vor Arterienverkalkung schützt, wurde Knoblauch bevorzugt in Form von Kapseln gegessen, in der Hoffnung, der typische Knoblauchgeruch würde unbemerkt bleiben. Dank der modernen mediterranen Küche darf den Gästen heute ohne schlechtes Gewissen ein Knoblauchbrot oder gegrilltes Fleisch mit Knoblauchkruste serviert werden – und es wird gerne gegessen. Ich für meinen Teil liebe Knoblauch schon immer. Natürlich möchte ich während meiner Arbeit in der Praxis nicht so stark nach Knoblauch duften, dass meine Patienten die Flucht ergreifen, aber ab Freitagabend wird Knoblauch nach Herzenslust in den Gerichten verarbeitet oder auch roh zum Vesper gegessen.

Mein Tipp

Verwenden Sie so oft es geht frischen Knoblauch in Ihren Gerichten! Der französische, lilafarbene Knoblauch ist sehr aromatisch und weniger scharf.

Knoblauch verbessert die Fließeigenschaft des Blutes, unterstützt die Behandlung bei Bluthockdruck und spielt eine wichtige Rolle bei der Verhinderung von Krampfadern. Er pflegt die Gefäße und die Darmflora, mobilisiert das Immunsystem und bietet uns so einen natürlichen Schutz vor Bakterien und Viren.

K

**Arterienverkalkung, Durchblutungs-
störungen, Gedächtnisschwäche,
Verdauungsprobleme, Abwehrschwäche,
Pilzinfektionen, Darmparasiten**
Knoblauchöl: In ein weithalsiges Glas die
geschälten Zehen von 3 Knoblauch-
knollen geben, mit 1 l gutem Olivenöl
aufgießen, gut verschlossen für 4 Wochen
an einen warmen Ort stellen. Ab und zu
schütteln, abseihen, in kleine dunkle
Flaschen abfüllen und kühl aufbewahren.
Verleiht Salaten, Fleischgerichten und
Knoblauchbroten ein wunderbares
Aroma.

Alkoholauszug: In ein weithalsiges Glas
die geschälten Zehen von 3 Knoblauch-
knollen geben, mit 1 l 38,5%igem Wodka
aufgießen. Gut verschlossen für 2 Wochen an einen warmen Ort stellen.
Abfiltern und in kleine dunkle Flaschen

abfüllen. Kurmäßig $^1/_2$ Schnapsgläschen
täglich.

Steigerung der Abwehrkräfte: Für das folgende Knoblauchwasser 2 Knoblauchzehen in 250 ml Wasser kochen, abseihen, mit Salz würzen; kurmäßig 1-mal
täglich trinken.

Leckere Gerichte mit Knoblauch
Grilldipp: 8 Knoblauchzehen zerdrücken,
1 Becher Crème fraîche, 1 Becher
Naturjoghurt, mit Salz und Pfeffer würzen, mit frischem, kleingeschnittenem
Schnittlauch bestreuen. Schmeckt lecker
zu gegrilltem Fleisch.

Knoblauchbrote: Backofen auf 180 °C
vorheizen. Baguettebrot in 10 cm lange
Stücke schneiden und halbieren. Mit
Olivenöl bestreichen.
Zerdrückten Knob-
lauch daraufstreichen
und auf ein Backblech
legen. Knusprig ba-
cken. Mit frischem,
kleingeschnittenem
Schnittlauch bestreu-
en. Heiß servieren.

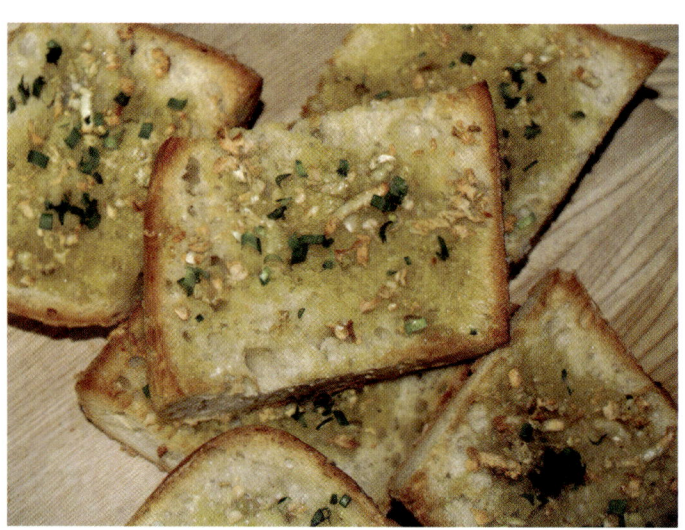

◀ Pikantes für
zwischendurch:
Knoblauchbrote mit
Olivenöl.

Königskerze *(Verbascum thapsus)*

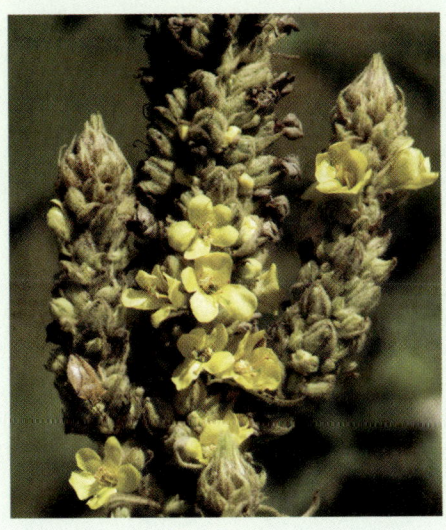

■ **Vorkommen** Sonnige Böden, Schutt-
plätze, Waldlichtungen, Bahndämme,
Gärten
■ **Blütezeit** Juni–September
■ **Ernte** Blütenblättchen
■ **Inhaltsstoffe** ätherisches Öl,
Flavonoide, Saponine, Schleimstoffe
■ **Indikationen** Atemwegserkrankungen,
Hustenreiz, verschleimte Bronchien

Zugegeben, für die Ernte der Königs-
kerzenblüten benötigt man etwas
Geduld, dennoch lohnt es sich. Jedes einzelne gelbe Blütchen muss von den win-
zigen kleinen Käferchen befreit werden.
Die zarten Blütenblätter sollten möglichst ohne Druckstellen nach Hause
gebracht und dort behutsam getrocknet
werden. Die Blütchen dürfen bei der
Trocknung nicht braun werden.

Atemwegserkrankung, Hustenreiz, verschleimte Bronchien

Tee: 1 TL zerkleinerte Spitzwegerichblätter und 1 TL Königskerzenblütchen
mischen, mit 250 ml kochendem Wasser
überbrühen, 5 Minuten ziehen lassen.
Durch einen Kaffeefilter abseihen, damit
die feinen Staubfadenhaare der Blüten
keinen zusätzlichen Hustenreiz auslösen.
Anstelle von Spitzwegerich eignen sich
bei Husten auch noch Süßholz, Anis,
Fenchel oder Eibisch; 2-mal täglich
1 Tasse trinken.

Ohren- und Nervenschmerzen (Ischias)

Königskerzenöl: 15 g frische Blütenblättchen mit 250 ml Olivenöl in einem Topf
bis zum Kochen erhitzen, 2 Minuten sanft
köcheln lassen, abfiltern, abkühlen lassen, in kleine dunkle Flaschen füllen. Die
betroffenen Hautareale damit sanft einmassieren. Bei Ohrenschmerzen etwas Öl
auf den Zeigefinger geben, vor und hinter
dem Ohr einmassieren. Nicht *in* das Ohr
geben!

K Koriander *(Coriandrum sativum)*

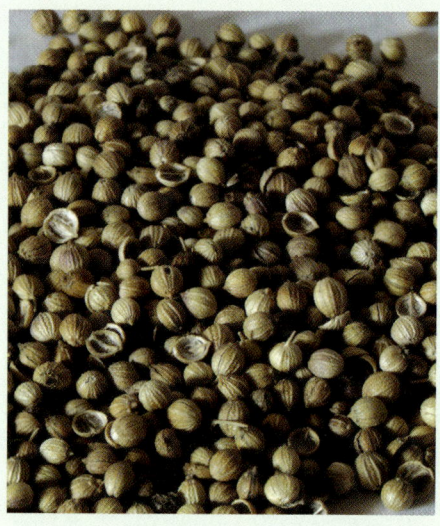

- **Vorkommen** Nordafrika, Vorderasien, Südeuropa
- **Blütezeit** Juni–August
- **Ernte** Früchte August–September
- **Inhaltsstoffe** Ätherisches Öl
- **Indikationen** Blähungen, Mundgeruch, Blähungen, Magenkrämpfe, Kältegefühl; in der Küche (Koriander ist ein wichtiger Bestandteil des Currypulvers)

Besonders bei älteren Menschen lässt die körpereigene Magensaftproduktion häufig etwas nach. Drückende Schmerzen beim Essen, Blähbauch, Magendruck und Völlegefühl sind die Symptome.

Blähungen, Mundgeruch
Tee: 2 TL zerstoßene Korianderkörner mit 150 ml kaltem Wasser ansetzen, bis zum Siedepunkt erhitzen, 10 Minuten zugedeckt sieden lassen, abseihen; 2-mal täglich 1 Tasse trinken (ungesüßt).

Blähungen, Magenkrämpfe
Massageöl: 2 EL zerstoßene Koriandersamen mit 50 ml Olivenöl in ein weithalsiges Glas geben. Gut verschlossen für 3 Wochen an einen warmen Ort stellen.

Abseihen und in kleine dunkle, sterilisierte Flaschen füllen, kühl aufbewahren. Bei Bauchschmerzen durch Blähungen etwas Korianderöl in die Handflächen gießen und in sanften, kreisenden Bewegungen um den Bauchnabel herum das Öl einmassieren.

Küche: Zu Beginn der kalten Jahreszeit als Gewürz zu fetten Speisen, Fleischgerichten, Kartoffel- und Gemüseeintöpfen und zu asiatischen Gerichten.

Mein Tipp

In einer Pfanne ohne Zugabe von Fett angeröstet, entfaltet Koriander ein wunderbares Aroma und seine wärmenden Eigenschaften.

Kornblume *(Centaurea cyanus)*

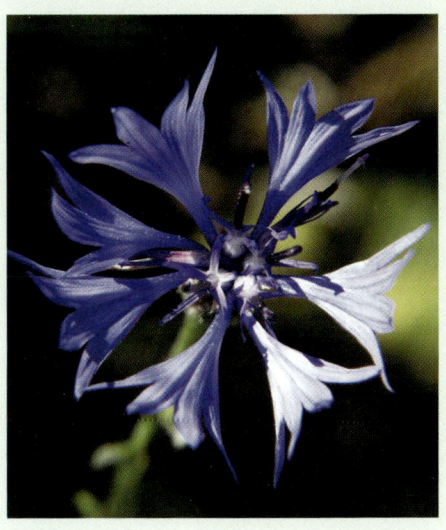

- **Vorkommen** An den Rändern von Getreidefeldern
- **Blütezeit** Juni–August
- **Ernte** Blütenblätter
- **Inhaltsstoffe** Glykoside, Farbstoff, Schleimstoffe, Bitterstoffe, Gerbstoffe
- **Indikationen** Bindehautentzündung, Verdauungsschwäche

Nicht zu übersehen sind die leuchtend blauen Blüten der Kornblumen. Zusammen mit Klatschmohn sind sie für mich *das* Zeichen für Hochsommer. Da Kornblumen hauptsächlich an den Rändern von Getreidefeldern zu finden sind, diese aber meist gedüngt und behandelt werden, habe ich sie mir in den eigenen Garten geholt. Die Aussaat erfolgt Ende März an einen sonnigen Standort, Abstand ca. 15 cm. Das Gras sollte ausgejätet werden.

Magenschwäche
Tee: 1 TL zerkleinerte, getrocknete blaue Kornblumenblüten mischen mit 1 TL Schafgarbe, mit 250 ml kochendem Wasser übergießen, 10 Minuten ziehen lassen und abfiltern. Kurmäßig täglich 1 Tasse trinken.

Müde, entzündete, überanstrengte Augen
Augenauflage:
- 1 TL zerkleinerte, getrocknete blaue Kornblumenblüten mit 150 ml kochendem Wasser übergießen, 10 Minuten ziehen lassen, abfiltern.
- In den abgekühlten Tee einen Wattepad eintauchen und auf die geschlossenen Augenlider legen. Vorgang bis zu 3-mal wiederholen. Die Augen beruhigen sich, das Brennen lässt nach und bald strahlen sie wieder mit den Kornblumen um die Wette.

Kornelkirsche *(Cornus mas)*

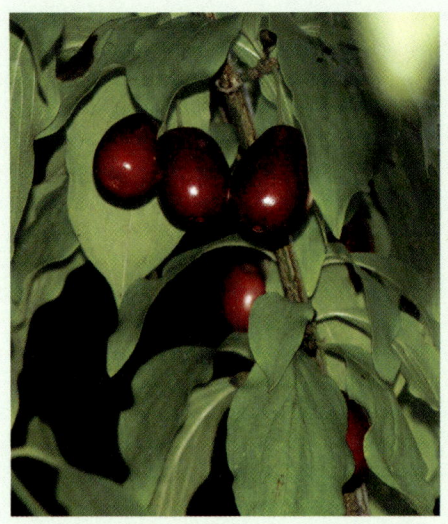

- **Vorkommen** Kalkige Böden, Hecken, Waldlichtungen
- **Blütezeit** Februar–März
- **Ernte** Früchte September–Oktober
- **Inhaltsstoffe** Iridoidglykosid (Verbenalin), Saponine, Gerbstoffe, Vitamine
- **Indikationen** Durchfall, nervöse Magenbeschwerden, starke Schweißabsonderung, zu starke Monatsblutung, Stärkung von Leber und Nieren

Die länglichen, vollreifen roten Beerchen sind roh verzehrt eine fruchtig herbe, leicht säuerliche Vitamingabe. Die Frucht besitzt einen großen Kern und nur eine dünne Schicht aus Fruchtfleisch. Die Reifung erfolgt in Etappen, sodass sich die Ernte über mehrere Tage hinzieht. Ich sammle die vollreifen Früchte, entferne mit einem Messer den Stein, lege die Kirschenhälften auf den Dörrapparat, wo sie bei schwacher Hitze ganz langsam trocknen dürfen. Aufbewahrt werden sie In einem sauberen, gut verschließbaren Glas. Getrocknet eignen sich die Früchte gut zur Teezubereitung.

Durchfall, nervöse Magenbeschwerden, starke Schweißabsonderung, zu starke Monatsblutung
Tee: 5 g entkernte, getrocknete Kornelkirschen in 500 ml kaltem Wasser ansetzen, aufkochen, zugedeckt 20 Minuten ziehen lassen, abseihen. Kurmäßig 1-mal täglich trinken bis die Beschwerden behoben sind.

Allgemeine Kräftigung des Körpers
Kornelkirschensaft: Herstellung wie Schlehensaft (siehe Seite 160). Auch Kornelkirschensaft darf wegen der im Stein enthaltenen Blausäure nicht im Dampfentsafter hergestellt werden.
1 EL Saft in ein Glas Wasser geben, 1-bis 2-mal täglich trinken.

Lavendel *(Lavendula officinalis)*

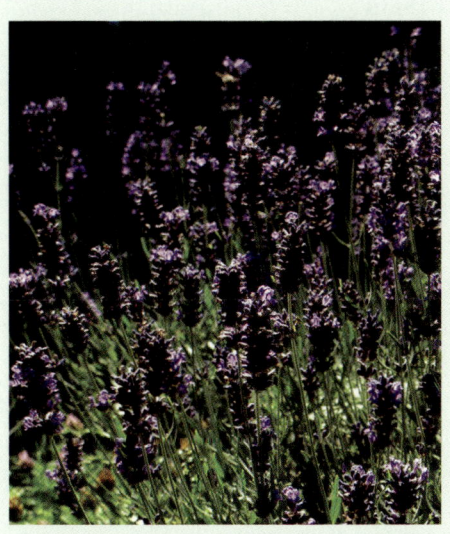

- **Vorkommen** Ursprungsheimat sind die Felsheiden im Mittelmeerraum, Hauptanbaugebiet ist Südfrankreich. Bei uns auf trockenen, sonnigen Standorten.
- **Blütezeit** Juni–September
- **Ernte** Blüten, kurz bevor sie zu welken beginnen
- **Inhaltsstoffe** Ätherische Öle, Kampfer, Cumarin, Flavonoide, Gerbstoffe
- **Indikationen** Rheuma, Gelenkschmerzen, Muskelverspannungen und Muskelkater, Husten, Appetitlosigkeit, Hautprobleme; in der Küche

Der aromatische Lavendelduft, die üppige, blau-violette Blütenpracht, das arbeitsame Summen der Bienen und die wärmenden Strahlen der Sonne – das ist Balsam für meine Seele. Um auch an regnerischen trüben Tagen diesen Seelenbalsam zu haben, pflücken Sie einfach an einem schönen, warmen Tag einen Strauß Lavendelblüten und lassen ihn trocknen.

Rheuma, Gelenkschmerzen, Muskelverspannungen, Muskelkater

Nach einem arbeitsreichen, stressigen Tag, wenn alle Glieder schmerzen, verhilft Ihnen ein herrlich duftendes Lavendelbad am Abend zur wohlverdienten Entspannung – Dauer 15 Minuten.

Bad: 50 g getrocknete Lavendelblüten mit 2 l kochendem Wasser übergießen. Zugedeckt 20 Minuten ziehen lassen, abseihen und in die mit 37 °C warmem Wasser gefüllte Badewanne gießen.

Mein Tipp

Damit Ihre Haut so richtig weich wird und sich nach dem Bad geschmeidig und glatt anfühlt, geben Sie noch $^1/_2$ Becher süße Sahne dazu.

Lavendelsalzbad: Nehmen Sie ein schönes, weithalsiges Glas und schichten Sie grobes Meersalz (das Sie vielleicht aus einem Frankreichurlaub mitgebracht haben) im Wechsel mit frischen Lavendelblüten hinein. Glas gut verschließen

L

und bis zum nächsten Bad aufbewahren. Das Salz saugt all die wichtigen Inhaltsstoffe des Lavendels auf. Für ein Bad geben Sie 2 EL davon in die Badewanne. Wenn Sie die Blüten nicht mit im Wasser haben möchten, das Badesalz zuvor in einem Topf mit etwas Wasser auflösen und durch ein Sieb in das Badewasser gießen. Schließen Sie die Augen und atmen Sie den Duft des Lavendels mit ruhigen gleichmäßigen Atemzügen ein. Ruhe und Entspannung stellt sich ein, schmerzende Muskelpartien lockern sich und ein Gefühl des Wohlbehagens kommt auf.

Mein Tipp

Das Lavendelsalzbad ist auch eine hübsche Geschenkidee.

Husten, Appetitlosigkeit

Tee: 1 TL getrocknete Lavendelblüten mit 250 ml kochendem Wasser übergießen und 10 Minuten ziehen lassen, abseihen. Lavendeltee entfaltet seine beruhigende Wirkung noch besser, wenn Sie ihn mit einem guten Honig süßen. Bei Appetitlosigkeit über mehrere Tage 1-mal täglich 1 Tasse in kleinen Schlückchen trinken.

Lästiger, trockener Hustenreiz ohne Auswurf

Inhalation: 2 EL getrocknete Lavendelblüten mit 2 l kochendem Wasser übergießen. Den Kopf über die Schüssel beugen und mit einem großen Handtuch abdecken, sodass der Dampf in die Atemwege ziehen kann. Das tiefe Einatmen der ätherischen Öle beruhigt die Atemorgane und der Hustenreiz lässt nach.

Husten, Nervosität

Brotaufstrich: Aus den Blüten des Lavendels lässt sich auch ganz einfach ein leckerer Brotaufstrich herstellen.

- Bringen Sie 1 l Wasser mit 600 g Zucker unter ständigem Rühren zum Kochen – der Zucker muss restlos aufgelöst sein.
- Topf von der Herdplatte nehmen und den Saft einer unbehandelten Zitrone und 50 g Lavendelblüten dazugeben. Umrühren und das Ganze zugedeckt über Nacht stehen lassen.
- Am nächsten Morgen alles zusammen erwärmen, dann die Flüssigkeit abseihen und so lange einkochen, bis sie eine sirupartige Konsistenz hat – je länger Sie kochen, desto dickflüssiger wird die Konsistenz des Sirups. Der Lavendelsirup hilft auch bei Husten: 1 TL in einen Tee geben oder lutschen.

Hautprobleme

Tagescreme: Durch die beruhigende und antiseptische Wirkung eignet sich Lavendel sehr gut als Creme bei gereizter, strapazierter und empfindlicher Haut.

- 50 ml Weizenkeimöl im Wasserbad erwärmen, 1 EL getrocknete Lavendelblüten dazugeben, vom Herd nehmen und zugedeckt über Nacht stehen lassen.

Am nächsten Tag 50 ml Lavendeltee zubereiten. Die Fettbasis vom Vortag im Wasserbad schmelzen, 1 EL Bienenwachs und 100 g Vaseline dazugeben und ebenfalls schmelzen lassen.

Tröpfchenweise den Lavendeltee unterrühren. Alles zusammen zu einer schönen, glatten Creme verarbeiten. (Die Konsistenz der Creme lässt sich durch die Menge des Bienenwachses variieren.) In einen sauberen Cremetiegel füllen und verschließen.

Essig: Nach dem Duschen auf die Haut gesprüht gibt der folgende Lavendelessig Ihrer Haut sofort wieder den Säureschutzmantel zurück, der sie vor äußeren negativen Angriffen schützt.

In ein weithalsiges Glas 3 EL frische oder getrocknete Lavendelblüten geben und mit 250 ml Weißweinessig begießen. Glas gut verschließen und für 2 Wochen an einen warmen Ort stellen. Der Essig nimmt die Farbe des Lavendels an und färbt sich wunderschön lilarot.

Nach 2 Wochen abfiltern und eine kleine Menge in einen Zerstäuber füllen und im Verhältnis 1 : 3 mit destilliertem Wasser auffüllen. An heißen Tagen die Haut mit diesem Lavendelssig besprühen – das erfrischt und belebt.

Leckere Rezepte mit Lavendel

Die folgenden Lavendelschmetterlinge fliegen besonders gerne in einen kleinen Kindermund:

150 g Butter, 120 g Zucker, 1 Ei, abgeriebene Schale einer unbehandelten Zitrone, 300 g Mehl und 3 TL Lavendelblüten zu einem Knetteig verarbeiten. In Butterbrotpapier einwickeln und 15 Minuten in den Kühlschrank legen.

Teig auf einer mit Mehl bestäubten Arbeitsfläche auswellen und kleine Schmetterlinge ausstechen. Im vorgeheizten Backofen bei 175 °C ca. 10 Minuten hellbraun backen. Schmetterlinge herausnehmen und auf einem Kuchengitter erkalten lassen.

Danach mit einer Glasur aus Puderzucker, Lavendelblüten und etwas Wasser bestreichen.

Lavendelkuchen:

125 g Butter mit 120 g Zucker cremig rühren, 2 Eier, 6 EL Milch abwechselnd dazugeben. 200 g Mehl, 50 g Speisestärke, $1/2$ Päckchen Backpulver mischen und unter die Ei-Zuckermasse rühren. 1 EL getrocknete Lavendelblüten dazugeben. Im vorgeheizten Backofen bei 180 °C ungefähr 40 Minuten backen.

Den abgekühlten Kuchen mit einer Glasur aus Puderzucker, Wasser und ein paar Lavendelblüten bestreichen.

L

Liebstöckel *(Levisticum officinalis)*

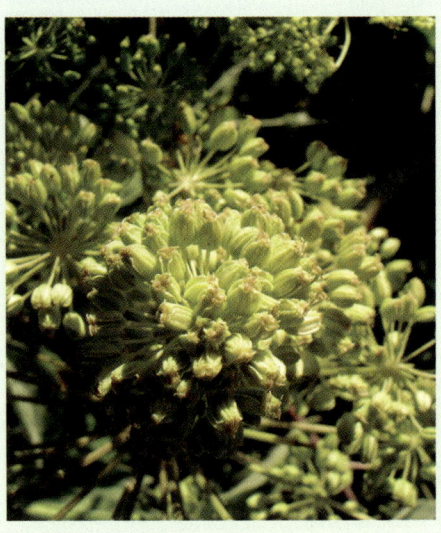

▍ **Vorkommen** Südeuropa, Südwestasien, an sonnigen Plätzen im Garten kultiviert.
▍ **Blütezeit** Juli–August
▍ **Ernte** Blättchen Frühjahr bis Herbst, Früchte und Samen im Spätsommer, Wurzel September–Oktober
▍ **Inhaltsstoffe** Ätherisches Öl, Cumarine, Harze
▍ **Indikationen** Blasenentzündung, Blutreinigung, Kopfschmerzen, Verdauungsbeschwerden, Blähungen, Menstruationsschmerzen, Husten, Appetitmangel; in der Küche
▍ **Hinweis** Nicht in der Schwangerschaft und bei Entzündungen der Nieren.

Schon die alten Römer kannten Liebstöckel als Küchen- und Heilpflanze. Geschmacklich ist er dem Sellerie sehr ähnlich und wird gerne zum Würzen von Hackfleisch, Fleischbrühe, Kartoffelgerichten und Gemüseeintöpfen verwendet. Für Heilzwecke die Wurzel im Herbst abstechen, reinigen, in kleine Stückchen schneiden und trocknen. Die getrockneten Wurzelstückchen in einem dicht schließenden Glas aufbewahren, da sie bei Feuchtigkeit leicht verschimmeln.

Anregung der Verdauung
Kräutersalz: Zerkleinerte, getrocknete Wurzelstückchen in einer alten Kaffeemühle fein zermahlen, grobes Meersalz dazugeben und fein mahlen.

Kältegefühl: Im Winter röste ich das grobe Meersalz in einer gusseisernen Pfanne ohne Zugabe von Fett an, lasse es abkühlen, mische es mit Liebstöckelwurzel und fülle es in ein gut verschließbares Gefäß. Das so behandelte Salz wirkt wärmend und die damit gewürzten Speisen ebenfalls.

Blasenentzündung, Blutreinigung, Kopfschmerzen, Verdauungsbeschwerden, Blähungen, Menstruationsschmerzen, Husten, Appetitmangel
Tee: 2 TL zerkleinerte Wurzel mit 250 ml kaltem Wasser zugedeckt ansetzen, aufkochen, sofort abseihen und 2-mal täglich 1 Tasse trinken. Dieser Tee steigert die Harnmenge.

Linde *(Tilia cordata Miller)*

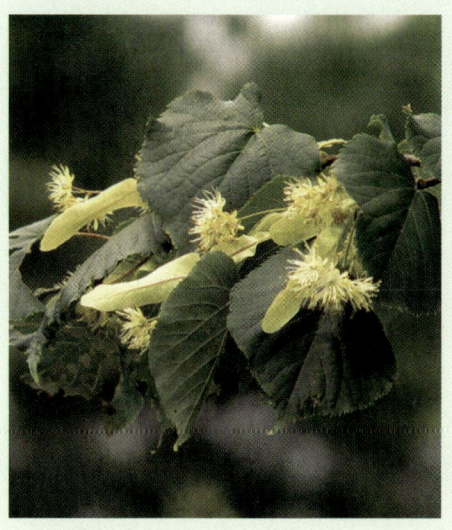

- **Vorkommen** Europa, Vorderasien
- **Blütezeit** Mai–Juli
- **Ernte** Blüten
- **Inhaltsstoffe** Schleimstoffe, Gerbstoffe, Flavonoide, ätherisches Öl
- **Indikationen** Fiebrige Erkältung, Stresssymptome wie Schlaflosigkeit, erhöhte Herzfrequenz, Kopfschmerzen, Appetitlosigkeit, innere Unruhe, Gereiztheit, Nervosität

Die schweißtreibende Wirkung eines Lindenblütentees kennt man bereits seit langer Zeit. Sie macht ihn bei einer beginnenden Erkältung sehr beliebt, sein Aroma ist sehr angenehm fruchtig. Für einen Lindenblütentee werden die Blüten und die daran hängenden 2 Blättchen gesammelt.

Fiebrige Erkältung: Für eine Schwitzkur bei einer beginnenden fiebrigen Erkrankung müssen 2 Tassen Tee (500 ml) getrunken werden, damit der gewünschte Effekt einsetzt. Eine Mischung aus Lindenblüten und Holunder schmeckt ebenfalls sehr gut und beide Pflanzen besitzen eine schweißtreibende Wirkung.

Tee: 4 TL der Mischung mit 500 ml kochendem Wasser überbrühen, zugedeckt 10 Minuten ziehen lassen, abseihen, Zitrone und Honig dazugeben und 2-mal täglich 1 Tasse trinken.

Stresssymptome
Tee: 2 TL getrocknete Lindenblüten – alternativ eine Mischung aus Lindenblüten und Johanniskraut – mit 250 ml heißem Wasser überbrühen und zugedeckt 10 Minuten (die Mischung 15 Minuten) ziehen lassen, abseihen. In dieser Menge führt der Tee nicht zu Schwitzattacken, sondern wirkt nur leicht erwärmend und angenehm entspannend.

Lorbeer *(Laurus nobilis)*

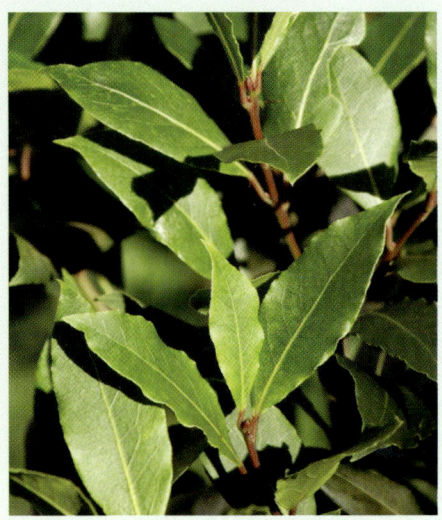

▌ **Vorkommen** Asien und Mittelmeerraum; Lorbeer wächst bei uns ohne Probleme als Topfpflanze, allerdings benötigt er im Winter ein helles kühles Quartier.

▌ **Blütezeit** Mai

▌ **Ernte** Blätter

▌ **Inhaltsstoffe** Ätherisches Öl, Bitterstoffe

▌ **Indikationen** Appetitlosigkeit, Verdauungsprobleme, Verstauchungen, Zerrungen

Zerrungen, Verstauchungen, Muskelverspannungen, Muskelkater

Öl: In eine weithalsige Flasche zerstoßene Lorbeerblätter füllen. Ein gutes Olivenöl erwärmen und aufgießen, bis alle Lorbeerblättchen bedeckt sind. Gut verschlossen für 2 Wochen an einen warmen Ort stellen. Abfiltern und in kleine braune Flaschen abfüllen

Erkältung, Frösteln, Kälteempfinden, Abwehrschwäche

Erkältungsdrink: Eine ca. 0,5 cm dicke, frische Ingwerscheibe und $1/2$ TL zerstoßene Koriandersamen in einer Pfanne ohne Fett anrösten; 1 zerkleinertes Lorbeerblatt dazugeben, mit 250 ml kaltem Wasser ablöschen, aufkochen, zugedeckt 10 Minuten ziehen lassen. Abfiltern und eventuell mit Honig süßen. Dieser Tee ist schweißtreibend, keimtötend sowie verdauungs- und appetitanregend.

Küche: Lorbeer passt als Gewürz zu Wildgerichten, Bratensoßen, Fleischgerichten, Sauer- und Blaukraut, Kartoffel- und Gemüsegerichten und zum Marinieren von Fleisch. Üblicherweise wird Lorbeer vor dem Servieren der Gerichte entfernt. Ich habe es jedoch ganz gerne, wenn das Lorbeerblatt fein zerkleinert den Gerichten als Gewürz beigegeben wird. Das bewirkt beim Draufbeißen eine kleine Geschmacksexplosion im Mund, die dann sanft wieder entschwindet.

Löwenzahn *(Taraxacum officinale)*

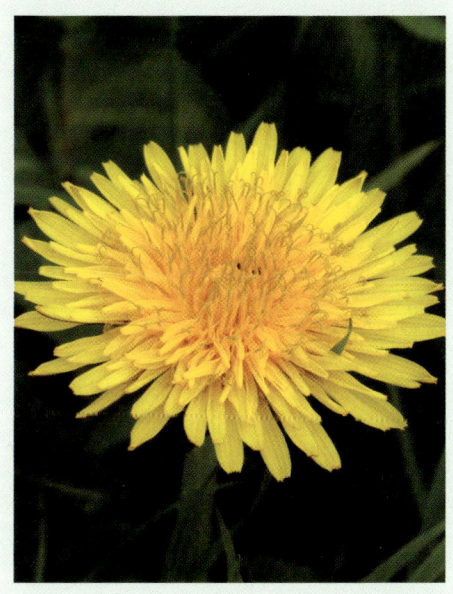

- **Vorkommen** nährstoffreiche Wiesen
- **Blütezeit** März–Juni
- **Ernte** Blüten März–Juni, Blätter März, Wurzeln Oktober
- **Inhaltsstoffe** Ätherisches Öl, Bitterstoffe, Vitamine, Carotine, Mineralstoffe, Gerbstoffe, Schleimstoffe, Inulin
- **Indikationen** Leber- und Gallenschwäche, Appetitmangel, Verdauungsschwäche, Hautprobleme, Rekonvaleszenz, Muskelkrämpfe, Rheuma, Gicht
- **Hinweis** Nicht anwenden bei Entzündung und Verschluss der Galle, bei Darmverschluss und bei Magengeschwür, da er galle- und magensaftsteigernd wirkt. Stängel können Vergiftungserscheinungen hervorrufen.

Die kleinen Blättchen des Löwenzahns sind uns bereits im zeitigen Frühjahr ein Genuss und ein wahrer Segen. Löwenzahn hilft der Leber – der Kläranlage des Körpers – die im Winter angehäuften Stoffwechselschlacken zu entsorgen und unseren Organismus von allem zu befreien, was ihn belastet. Geben Sie einfach frische Löwenzahnblättchen einem Blattsalat zu oder mit anderen Kräutern zusammen in Eintöpfe, Pfannkuchenteig oder Hackfleischgerichte – die wertvollen Bitterstoffe sind auch nach dem Erhitzen noch vorhanden. Frischpflanzensaft für die Frühjahrskur gibt es in Apotheken, Reformhäusern oder übers Internet.

Leber- und Gallenprobleme, Appetitmangel, Verdauungsschwäche, Hautprobleme, Rheuma, Gicht, Rekonvaleszenz, Muskelkrämpfe
Tee: 1 TL frische, kleingeschnittene Wurzeln mit 250 ml kaltem Wasser ansetzen, aufkochen, zugedeckt 10 Minuten ziehen lassen; kurmäßig 2–3 Tassen täglich trinken.

„Kaffee": Die getrocknete Wurzel ohne Fett in einer Pfanne anrösten, in einer Kaffeemühle zermahlen und mit kochendem Wasser aufbrühen. Wie Kaffee eventuell mit Zucker und Milch trinken.

M Mädesüß *(Filipendula ulmaria)*

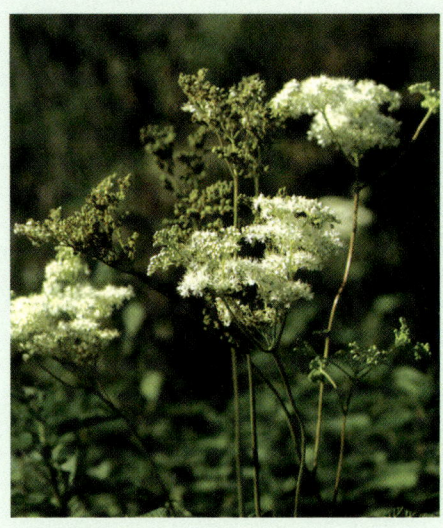

■ **Vorkommen** Feuchte Ufergegenden, sumpfige Wiesen
■ **Blütezeit** Juni–August
■ **Ernte** Blühende Sprossteile
■ **Inhaltsstoffe** Ätherisches Öl , Schleimstoffe, Gerbstoffe, Salicylsäureverbindungen
■ **Indikationen** Blutverdünnung, Arthritis, Gelenkschmerzen, Ischias, Muskelkrämpfe, Rheuma, Stoffwechselstörungen, Blasenbeschwerden, Durchfall, Sodbrennen, fiebrige Erkältungen, Hautprobleme, Pickel
■ **Hinweis** Bei Überdosierung Magenschmerzen und Übelkeit. Nicht anwenden bei Aspirin-Unverträglichkeit und Einnahme blutverdünnender Mittel.

Das Mädesüß war bereits den Druiden bekannt und zählte zu ihren hochgeschätzten Kräutern. Geerntet werden die frischen Triebspitzen mit den salicylsäurehaltigen Blütenknospen und Blättchen. Den geöffneten cremefarbenen Blüten entströmt ein starker süßlicher Duft, der an Bittermandel erinnert und gerne in Duftpotpourris verwendet wird. Der Duft ist so stark, dass ihn manche Menschen sogar als penetrant empfinden. In Duftsäckchen, zusammen mit getrocknetem Waldmeister, hält es lästige Motten von der Kleidung fern. Seine stoffwechselanregende Wirkung hilft bei Wassereinlagerungen im Gewebe, und die Creme bei unreiner Haut mit entzündlichen Stellen sowie Akne. Das Mädesüß ist ein gutes Beispiel dafür, dass die Pflanze als Ganzes relevant ist und nicht nur ein einzelner ihrer Inhaltsstoffe zählt: Die im Mädesüß enthaltene Salicylsäure – in Form von Acetylsalicylsäure in Aspirin enthalten – wirkt entzündungshemmend, die Salicylsäurederivate, die Gerbstoffe und all die anderen Inhaltsstoffe schützen die Schleimhäute. So kann das Mädesüß vorbeugend gegen Magengeschwüre wirken.

Blutverdünnung, Arthritis: Die Duftstoffe der Blüten lassen sich hervorragend mit kaltem Wasser ausziehen.

Kaltauszug: 30 g frisches Kraut mit 500 ml kaltem Wasser übergießen und zugedeckt über Nacht ausziehen lassen. Am nächsten Tag absiehen. Menge auf den Tag verteilt trinken. Kurmäßig anwenden. Kann im Wechsel oder gemischt mit erkaltetem Weidenrindentee (Rezept siehe Seite 178) verwendet werden.

Gelenkschmerzen, Ischias, Muskelkrämpfe

Alkoholauszug: In ein weithalsiges Glas 40 g frisches Kraut mit 400 ml 38,5%igem Alkohol übergießen. Gut verschlossen für 2 Wochen an einen warmen Ort stellen. Glas mehrmals täglich schütteln. Danach mit einem Tuch den Alkoholauszug abfiltern und in kleine dunkle Flaschen füllen. Bei Bedarf ein sauberes Baumwolltuch mit dem Alkoholauszug tränken und auf die betroffenen Stellen legen.

Gelenkschmerzen, Rheuma, Stoffwechselstörungen, Blasenbeschwerden, Durchfall, Sodbrennen, fiebrige Erkältung

Tee: 2 TL frisches Mädesüßkraut mit 250 ml abgekochtem, auf 70 °C abgekühltes Wasser übergießen, zugedeckt 10 Minuten ziehen lassen, abseihen; 2-mal täglich 1 Tasse trinken.

Hinweis

Die Abkühlung auf 70 °C ist notwendig, da kochendes Wasser den Anteil an Salicylsäure reduzieren würde.

Hautprobleme, Pickel, Gelenkschmerzen

Salbe:

- 50 ml Weizenkeimöl im Wasserbad erwärmen, 2 EL zerkleinerte Triebspitzen mit den Blütenknospen dazugeben, umrühren, vom Herd nehmen und zugedeckt über Nacht stehen lassen. Am nächsten Tag wiederum im Wasserbad erwärmen, abfiltern.
- 100 g Vaseline, $1/2$ EL Bienenwachs, 1 TL Glycerin zum Mädesüßöl dazugeben und im Wasserbad schmelzen, Pflanzenteile abseihen, fertige Salbe in sterilisierte Tiegel abfüllen, abkühlen lassen und gut verschließen.

▼ Mädesüß ist ein mildes, sanftes Schmerz- und Fiebermittel, da es Salicylsäure enthält.

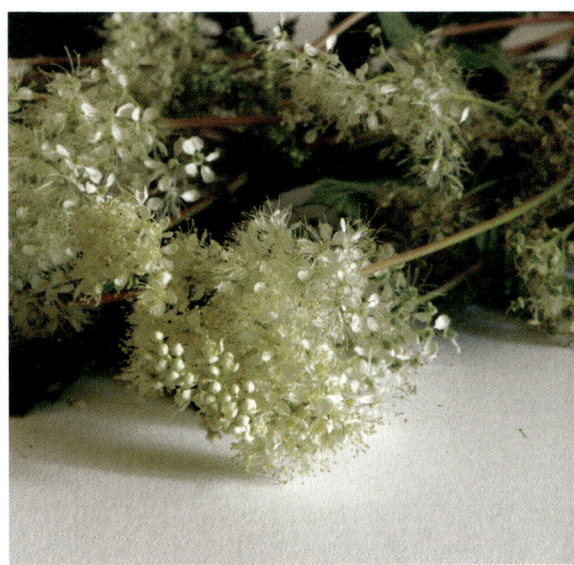

M Majoran *(Origanum majoranum)*

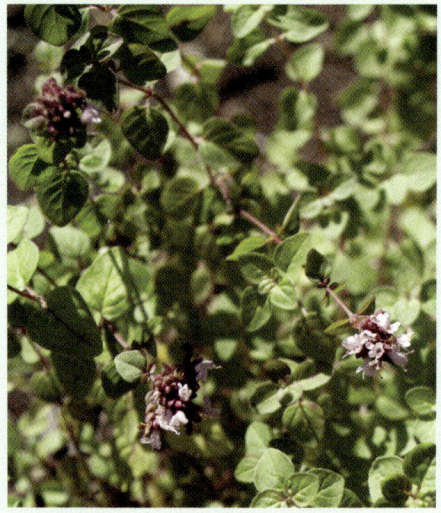

▌ **Vorkommen** Mittelmeergebiet
▌ **Blütezeit** Mai–September
▌ **Ernte** Blühendes Kraut
▌ **Inhaltsstoffe** Ätherisches Öl
▌ **Indikationen** Husten ohne Auswurf, Anregung der Verdauung, Völlegefühl, Appetitmangel, Kopfschmerzen, Schnupfen; in der Küche
▌ **Hinweis** Medizinisch nicht während der Schwangerschaft. Das isolierte Öl darf nicht innerlich eingenommen werden.

Husten ohne Auswurf, Anregung der Verdauung, Völlegefühl, Appetitmangel, Kopfschmerzen

Tee: 2 TL frisches zerkleinertes Majorankraut mit 250 ml heißem Wasser überbrühen, zugedeckt 5 Minuten ziehen lassen. Majorantee schmeckt lecker mit etwas Honig; 1-mal täglich 1 Tasse, bei Verdauungsproblemen ungesüßt.

Schnupfen

Inhalation: 1 EL getrockneten Majoran mit 2 l kochendem Wasser überbrühen. Den Kopf über die aufsteigenden Dämpfe halten. Kopf und Schüssel mit einem Tuch bedecken. Bei Schnupfen durch die Nase einatmen. Der Schleim beginnt zu fließen und der Niesreiz lässt nach.

Küche: Majoran passt ausgezeichnet in Wurst-, Fleisch- und Hackfleischgerichte, zu Bratkartoffeln, Gemüseeintopf, Ravioli und meinen selbstgemachten schwäbischen Maultaschen nach einem Spezialrezept meiner Urgroßmutter.

▌ Die Füllung besteht aus gewürfelter Fleischwurst, Ei, Zwiebeln, Petersilie, Majoran, Salz, Pfeffer und gewürfelten Tafelbrötchen.
▌ Maultaschenteig zu runden Kuchen hauchdünn auswellen, in vier Teile teilen, auf jedes Teil einen großen EL Füllung geben und zu kleinen, dreieckigen Teigtaschen zusammenlegen.
▌ In einer gut gewürzten Gemüsebrühe ziehen lassen und mit angebräunten Zwiebeln abschmecken.

Malve *(Malva sylvestris)*

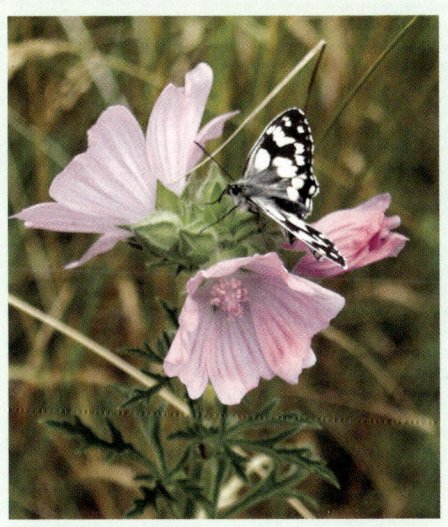

▌ **Vorkommen** Europa und Asien, an Wiesen- und Wegrändern, kultiviert in Gärten.
▌ **Blütezeit** Mai–September
▌ **Ernte** Blüten und Blätter von Juni–August
▌ **Inhaltsstoffe** Schleimstoffe, ätherisches Öl, Gerbstoffe
▌ **Indikationen** Husten, Magenschleimhautreizung

Die Inhaltsstoffe geben bereits Auskunft über die Verwendung der lilafarbenen Malvenblüten: Die Schleimstoffe legen einen beruhigenden Schutzfilm über die Schleimhäute, sodass lästiger Hustenreiz und ein rauer Hals gelindert werden. Ein kühler Malventee tut gut, wenn im Sommer durch die Wärme oder durch hohe Ozonwerte und geringe Luftfeuchtigkeit die Schleimhäute der Atemwege trocken werden. Es ist schon viele Jahre her, dass ich sie in meinem Garten ausgesät habe, seitdem wachsen und gedeihen die Pflanzen prächtig. Einmal ausgesät kommen sie zuverlässig jedes Jahr wieder, allerdings suchen sie sich ihr Plätzchen, an dem sie wachsen und gedeihen möchten, selbst aus.

Hinweis

Die Malve ist deutlich kleiner als der ähnlich aussehende Eibisch (Seite 70). Auch der Gehalt an Stärke und Schleimstoffen ist etwas geringer als beim Eibisch.

Husten, Magenschleimhautreizung

Kaltauszug: 2 TL getrocknete Malvenblüten und -blätter mit 250 ml kaltem Wasser ansetzen, zugedeckt über Nacht stehen lassen, absehen. Etwas erwärmen und über den Tag verteilt trinken. Bei Husten mit Honig süßen, bei Magenschleimhautreizung ungesüßt genießen.

M Mariendistel *(Sylibum marianum)*

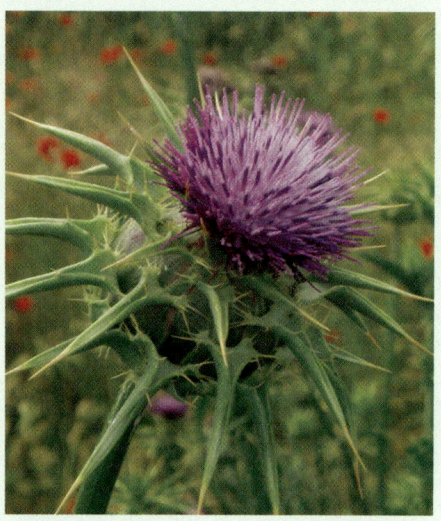

▮ **Vorkommen** Nährstoffreiche Böden, Schuttplätze, Brachland
▮ **Blütezeit** April–September
▮ **Ernte** Samen im Herbst – bei der Ernte die Haare vollständig entfernen
▮ **Inhaltsstoffe** Bitterstoffe, Polyine, Flavonolignane
▮ **Indikationen** Leberprobleme, Schuppenflechte

Mariendisteltinktur ist ein altes und bewährtes Mittel bei Problemen der Leber und ganz speziellen, leberbedingten Hautproblemen. Bei Schuppenflechte, einer sehr unangenehmen Hautkrankheit, lohnt es sich, unterstützend zur Behandlung und in Absprache mit dem Therapeuten, die Mariendistel einzusetzen.

Mein Tipp

Für die Betroffenen empfiehlt es sich , die Mariendistel ab Herbst für 3–4 Wochen, und dann wieder im zeitigen Frühjahr einzunehmen – so ist die Leber vorbereitet, wenn der Stoffwechsel im Frühling wieder verstärkt zu arbeiten beginnt.

Leberprobleme, Schuppenflechte
Tee: 2 TL zerstoßene Mariendistelsamen in 250 ml kaltem Wasser ansetzen, aufkochen, zugedeckt 15 Minuten ziehen lassen, abseihen; kurmäßig 2–3 Tassen täglich.

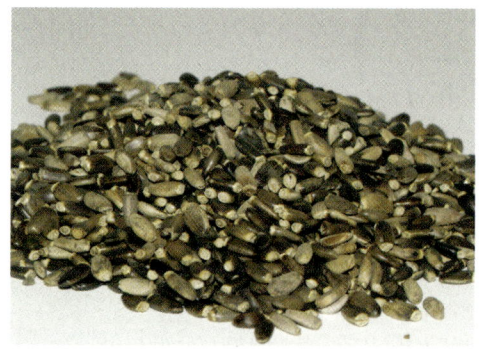

▲ Samen der Mariendistel.

Maulbeere *(Morus alba, Morus nigra)*

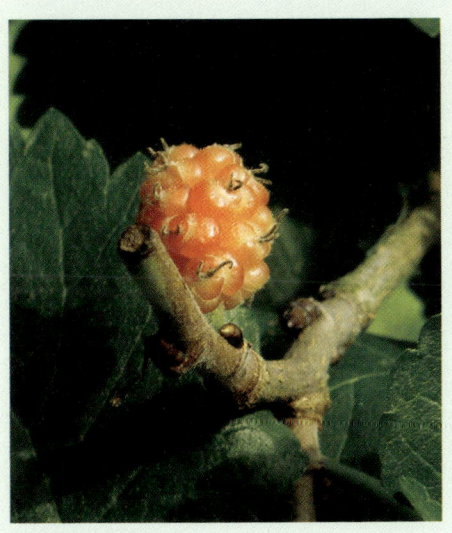

- **Vorkommen** China, Iran; Maulbeerpflanzen erhalten Sie in jeder Gärtnerei, er ist winterhart und wächst problemlos im Freien
- **Blütezeit** Mai
- **Ernte** Zweige im zeitigen Sommer, Früchte Juli–August, Blätter im Spätherbst
- **Inhaltsstoffe** Blätter: Anthocyane, Artocarpine, Flavonoide; Früchte: Vitamin A, B_2, C, Carotine, Invertzucker, Pektine, Fruchtsäuren, Bitterstoffe
- **Indikationen** Blätter: Bindehautentzündung; Früchte: Bronchitis, Husten; Zweige: Schultergelenkschmerzen

Die Maulbeerbaumarten unterscheiden sich an der Farbe der Früchte.

Bronchitis, Husten
Tee: 2 TL getrocknete Maulbeerfrüchte mit 250 ml kochendem Wasser überbrühen und 15 Minuten zugedeckt ziehen lassen, abseihen, 2-mal täglich 1 Tasse.

Schultergelenkschmerzen: Beinahe pünktlich mit dem Erreichen des 40. Lebensjahres klagen viele Patienten über die sogenannte „forty years shoulder". Darunter ist eine bei Bewegung schmerzende Schulter gemeint. Aus den getrockneten und zerkleinerten Zweigen des weißen Maulbeerbaumes lässt sich ein schmerzlindernder Tee herstellen.

Tee: 6 g getrocknete Maulbeerzweige mit 500 ml kaltem Wasser übergießen, aufkochen, bis zur Hälfte einkochen lassen und abseihen; 1-mal täglich 1 Tasse.

Bindehautentzündung (nicht bakteriell oder viral), Entzündungen der Hals- und Rachenschleimhaut
Augenauflage: 1 TL der getrockneten Blätter mit 150 ml kaltem Wasser ansetzen, aufkochen, zugedeckt 3 Minuten ziehen lassen. Wattepad in den abgekühlten Maulbeerblättertee eintauchen und auf die geschlossenen Augenlider legen. Den Vorgang 3-mal wiederholen. Bei Halsentzündung kann diese Zubereitung auch als Gurgelmittel angewendet werden.

M Melisse *(Melissa officinalis)*

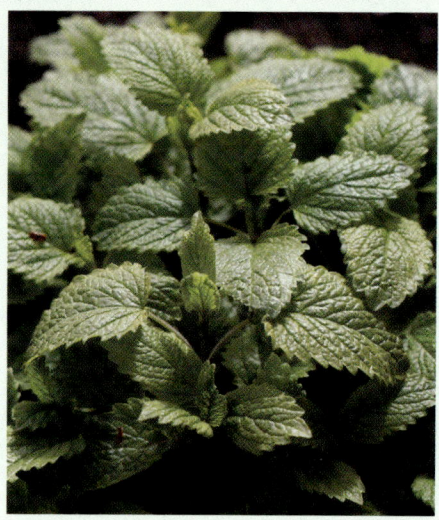

- **Vorkommen** Mittelmeergebiet, kultiviert im Garten
- **Blütezeit** Juli–August
- **Ernte** Blätter vor der Blüte
- **Inhaltsstoffe** Ätherisches Öl, Bitterstoffe, Gerbstoffe
- **Indikationen** Nervosität, nervöse Magen-Darm-Beschwerden, Steigerung der Abwehrkräfte, Schlafstörungen, wechseljahresbedingte Stimmungsschwankungen, Mundwinkelrhagaden, Lippenbläschen, Erkältung, Sommerhitze; in der Küche

Zitronenmelisse wächst unproblematisch in jedem Garten. Sie sät sich selbstständig aus und sucht sich immer wieder ein neues Plätzchen, an dem sie wachsen möchte. Ältere Pflanzen verlieren an Aroma und auch der Wirkstoffanteil sinkt. Die Zitronenmelisse ist sehr vielseitig verwendbar und man kann eigentlich nie genug davon haben.

Nervosität, nervöse Magen-Darm-Beschwerden

Tee: 3 TL Kraut mit 250 ml kochendem Wasser überbrühen und zugedeckt 10 Minuten ziehen lassen, abseihen. An heißen Sommertagen gekühlt genießen mit frischem Zitronensaft; 2- bis 3-mal täglich 1 Tasse trinken.

Steigerung der Abwehrkräfte: Geben Sie zu dem beschriebenen Tee die Schalen von unbehandelten Äpfeln und Zitronen. Fruchtschalen in kaltem Wasser ansetzen, aufkochen, Melissenblätter hinzufügen, zugedeckt 10 Minuten ziehen lassen, abseihen; 2- bis 3-mal täglich 1 Tasse trinken.

Nervosität, Schlafstörungen, wechseljahresbedingte Stimmungsschwankungen

Tee: Zitronenmelisse zu gleichen Teilen mit den roten Blüten der Goldmelisse mischen. 3 TL der Mischung mit 250 ml kochendem Wasser überbrühen, zugedeckt 10 Minuten ziehen lassen, abseihen. 2- bis 3-mal täglich 1 Tasse trinken.

Abwehrschwäche, Mundwinkelrhagaden, Lippenbläschen: Vor oder nach einer Krankheit treten die Bläschen gerne auf, da die Erreger auf eine geschwächte Abwehr treffen. Hier helfen Melisse, Ringelblumenblüten und Teebaumzweige.

Hinweis

Der Aufguss ist nur zur äußerlichen Anwendung bestimmt!

Aufguss: Die oben beschriebenen Pflanzen zu gleichen Teilen mischen. 1 TL der Mischung mit 150 ml kochendem Wasser überbrühen, 5 Minuten ziehen lassen, abseihen, abkühlen lassen. Die Bläschen mithilfe eines Ohrenstäbchens mehrmals täglich mit dem Aufguss betupfen. Verwendete Stäbchen nicht in den Aufguss eintauchen, immer ein neues Stäbchen verwenden, um die Erreger nicht zu verteilen.

Hautprobleme, Nervosität
Bad: 2 Hand voll frische oder getrocknete Melissenblätter und -stängel mit 2 l kochendem Wasser übergießen. 20 Minuten ziehen lassen, abseihen und ins 37 °C warme Badewasser geben, Badedauer ca. 15 Minuten – das tut wirklich gut!

Hautprobleme
Das folgende Dampfbad empfiehlt sich zur Pflege und Reinigung empfindlicher, unreiner, zu Entzündungen neigender Haut.

Dampfbad: 1 Hand voll frische oder getrocknete Blättchen in einer Schüssel mit 2 l heißem Wasser überbrühen. Den Kopf über den Melissendampf halten und mit einem Handtuch abdecken. Nach dem Dampfbad das Gesicht mit kaltem Wasser abwaschen, damit sich die Poren rasch schließen.

Erkältung, Sommerhitze
Melissensirup: 3 l Wasser mit 1,2 kg Zucker und 1 TL Zitronensäure zum Kochen bringen. 1 Strauß frische, gewaschene Melisse mit den Stängeln dazugeben, umrühren, zugedeckt für 3 Tage stehen lassen – die Melissenstängel müssen ständig vom Zuckerwasser bedeckt sein. Nach 3 Tagen abfiltern und so lange kochen, bis die gewünschte Konsistenz erreicht ist. Geben Sie 1 TL des Sirups in einen Erkältungstee.

Melissensirup süßt Tees und Süßspeisen, schmeckt aber auch zu Vanillepudding, Eis und Waffeln. Nach ungefähr einem halben Jahr beginnt der Sirup zu verzuckern. Dies kann rückgängig gemacht werden, indem der eingedickte Sirup in der Flasche in ein warmes Wasserbad gestellt wird. Es dauert nur wenige Minuten, bis der kristallisierte Zucker sich wieder verflüssigt.

Mein Tipp

Bei Sommerhitze 1 EL Melissensirup in ein Glas Mineralwasser, am besten mit Kohlensäure, das erfrischt doppelt.

M

M Minze *(Mentha spec.)*

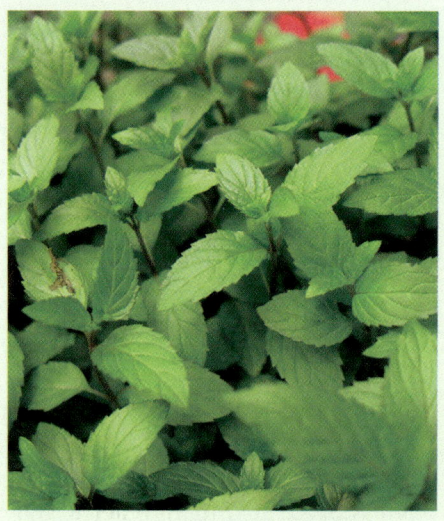

Pfefferminze (Mentha piperita)

- **Vorkommen** Nahrhafte, feuchte Böden, mäßiges Klima
- **Blütezeit** Juni–Juli
- **Ernte** Blätter vor der Blüte
- **Inhaltsstoffe** Ätherisches Öl (Menthol), Flavonoide
- **Indikationen** Schnupfen, Verdauungsprobleme, Magen-Darm-Krämpfe, Kopfschmerzen, Magenschwäche, Appetitmangel, Bronchitis, Verstauchungen, Prellungen, zur Erfrischung; in der Küche
- **Hinweis** Nicht bei Kleinkindern, bei Magenschleimhautreizung und nicht für den Dauergebrauch.

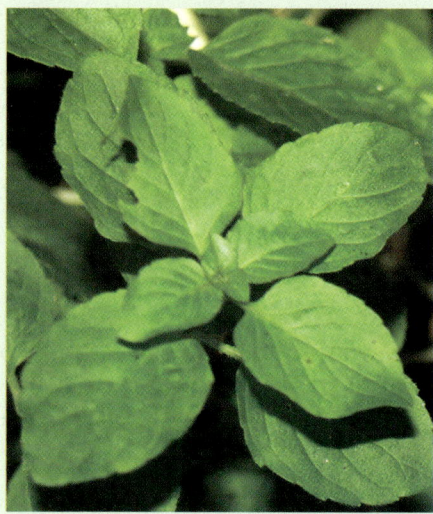

Wasserminze (Mentha aquatica)

- **Vorkommen** Bachufer, an Teichen
- **Blütezeit** Juni–Juli
- **Ernte** Blätter vor der Blüte
- **Inhaltsstoffe** Ätherisches Öl (Menthol), Flavonoide
- **Indikationen** Verdauungsprobleme, Völlegefühl, mangelnder Magen- und Gallensaft, Durchfall, Prellungen, Verstauchungen, Muskelschmerzen, Verspannungen, Kopfschmerzen, Schnupfen; in der Küche
- **Hinweis** Nicht bei Kleinkindern, bei Magenschleimhautreizung und nicht für den Dauergebrauch.

M

Pfarrer Kneipp verwendete bevorzugt die Wasserminze (Mentha aquatica) für seine Behandlungen. Sie ist sehr intensiv im Geschmack und besitzt hochwirksame Inhaltsstoffe. Ich verwende sie ebenfalls sehr gerne, sowohl zur Behandlung als auch in der Küche.

Verdauungsprobleme, Völlegefühl, mangelnder Magen- und Gallensaft, Durchfall
Tee: 2 TL getrocknete oder 3 TL frische Minzeblätter und 1 EL getrocknete Kamillenblüten mit 250 ml heißem Wasser überbrühen, zugedeckt 5 Minuten ziehen lassen, abseihen; $1/2$ Stunde vor den Mahlzeiten 1 Tasse trinken.

Prellungen, Verstauchungen, Muskelschmerzen, Verspannungen, Kopfschmerzen, Bronchitis
Salbe: $1/2$ EL Bienenwachs, 100 g Vaseline, 50 ml Weizenkeimöl, im Wasserbad schmelzen, 12 EL zerkleinerte Wasserminzeblättchen dazugeben, umrühren, zudecken. 2 Stunden stehen lassen. Dann noch einmal im Wasserbad erwärmen, abseihen und in gut verschließbare, sterilisierte Tiegel abfüllen.

Achtung
Die Minzesalbe sollte nicht in die Augen gelangen!

Schnupfen
Inhalation: 1 EL getrocknete Wasserminzeblättchen, 1 EL Kamillenblüten mit 2 l kochendem Wasser überbrühen. Den Kopf über die aufsteigenden Dämpfe halten. Mit einem Handtuch Kopf und Schüssel abdecken. Die Inhalation bewirkt eine verbesserte Nasenatmung.

Küche: Hier nun das Lieblingsrezept meiner Kinder – die Wasserminze hat kaum Zeit zum Nachwachsen, schon verlangen sie wieder nach ihrem Wasserminzekuchen. Auch viele meiner Seminarteilnehmer waren begeistert.

- 250 g Margarine oder Butter mit 200 g Zucker schaumig rühren, bis sich der Zucker vollständig aufgelöst hat. 3–4 Eier einzeln unter die Zucker-Fettmasse rühren. 4 EL fein gekackte Wasserminzeblättchen unterrühren, 300 g gesiebtes Mehl mit 1 Päckchen Backpulver mischen und vorsichtig unter die Masse rühren.
- Teig auf ein mit Backpapier ausgelegtes Backblech streichen und im vorgeheizten Backofen bei 180 °C ca. 20 Minuten bei Ober- und Unterhitze backen. Mit einem Holzstäbchen prüfen, ob der Teig gar ist.
- Kuchenblech aus dem Ofen nehmen, etwas abkühlen lassen und das Ganze mit einer Glasur aus Zartbitterschokolade versehen. Mit einem scharfen, in heißes Wasser getauchten Messer – so klebt die Schokoglasur nicht an der Schneide fest – in Stücke schneiden und diese auf einer hübschen Platte gut gekühlt servieren.

M Mutterkraut *(Tanacethum parthenium)*

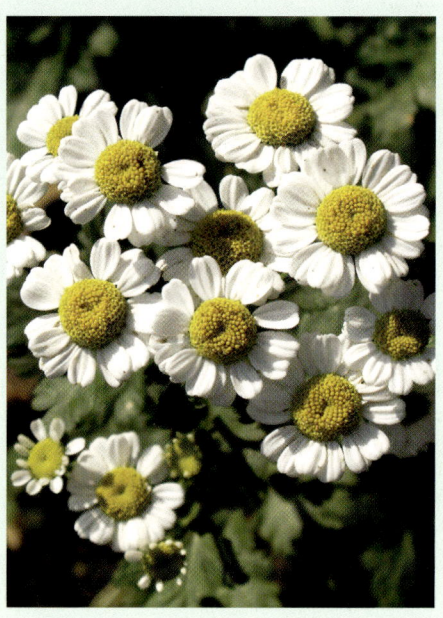

- **Vorkommen** Sonnige, durchlässige Böden; Ursprungsheimat Südosteuropa
- **Blütezeit** Juli–August
- **Ernte** Frische grüne Blättchen Mai–September
- **Inhaltsstoffe** Ätherisches Öl, Pinen, Sequiterpenlactone, Kampfer, Bitterstoffe
- **Indikationen** Frische Blätter bei Migräne, getrocknete Blätter bei Verdauungsproblemen
- **Hinweise** Nicht in der Schwangerschaft, die entkrampfende Wirkung kann zu verfrühten Wehen führen. Nicht bei verstärkter Monatsblutung. Nicht gleichzeitig mit blutverdünnenden Mitteln einnehmen. Kann zu Geschwüren im Mund führen.

Dieses zierliche Pflänzchen mit seinen zahlreichen kleinen Blütchen, die an Kamille erinnern, hat mir schon so manchen Tag gerettet, der mit lästigen Kopfschmerzen begann. Viele Menschen leiden an Migräneattacken mit sämtlichen Begleitsymptomen, wie Licht- und Lärmempfindlichkeit, Sehstörungen, Übelkeit und einseitigem, pochendem Kopfschmerz. Die auslösenden Faktoren sind meist Stress, Aufregung, Wetterempfindlichkeit, Kreislaufschwäche, zu geringe oder unregelmäßige Nahrungsaufnahme.

Migräne, Kopfschmerzen: Bei beginnendem Kopfschmerz 2 frische Blättchen zerkauen und schlucken, kurze Ruhepause einlegen und entspannen. Die Bitterstoffe regen die Magentätigkeit an und unterstützen den Kreislauf, der Kampfer entkrampft und beruhigt. Wer häufig unter Migräneanfällen leidet, kann vorbeugend täglich bis zu 2 frische Blättchen kauen.

Bauchschmerzen, Verdauungsprobleme
Getrocknetes Mutterkraut pulverisieren und in 100-mg-Leerkapseln (gibt es in der Apotheke) füllen, bei Beschwerden 2–3 davon einnehmen.

Nachtkerze *(Oenothera biennis)*

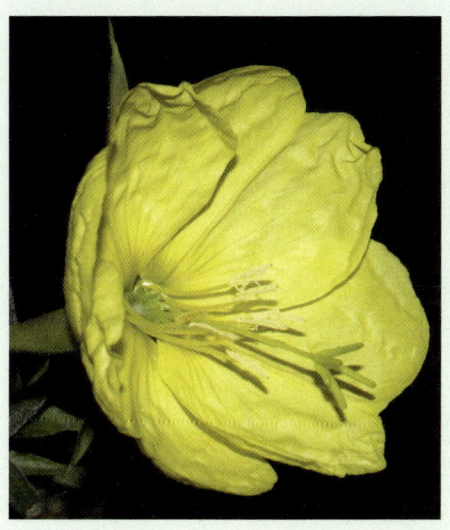

▌ **Vorkommen** Ursprünglich aus Nordamerika, heute fast überall
▌ **Blütezeit** Mai–Oktober
▌ **Ernte** Blüten, Blätter und Samen
▌ **Inhaltsstoffe** Samen: Fettsäuren; Blätter: Gerbstoffe, Harze, Phytosterole
▌ **Indikationen** Husten, Nervosität, innere Unruhe, Einschlafstörungen, unreine Haut, Ekzeme, Hautprobleme, Durchfall, Menstruationsprobleme
▌ **Hinweise** Nicht bei Epilepsie oder Schwangerschaft.

Mit Einbruch der Dämmerung öffnen sich die duftenden Blüten der Nachtkerze urplötzlich mit einem leisen Knacken. Die Samen enthalten Gamma-Linolsäure, aus der im Körper hormonähnliche Stoffe hergestellt werden, die Einfluss nehmen auf Nerven, Haut, Gefäße, Cholesterin und Immunsystem. Deshalb spielt die Nachtkerze eine wichtige Rolle bei der Behandlung von Hautkrankheiten, Cholesterin-, Menstruationsproblemen und Allergien.

Husten, Nervosität, innere Unruhe, Einschlafstörungen, unreine Haut, Ekzeme
Tee: 1 TL zerquetschte Samen und 1 TL Johanniskrautblüten mit 500 ml kochendem Wasser übergießen, zugedeckt 10 Minuten ziehen lassen. Die Menge über den Tag verteilt trinken.

Menstruationsprobleme: Beginnen Sie 4 Tage vor dem errechneten Beginn Ihrer Periode. Nehmen Sie 1 TL Samen mit etwas Wasser oder Tee ein oder bereiten Sie sich einen Tee daraus zu. Die Samen kann man ebenso wie die Samen der Brennnessel übers Essen streuen oder sie in der Pfanne anrösten, dann schmecken sie wie Nüsschen.

Durchfall: 1 TL getrocknete Blätter oder Sprossspitzen mit 250 ml kochendem Wasser überbrühen, 10 Minuten ziehen lassen, abseihen; 2-mal täglich warm in kleinen Schlückchen trinken.

O Odermennig *(Agrimonia eupatoria)*

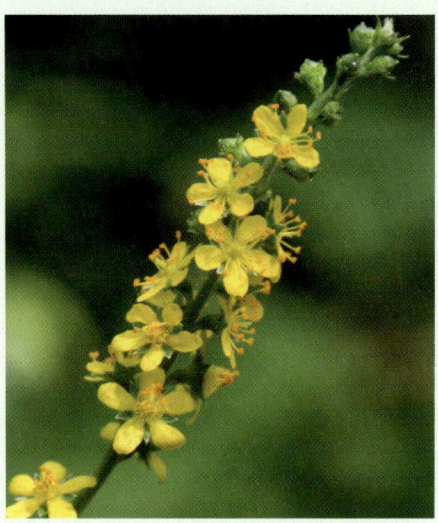

- **Vorkommen** Trockene, sonnige, magere Wiesen, Wald- und Wegränder in ganz Europa
- **Blütezeit** Juni–August
- **Ernte** Kraut im Juni
- **Inhaltsstoffe** Blätter: Catechingerbstoffe, Triterpene, Schleimstoffe, Flavonoide, Kieselsäure
- **Indikationen** Halsentzündung, Durchfall, Hautprobleme
- **Hinweis** Nicht bei Epilepsie.

Ich muss zugeben, dass ich bei der Gartenarbeit schon oft auf den Odermennig wütend wurde. Seine Samenkapseln hängen sich unangenehm in meinen langen Haaren fest, manchmal so stark, dass nur noch die Schere hilft. Dafür helfen einem die Gerb- und Bitterstoffe des Odermennigs im Krankheitsfall.

Durchfall, Halsentzündung
Tee: 2 TL getrocknetes Kraut mit 250 ml kochendem Wasser übergießen und zugedeckt 5 Minuten ziehen lassen, abseihen. Bei Halsentzündung 3-mal täglich gurgeln, bei Durchfall 2-mal täglich 1 Tasse trinken.

Mein Tipp

Geben Sie bei Durchfall auch noch Himbeer- oder Brombeerblätter mit in den Tee – sie haben ebenfalls eine heilende Wirkung bei Durchfall.

Gereizte, zu Entzündungen neigende Haut, bei Krampfadern zur Pflege der empfindlichen Haut
Salbe: 100 g Vaseline im Wasserbad schmelzen, 50 g Odermennigblätter dazugeben, umrühren, über Nacht stehen lassen. Am nächsten Tag noch einmal erwärmen, etwas abkühlen lassen, abseihen und in Salbenkruken abfüllen.

Petersilie *(Petroselinum crispum)*

P

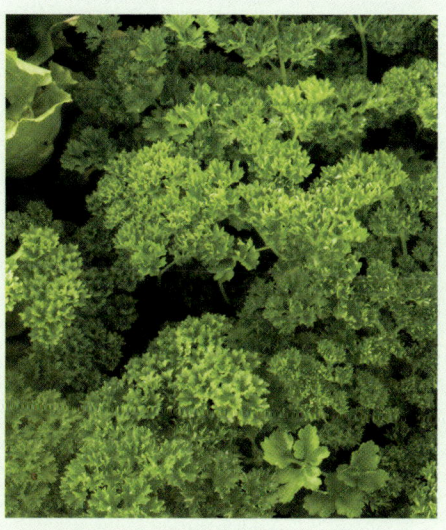

- **Vorkommen** Ursprünglich Mittelmeergebiet, heute auf der ganzen Welt, auf lehmigen nährstoffreichen Böden
- **Blütezeit** Juni –Juli
- **Ernte** Blätter: März–Oktober
- **Inhaltsstoffe** Blätter: Ätherisches Öl, Vitamine, Cumarine
- **Indikationen** Appetitmangel, Blasenentzündung, Entwässerung, Verdauungsprobleme; in der Küche
- **Hinweis** Medizinisch (also in größeren Mengen) nicht während der Schwangerschaft – als Küchengewürz ist Petersilie auch für Schwangere nicht schädlich.

Petersilie gibt es mit glatten oder mit krausen Blättern. Ich bevorzuge das kräftige Aroma der krausen Petersilie und nehme die glatte Petersilie nur zum Verfeinern von zarten grünen Blattsalaten, Fleisch, Maultaschen, Kartoffel- und Gemüsegerichten.

Mein Tipp

Frische Petersilienblätter enthalten extrem viel Vitamin C, essen Sie so viel wie möglich davon roh.

Bei der Pflanzung im Garten gibt es nur ein Problem – die Schnecken. Sie haben die jungen Blättchen der Petersilie zum Fressen gern. Petersilie lässt sich aber auch gut in Schalen oder Balkonkästen ziehen. Nach der Aussaat dauert es in der Regel recht lange, bis von der Petersilie die ersten grünen Triebe zu sehen sind. Wenn Sie die Aussaat jedoch mit kochendem Wasser angießen, keimen die Samen schneller.

Kräutersalz (zum Konservieren der Petersilie): Meersalz, frische Petersilie und kleingeschnittenen Knoblauch mischen.

Verdauungsprobleme, Appetitmangel, Blasenentzündung

Tee: 1 EL feingehackte Petersilie mit 250 ml kochendem Wasser überbrühen, 5 Minuten ziehen lassen, abseihen; 2-mal täglich 1 Tasse.

R Ringelblume *(Calendula officinalis)*

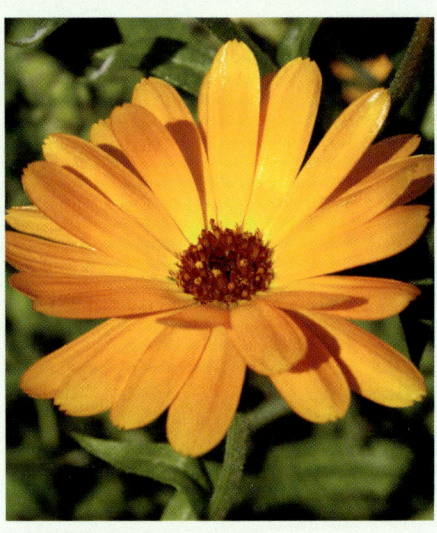

▌ **Vorkommen** Ursprünglich im Mittel-
meergebiet, heute auf der ganzen Welt
in Gärten oder ausgewildert
▌ **Blütezeit** Mai–Oktober
▌ **Ernte** Blüten Juni–August
▌ **Inhaltsstoffe** Ätherisches Öl, Bitter-
stoffe, Saponine, Harze, Schleim,
Carotinoide, Flavonoide. Triterpene
▌ **Indikationen** Hautprobleme,
Neurodermitis, Schuppenflechte,
Ekzeme, kleinere Verletzungen,
Schürfwunden, Halsentzündung,
Fußpilz

Ohne einen kritischen Blick auf die Blüten meiner Ringelblumen zu werfen gehe
ich nicht aus dem Haus. Sie sind meine
zuverlässigen Wetterpropheten, auf die
ich mich bisher immer verlassen konnte.
Sind ihre Blütenköpfchen bis 9 Uhr
(Normalzeit) – Sommerzeit also 10 Uhr –
noch nicht vollständig geöffnet, dann
kann man an diesem Tag mit Regen rechnen. Um ihren Blütenstaub zu schützen
öffnen die Ringelblumen ihre Blüten nur
dann, wenn der Tag absolut trocken ver-
läuft. Als Sorte ziehe ich die kleinblütigen
wilden Ackerringelblumen vor, sie besitzen einen noch frischeren Zitronenduft
als die Gartenringelblumen.

Schürfwunden, Hautprobleme, Neurodermitis, Schuppenflechte

Salbe:
▌ 3–4 EL Ringelblumenblüten an einem
sonnigen trockenen Tag ernten, sorgfältig von Käfern befreien und die Blütenblättchen abpflücken. 100 g Vaseline
im Wasserbad schmelzen. Die vorbereiteten Blütenblättchen unter die Fettschmelze geben. Umrühren und zugedeckt über Nacht stehen lassen.
▌ Am nächsten Tag noch einmal erwärmen. Blütenblättchen abseihen. Salbe
in vorbereitete sterilisierte Tiegel abfüllen, abkühlen lassen, gut verschlossen
kühl aufbewahren.

R

Tagescreme:

- Von 2 EL Ringelblumenblüten die Blütenblättchen abzupfen; 50 ml Weizenkeimöl im Wasserbad erwärmen, Blütenblättchen dazugeben, umrühren, über Nacht stehen lassen.
- Aufguss herstellen: 1 EL Ringelblumenblüten mit 50 ml kochendem Wasser überbrühen, 10 Minuten zugedeckt ziehen lassen, auf 50°C abkühlen.
- Das über Nacht stehen gelassene Ringelblumenöl im Wasserbad erwärmen und abfiltern. In das gewonnene Öl 1 EL Bienenwachs und 100 g Vaseline geben und alles zusammen schmelzen lassen.
- 50 ml des Ringelblumenaufguss tröpfchenweise unterrühren, bis eine homogene Creme entstanden ist. Warm in Salbenkruken füllen, abkühlen lassen, Gut verschlossen kühl aufbewahren.

Hinweis

Stellen Sie von der Tagescreme immer nur kleine Portionen her, durch die Wasserphase hält sich das Produkt nicht sehr lange.

Kleinere Verletzungen
Alkoholauszug:

- Geben Sie in ein weithalsiges Glas 25 g Blütenblättchen. Mit 250 ml 70%igem Weingeist auffüllen. Gut verschlossen für 4 Wochen an einen warmen Ort stellen und täglich schütteln. Danach sorgfältig abfiltern und in kleine dunkle Flaschen füllen.

Wissen

Im Sommer Gels verwenden

Cremes auf Ölbasis dichten die Haut mit einem dicken Fettfilm ab. Das hält die Haut im Winter schön geschmeidig. Im Sommer jedoch, wenn der Schweiß die Aufgabe übernimmt, durch Verdunstung auf der Hautoberfläche die Körpertemperatur zu regulieren, sind Gels besser. Wird der Schweiß nämlich durch Cremes auf Ölbasis am Verdunsten gehindert, kann es passieren, dass sich das Gesicht heiß anfühlt und die sogenannte „Mallorcaakne" entsteht – lauter kleine Pusteln, die an Akne erinnern.

- Bei kleineren Verletzungen den Alkoholauszug mit abgekochtem Wasser verdünnen und zum Auswaschen der Wunden verwenden.

Halsentzündung: $1/2$ TL Alkoholauszug und etwas Meersalz in ein Glas Wasser geben und mehrmals täglich damit gurgeln.

Hautprobleme
Reinigung:

- Geben Sie 1 EL des Ringelblumen-Alkoholauszugs in eine dunkle 100-ml-Flasche, die Sie mit destilliertem Wasser auffüllen. Vor jedem Gebrauch schütteln.
- Alkoholmischung auf einen Wattebausch geben und das feuchte Gesicht

R

damit reinigen. Zuerst mit klarem lauwarmem Wasser abwaschen und
danach mit kaltem Wasser, damit sich
die Poren wieder schließen.

**Schürfwunden, Ekzeme, Fußpilz,
Schuppenflechte:** Das folgende
Ringelblumenöl pflegt entzündliche
Stellen und bekämpft durch die anti-
mykotische (gegen Pilze) Wirkung
den unangenehmen Fußpilz.

- Ein weithalsiges Glas mit den Blüten-
  blättern der Ringelblume füllen. Mit
  Weizenkeimöl übergießen, bis alle
  Blütenblättchen ausreichend bedeckt
  sind. Gut verschließen und für
  2 Wochen an einen warmen, sonnigen
  Ort stellen.
- Danach die Blütenblättchen abfiltern.
  Das gewonnene Öl wiederum in ein
  weithalsiges Glas geben und so viel fri-

sche Ringelblumenblütenblättchen
dazugeben, wie das Öl aufnimmt.
Verschließen und noch einmal für
2 Wochen an einen warmen Ort stellen,
abfiltern und in kleine dunkle Flaschen
abfüllen.

- Bei Fußpilz morgens nach dem
  Duschen Öl in die Füße einmassieren,
  besonders in die Zehenzwischenräume.
  Bei Ekzemen und Schürfwunden etwas
  Öl auf ein sauberes Tuch geben und
  damit die Hautstellen benetzen. Bei
  Schuppenflechte zur Pflege nach dem
  Duschen dünn auftragen; vorher an
  einer kleinen Stelle austesten, da manche Menschen das Öl bei Schuppenflechte nicht vertragen.

Küche: Hübsch sind die gezuckerten
Blütchen als Tortengarnierung. Eiweiß
steif schlagen, mit einem Pinsel auf die
gereinigte Blüte auftra-
gen und mit Zucker
bestreuen – sieht aus
wie eine gefrostete
Blüte.

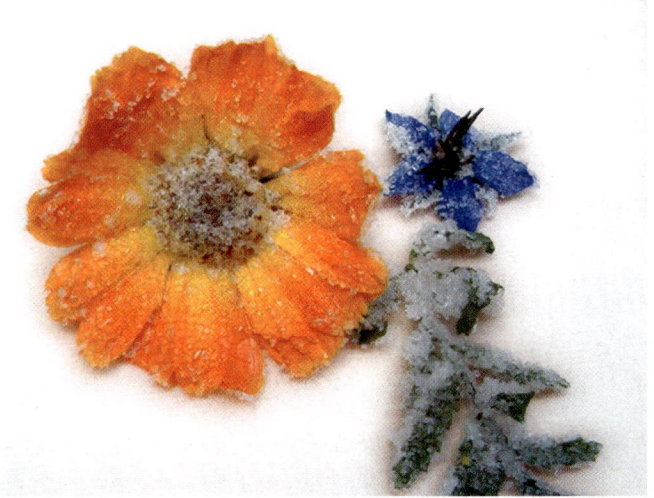

◄ Gezuckerte Blüten
schmücken jede
Torte.

Rosmarin *(Rosmarinus officinalis)*

R

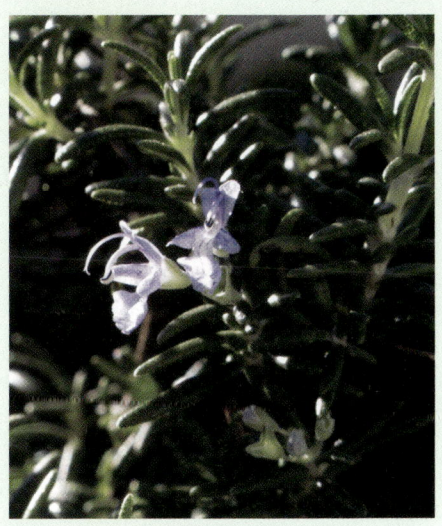

- **Vorkommen** Mittelmeergebiet
- **Blütezeit** März–Mai
- **Ernte** Blättchen vor der Blüte
- **Inhaltsstoffe** Ätherisches Öl, Flavonoide, Gerbstoffe, Bitterstoffe
- **Indikationen** Niedriger Blutdruck, Kreislaufprobleme, Rheuma- und Muskelschmerzen, Verspannungen, Verkrampfungen, Zerrungen, Nervenschmerzen, Rheuma, Verdauungsprobleme, Appetitmangel, Rekonvaleszenz; in der Küche
- **Hinweis** Bei Überdosierung Magenschleimhautreizung.

Egal ob hängend oder in aufrechter Form – Rosmarin verleiht jedem Garten eine südländisch mediterrane Atmosphäre. Auch bei unseren einheimischen Bienen ist sein Nektar sehr beliebt. Rosmarin verträgt einen starken Schnitt. Den ganzen Sommer über bringt er neue grüne Zweige hervor. Im Herbst lasse ich ihm allerdings seine wohlverdiente Ruhe und bereite ihn auf den bevorstehenden Winter vor. Jetzt darf er seine Zweige behalten und wird vor dem ersten Bodenfrost auf die Bühne gebracht. Hier ist es kühl, jedoch frostfrei und hell. Im vergangen Winter begann mein aus Korsika stammender Rosmarin kurz vor Weihnachten üppig zu blühen, bis April konnte ich mich an den hellblau-violetten Blütchen erfreuen – ein kleiner Vorgeschmack auf das kommende Frühjahr.

Mein Tipp

Rosmarin ist ideal für Menschen mit einem schwachen Kreislauf und niedrigem Blutdruck. Wer morgens Schwierigkeiten hat, „in die Gänge zu kommen", dem verhilft Rosmarintee zu einem guten Start.

Niedriger Blutdruck, Rekonvaleszenz, Kreislaufprobleme

Tee: 1 TL getrocknete oder frische Rosmarinnadeln mit 250 ml kochendem Wasser überbrühen, zugedeckt 15 Minuten ziehen lassen, abseihen; 2-mal täg-

151

R

lich 1 Tasse trinken – morgens, um den Kreislauf und den gesamten Organismus zu stärken, sowie am Mittag. Abends sollte man auf diesen Tee verzichten.

Bad: 2 EL getrockneten oder frischen Rosmarin mit 2 l kaltem Wasser ansetzen, zugedeckt aufkochen, 20 Minuten ziehen lassen, abseihen und dem 37 °C warmen Badewasser zugeben; bereits 10 Minuten baden wirkt sehr anregend.

Rheuma- und Muskelschmerzen, Verspannungen, Verkrampfungen, Zerrungen:
Hierfür stellte sich meine Großmutter eine ganz spezielle Tinktur aus den Nadeln des Rosmarins und den Wacholderbeeren her. Die eingeriebenen und massierten Körperstellen wurden besser durchblutet und erwärmten sich, der Schmerz ließ nach.

Tinktur: Geben Sie in ein weithalsiges Glas 1 Teil getrocknete oder frische Rosmarinzweige, 1 Teil Wacholderbeeren sowie 20 Teile 40%igen Doppelkorn. Das Glas gut verschlossen für 6 Wochen an einen warmen Ort stellen. Danach die Flüssigkeit abseihen und in kleine dunkle Flaschen füllen.

Muskelverspannungen, Nervenschmerzen, Rheuma:
Durch lange, harte Arbeit und in fortgeschrittenem Alter neigen stark beanspruchte Gelenke oft zu chronischen Entzündungen. Meist sind es die Knie- und Fingergelenke, die

Schmerzen bereiten. Eine durchblutungsanregende und krampflösende Rosmarinsalbe kann hier gute Dienste leisten. Wichtig ist die ausreichende Durchblutung der Gelenke.

Salbe:

- 100 g Schweineschmalz oder Vaseline im Wasserbad erhitzen und 2 EL getrocknete oder frische Rosmarinzweige dazugeben. Gut vermengen und zugedeckt über Nacht stehen lassen.
- Am nächsten Tag noch einmal erwärmen, Rosmarinzweige abfiltern und Salbe in einen undurchsichtigen Tiegel füllen. Im Kühlschrank aufbewahren.

Rosmarinöl:

- Füllen Sie ein weithalsiges Glas zu $^3/_4$ mit kleingeschnittenen, frischen oder getrockneten Rosmarinzweigen. Mit einem guten, 40 °C warmen Weizenkeimöl das Glas bis zum Rand füllen. Gut verschließen und für 14 Tage an einen warmen Ort stellen.
- Abfiltern, in kleine dunkle Flaschen abfüllen, kühl lagern und zügig verwenden, deshalb nur kleine Mengen herstellen. Zum Lösen einer muskulären Verspannung sanft in die Haut einmassieren.

Mein Tipp

Damit die gehaltvollen Rosmarinzweige und -nadeln ihre Inhaltsstoffe so gut wie möglich an das Öl abgeben, erwärme ich das Weizenkeimöl, bevor ich die Pflanzenteile damit übergieße.

R

Verdauungsprobleme, Appetitmangel:
Rosmarin ist nicht nur im Krankheitsfalle zu verwenden, sondern eignet sich auch hervorragend als aromatisches Gewürz zu Wild-, Lamm-, Kartoffel- und Käsegerichten.

Rosmarintaler sind ein pikanter Snack, der sich ganz schnell herstellen lässt:
▮ 1 EL frische oder getrocknete Rosmarinnadeln fein hacken und mit 200 g geriebenem Emmentaler und etwas Paprikapulver vermengen – wer möchte, kann der Masse Sonnenblumenkerne oder Sesam untermengen, das schmeckt ebenfalls sehr lecker.

▮ Mit dem Teelöffel kleine Portionen auf ein mit Backpapier ausgelegtes Blech setzen. Im vorgeheizten Backofen bei 180 °C 5 Minuten hellgelb backen.

Rosmarin und Preiselbeeren kennt man beides als Zutaten für leckere Wildgerichte. Deshalb eignet sich Rosmarin ausgezeichnet als Zugabe für eine leckere Preiselbeermarmelade oder für ein -kompott. Einfach Rosmarin zu den verarbeiteten Früchten geben und mitkochen, bis die Marmelade die gewünschte Konsistenz hat. In Gläser füllen – na, wie wär's?

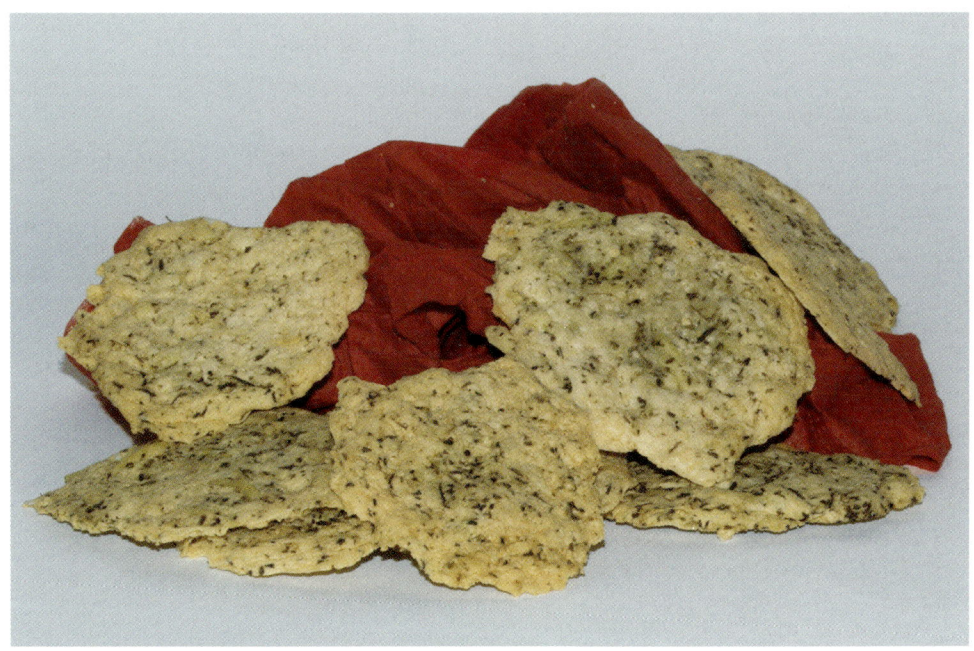

▲ Rosmarintaler sind ganz schnell zubereitet und schmecken lecker.

R Rotklee *(Trifolium pratense)*

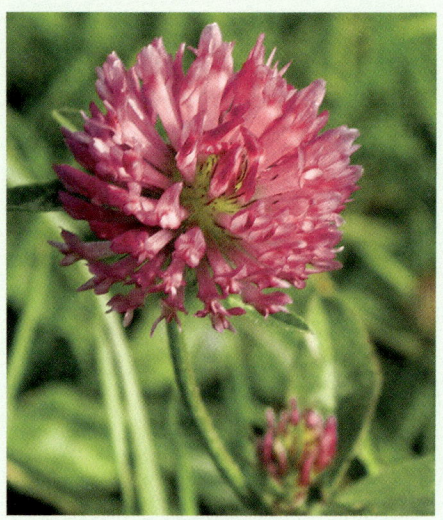

- **Vorkommen** Wirtschaftlich angebaut auf Äckern, wild auf Wiesen
- **Blütezeit** Mai–September
- **Ernte** Blütenköpfe, Samen zur Sprossenanzucht
- **Inhaltsstoffe** Gerbstoffe, Isoflavone, Fettsäuren, Stärke, Glykoside, viel Provitamin A (Carotin)
- **Indikationen** Wechseljahresbeschwerden
- **Hinweis** Medizinisch nicht während der Schwangerschaft.

Jede Frau kommt irgendwann in die sogenannten Wechseljahre. Der Östrogenspiegel im Körper sinkt langsam, die Periode kommt unregelmäßig, Hitzewallungen dafür regelmäßiger. Das fehlende Östrogen kann man dem Körper jedoch einfach bei der Nahrungsaufnahme zuführen, beispielsweise durch sogenannte Phytoöstrogene, die in Sojabohnen, Linsen, Kichererbsen und Bohnen vorkommen. Aber auch Heilpflanzen wie Frauenmantel (siehe Seite 81) und Rotklee beeinflussen das Hormonsystem der Frau. Salbei wirkt auf das Wärmezentrum des Körpers und hilft gegen Hitzewallungen.

Wechseljahresbeschwerden

Tee: Mischen Sie getrocknete Frauenmantelblätter, Rotkleeblüten und Salbeiblätter. 2 TL der Mischung mit 250 ml kaltem Wasser ansetzen, zugedeckt zum Sieden erhitzen, 2 Minuten ziehen lassen, abfiltern; 1-mal täglich 1 Tasse.

Mein Tipp

Yamswurzel (Asialäden) hilft ebenfalls bei Wechseljahresbeschwerden. Sie wird wie Gemüse zubereitet.

Küche: Rotkleesamen, die es in Bioläden zu kaufen gibt, kann man keimen lassen, die Sprossen schmecken lecker und sind sehr vitaminreich. Blüten und Sprossen eignen sich auch als Salatbeigabe.

Salbei *(Salvia officinalis)*

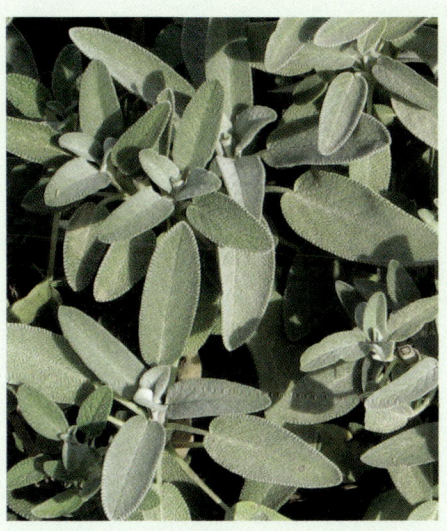

- **Vorkommen** Ursprünglich Mittelmeergebiet, heute an sonnigen Standorten auf der ganzen Welt angepflanzt
- **Blütezeit** Mai–Juli
- **Ernte** Blätter Mai–Juni
- **Inhaltsstoffe** Ätherisches Öl (davon 50 % Thujon), Triterpene, Flavonoide, Bitterstoffe, Gerbstoffe
- **Indikationen** Wechseljahresbeschwerden, Entzündungen in Hals, Nase Rachen, Appetitlosigkeit, Durchfall; in der Küche
- **Hinweis** Nicht überdosieren, sonst wirkt das Thujon toxisch. Manche Menschen reagieren auf zu viel Salbei mit Magenschmerzen. Nicht während der Schwangerschaft.

Wenn Sie auch zu den glücklichen Besitzern eines Salbeistockes zählen, dann haben Sie einen regelrechten Schatz im Garten. Immer, wenn ich an ihm vorbeikomme, streicht meine Hand durch die aromatisch duftenden Blättchen. Bei warmem, sonnigem Wetter ist der Gehalt an ätherischen Ölen so hoch, dass sie ein klebriges Gefühl auf den Fingerspitzen hinterlassen.

Damit Ihnen ihr Salbeistock recht lange erhalten bleibt und nicht verholzt, sollten Sie Ihn im zeitigen Frühjahr zurückschneiden. Ich habe meinen Salbeistock schon über 10 Jahre und er trägt jedes Jahr von unten bis oben dichte, kräftige, Blätter. Bitte schneiden Sie ihn nicht im Herbst, denn dann muss er den langen, kalten Winter ohne Schutz überstehen und das funktioniert meist nicht. Als Winterschutz häufle ich wie bei den Rosen etwas Erde an.

Hals-, Mund- und Rachenentzündungen

Gurgelmittel: 1 TL getrocknete Salbeiblätter mit 100 ml kochendem Wasser überbrühen, zugedeckt 15 Minuten ziehen lassen, abseihen; 3-mal täglich gurgeln. Dem Gurgelmittel kann etwas Meersalz beigemengt werden.

S

Zahnfleischentzündung, Parodontose, Mundgeruch, Magenschleimhautentzündung: Ein frisches Salbeiblatt im Mund gut zerkauen und schlucken – das kräftigt das Zahnfleisch und beugt Entzündungen und Parodontose vor. Außerdem verleiht das einen frischen Atem und ist gut für den Magen.

Nasennebenhöhlenentzündung, Schnupfen: Ab und zu ernte ich ein frisches Blättchen, ritze mit dem Fingernagel ein paar Mal hinein, rolle es ganz klein zusammen und stecke es mir in die Nasenöffnung. Bereits beim ersten Atemzug steigen die ätherischen Öle in die Nase. Dies gibt ein freies Gefühl im Stirnbereich und beugt Nasennebenhöhlenentzündungen vor oder hilft, diese auszuheilen.

Inhalation: 2 EL getrocknete Salbeiblätter mit 2 l kochendem Wasser überbrühen. Kopf über die dampfende Schüssel halten und mit einem Handtuch Kopf und Schüssel abdecken. Durch die Nase atmen, so dass der wohltuende Salbeidampf in die Nasenöffnungen ziehen kann.

Halsschmerzen, Zahnfleischentzündung
Alkoholauszug: Geben Sie in ein weithalsiges Glas 1 Teil Salbeiblätter und 10 Teile 40%igen Doppelkorn. Gut verschlossen für 2 Wochen an einen warmen Ort stellen. Danach abfiltern und in kleine dunkle Flaschen füllen.

Bei Hals- oder Zahnfleischentzündung 1 TL auf 1 Glas Wasser geben und damit 2- bis 3-mal täglich gurgeln.

Wechseljahresbeschwerden, vor allem Hitzewallungen, zum Abstillen
Tee: 2 TL frische oder 1 TL getrocknete Blätter mit 250 ml kochendem Wasser übergießen, zugedeckt 15 Minuten ziehen lassen, abseihen; kurmäßig 1-mal täglich 1 Tasse.

Mein Tipp
Salbei hilft Frauen, die abstillen wollen, weil ihre Babys die ersten Zähnchen bekommen und das Stillen zu einer schmerzhaften Sache wird. Salbei bringt die Muttermilch allmählich zum Versiegen und beugt einer Brustdrüsenentzündung vor.

Leckere Rezepte mit Salbei
Mit Salbei holen wir uns die mediterrane Küche der Italiener ins Haus.

Salbeispaghetti: Es gibt nichts, was an heißen Sommertagen von meiner Familie lieber gegessen wird als Salbeispaghetti. Sie machen angenehm satt, belasten den Magen nicht und regulieren das Schwitzen – also ein richtiges Sommergericht.
- Für 4 Personen 500 g Spaghetti in kochendes Salzwasser geben. Für das Salbeiöl wird 1 Tasse gutes Olivenöl in einem Topf erwärmt.

▮ 2 kleingewürfelte Zwiebeln dazugeben. Wenn diese eine goldgelbe Farben haben, kommen 2 zerdrückte Knoblauchzehen hinzu. Sobald der Knoblauch zu bräunen beginnt, 2 Handvoll feine Salbeiblätterstreifen hinzufügen.

▮ Unter ständigem Rühren das Ganze nun anbräunen. Exakt in dem Augenblick, wenn der Salbei zu knistern beginnt und der Knoblauch hellbraun geworden ist, ist das Salbeiöl fertig.

▮ 1 Portion Nudeln auf einem Teller anrichten, Salbeiöl darübergeben und mit geriebenem Käse garnieren.

Aprikosenmarmelade mit Salbei – sehr extravagant und exotisch: 1 kg Aprikosen waschen, entsteinen und kleinschneiden. 2 EL kleingehackten Salbei und 800 g Gelierzucker dazugeben, aufkochen und 2 Minuten kochen lassen, heiß in sterilisierte Gläser füllen und gut verschließen.

Mein Tipp

Anstelle von Gelierzucker kann man auch Pektin mit Zitronensäure verwenden – Fertigprodukte sind im Naturkostladen erhältlich. Ich koche Marmelade gerne mit Pektin ein, es ist gut für den Cholesterinspiegel und durch die geringere Zuckermenge, die man dadurch benötigt, ist der Fruchtgeschmack intensiver.

Salbeitaler: Sie sind bei meinen Seminarteilnehmern die absoluten Favoriten.

▮ Knetteig: 60 g Butter, 120 g Zucker, 1–2 Eier, 250 g Mehl, $^1/_2$ Päckchen Backpulver, 2 TL Zimt, $^1/_2$ TL Muskatblüte, $^1/_2$ TL Nelkenpulver miteinander vermengen und 60 g frische, ganz fein geschnittene Salbeiblätter dazugeben; Muskat und Nelkenpulver können auch weggelassen werden. Teig für 15 Minuten kühl stellen.

▮ Auf einer mit Mehl bestäubten Arbeitsfläche auswellen und runde, kleine Taler ausstechen. Im vorgeheizten Backofen bei 175 °C ca. 10 Minuten hellbraun backen – Gesundheit kann auch lecker schmecken.

▼ Lecker und gesund: Salbeitaler.

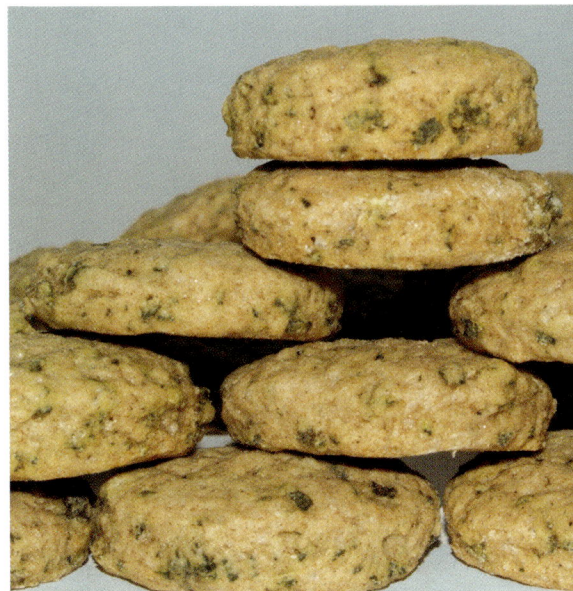

S Schafgarbe *(Achillea millefolium)*

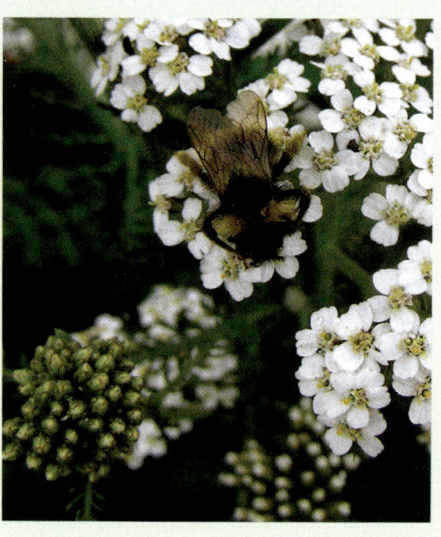

- **Vorkommen** Trockene Wiesen, Feld- und Wegränder
- **Blütezeit** Juni–September
- **Ernte** Obere Triebspitzen mit Blüten
- **Inhaltsstoffe** Ätherisches Öl, Salicyl-säure, Cumarine, Bitterstoffe, Gerb-stoffe, Flavonoide, Mineralstoffe, vor allem Kalium, Alkaloide (Achillein)
- **Indikationen** Magen-Darm-Beschwer-den, Menstruationsschmerzen, zu star-ke Monatsblutung, Nasenbluten, Erkältungskrankheit, Hautprobleme, Halsentzündung
- **Hinweis** Zählt zu den sogenannten Frauenkräutern, da sie die weiblichen Organe in ihrer natürlichen Funktion unterstützt und stärkt.

Die blutstillende Eigenschaft der Schafgarbe durfte ich bei der Arbeit im Heilkräutergarten am eigenen Leibe erfahren. Mit meiner neu erworbenen Gartenschere schnitt ich die verwelkten Blütenstängel der Pflanzen ab. Da ein ziemliches Dickicht herrschte, konnte ich nicht genau sehen, wo ich gerade schnitt – schon war es passiert: Ich hatte mit der Schere die Fingerkuppe meines linken Zeigefingers abgeschnitten und das Blut lief mir die Hand hinunter. Ich hatte nichts anderes zur Hand als die im Pfarrer-Kneipp-Beet wachsende Schaf-garbe. Rasch pflückte ich mir ein paar Blättchen, reinigte sie notdürftig unter fließendem Wasser, zerdrückte sie etwas mit den Fingern und presste sie auf die blutende Wunde. Ich spürte einen kur-zen, zusammenziehenden Schmerz – und die Blutung ließ nach. Ich konnte es selbst kaum glauben, dass die Wirkung so schnell einsetzen würde. Nach weni-gen Minuten konnte ich mit einem Pflas-ter auf der Wunde wieder weiterarbeiten.

Magen-Darm-Beschwerden, Menstruationsschmerzen, zu starke Monatsblutung, Nasenbluten: Bei zu star-ker Monatsblutung sollte der Schafgar-bentee kurmäßig über einen Zeitraum von 4 Wochen getrunken werden. Bei Nasenbluten Wattepad mit Tee tränken und in die Nasenöffnung schieben.

Tee: 2 TL Schafgarbenkraut mit 250 ml kochendem Wasser übergießen und zugedeckt 15 Minuten ziehen lassen, abseihen. 2–3 Tassen täglich trinken.

Hinweis
Damit sich die in Tees enthaltenen Gerbstoffe lösen können muss der Tee mindestens 15 Minten lang ziehen.

Erkältungskrankheit: Hier hilft eine Mischung aus Pfefferminze, Lindenblüten und Schafgarbe. Pfefferminze wirkt antibakteriell, antimykotisch sowie antiseptisch und nimmt den unangenehmen Mundgeschmack, Lindenblüten wirken krampflösend, schweißtreibend, beruhigend und fiebersenkend.

Tee: 2 TL frische oder 1 TL getrocknete Kräutermischung mit 250 ml kochendem Wasser übergießen und zugedeckt 15 Minuten ziehen lassen. Abschmecken mit Zitronensaft und Honig; 2-mal täglich 1 Tasse gut warm trinken.

Hautprobleme
Salbe: 100 g Vaseline im Wasserbad schmelzen, 2 EL Schafgarbenkraut dazugeben, gut untermengen, zugedeckt über Nacht stehen lassen. Am nächsten Tag das Ganze noch einmal im Wasserbad schmelzen, Pflanzenteile abfiltern, in sterilisierte Tiegel füllen, abkühlen lassen und gut verschließen. Diese Salbe findet Verwendung bei entzündlichen Hautstellen und kleineren Hautläsionen.

Halsentzündung, Magen-Darm-Beschwerden
Alkoholauszug: 1 Teil frisches zerkleinertes Schafgarbenkraut mit 10 Teilen 40%igem Doppelkorn in ein weithalsiges Glas geben, gut verschließen und für 3 Wochen an einen warmen Ort stellen. 1-mal täglich schütteln, abfiltern, in dunkle Flaschen füllen.

Bei Halsentzündung 1 EL Tinktur in 1 Glas Wasser geben und mehrmals täglich gurgeln. Bei Magen-Darm-Problemen, wenn die Verdauung nicht richtig funktioniert, 1- bis 2-mal täglich 1 TL mit Wasser verdünnt einnehmen.

Hinweis
Bei Magen-Darm-Beschwerden sollte man Tees nie süßen, da Zucker die krankmachenden Bakterien zum Wachsen anregt.

Appetitmangel: Für den folgenden appetitanregenden Aperitif 1 l lieblichen Weißwein (das Herbe bringt die Schafgarbe in den Wein) in ein großes weithalsiges Glas füllen, 1 Sträußchen Schafgarbe mit Blättern, Stängeln und Blüten mit dem Mörser zerdrücken und in den Weißwein geben. Gefäß gut verschließen und für 12 Stunden an einem warmen Ort stehen lassen. Schafgarbe abfiltern, den Schafgarbenwein in eine hübsche dekorative Flasche füllen und kühl servieren. Stellen Sie nur so viel her, wie sie als Aperitif für Ihre Gäste benötigen.

S

Schlehe *(Prunus spinosa)*

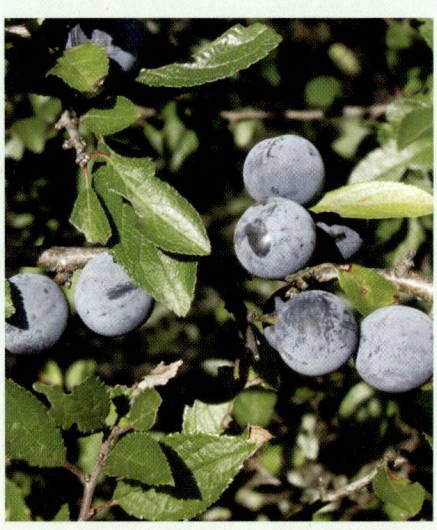

- **Vorkommen** Hecken an Weg- und Waldrändern
- **Blütezeit** März–April
- **Ernte** Beeren im Herbst nach dem 1. Frost
- **Inhaltsstoffe** Gerbstoffe, Vitamin C, Amygdalin
- **Indikationen** Abwehrsteigerung, stärkt die Schleimhäute

Die sehr sauren Schlehenfrüchte müssen erst einen Frost über sich ergehen lassen, damit sich ihr volles Aroma entfalten. Denselben Effekt erreicht man durch kurzes Anfrieren der Beeren in der Tiefkühltruhe. Den Gerbstoffgehalt der Schlehe spürt man beim Essen einer rohen Frucht: Es zieht einem im Mund alles zusammen und die Zunge klebt regelrecht am Gaumen. Der Saft dagegen ist eine Delikatesse.

Achtung

Nie die Beeren einfach nur dampfentsaften, da hierbei die Bittermandelstoffe der Kerne in den Saft übergehen und starke Übelkeit hervorrufen!

Abwehrsteigerung, Stärkung der Schleimhäute

Saft:

- Beeren waschen, in eine große Schüssel geben, mit kochendem Wasser begießen, bis alle Beeren gut bedeckt sind. Schüssel fest verschließen.
- Am nächsten Tag das Wasser von den Beeren abfiltern, noch einmal aufkochen, wieder über die Beeren gießen, gut verschließen und bis zum nächsten Tag stehen lassen. Dieser Vorgang wird insgesamt 3-mal wiederholt.
- Am 4. Tag den Saft (2 Teile) mit Zucker (1 Teil) einkochen, in sterile Flaschen füllen, im Keller kühl und dunkel stellen. Zum Trinken den Saft mit Mineralwasser mischen.

Schöllkraut *(Chelidonium majus)*

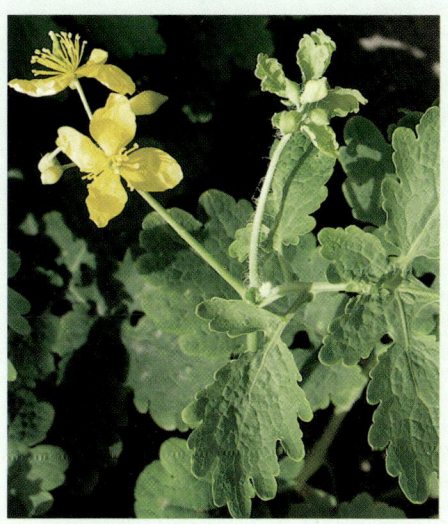

▮ **Vorkommen** Lehmige Böden, in der Nähe von Siedlungen
▮ **Blütezeit** April–Oktober
▮ **Ernte** Saft
▮ **Inhaltsstoffe** Alkaloide, Enzyme
▮ **Indikationen** Warzen
▮ **Hinweis** Nicht innerlich einnehmen.

Warzen: Vor ein paar Jahren entdeckte ich beim Duschen eine kleine Warze an der Außenseite meiner Kniekehle. Die wollte ich so schnell wie möglich wieder weg bekommen. Beim nächsten Spaziergang im nahe gelegenen Wäldchen pflückte ich ein Blatt des Schöllkrauts ganz unten an der Wurzel der Pflanze ab. Den orangegelben Saft, der aus dem Pflanzenstängel austrat, tupfte ich mir vor Ort auf die Warze. Sie verfärbte sich dunkel. So behandelte ich meine Warze 1-wöchentlich und nach etwa einem halben Jahr war sie verschwunden.

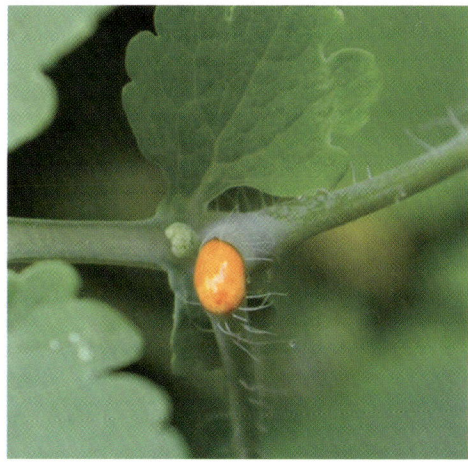

Der orangefarbene Saft ist ▶ ein altes Heilmittel bei Warzen.

S

Sellerie *(Apium graveolens)*

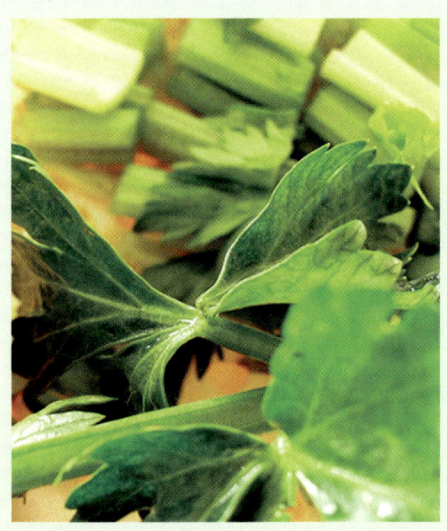

- **Vorkommen** In Gärten kultiviert
- **Blütezeit** Juli–September
- **Ernte** Knolle und Kraut
- **Inhaltsstoffe** Ätherisches Öl, Flavonoide, Vitamine, Mineralstoffe, Cumarine
- **Indikationen** Wassereinlagerungen, Appetitmangel, Rheuma, Verdauungsprobleme, Blasenprobleme, Gicht, Hautprobleme; in der Küche
- **Hinweis** Medizinisch nicht während der Schwangerschaft oder bei einer Nierenerkrankung.

Wassereinlagerungen, Appetitmangel, Rheuma

Tee: Aus dem Kraut der Sellerieknolle lässt sich ein wohlschmeckender Tee zubereiten, der entwässernd und appetitanregend wirkt. 2 TL frisches, zerkleinertes Selleriekraut mit 250 ml siedendem Wasser überbrühen, 3 Minuten zugedeckt ziehen lassen, abseihen, kurmäßig 1- bis 2-mal täglich 1 Tasse.

Verdauungsprobleme, Appetitmangel

Das Kraut des Selleries lässt sich ohne Geschmackseinbußen sehr gut trocknen. Es eignet sich zum Abschmecken von Bratensoßen und als Beigabe zu Gemüseeintopf, spendet Aroma und regt die Verdauung an.

Blasenprobleme, Wassereinlagerungen, Verdauungsbeschwerden, Appetitmangel, Gicht:

Selleriekraut und Petersilienblätter zu gleichen Teilen mischen, 2 TL der Mischung mit 250 ml kochendem Wasser überbrühen, 5 Minuten ziehen lassen, abseihen; kurmäßig 1-mal täglich 1 Tasse. Damit durch das vermehrte Wasserlassen kein Kaliummangel auftritt, empfiehlt sich die Zugabe von Brennnesselblättern. Achten Sie auch auf ausreichende Trinkmenge von Mineralwasser.

Hautprobleme

Sellerie-Karotten-Trank: Die gereinigten Wurzelstücke des Selleries und Karotten im Entsafter verarbeiten. Macht eine schöne, reine Haut.

Spitzwegerich *(Plantago lanceolata)*

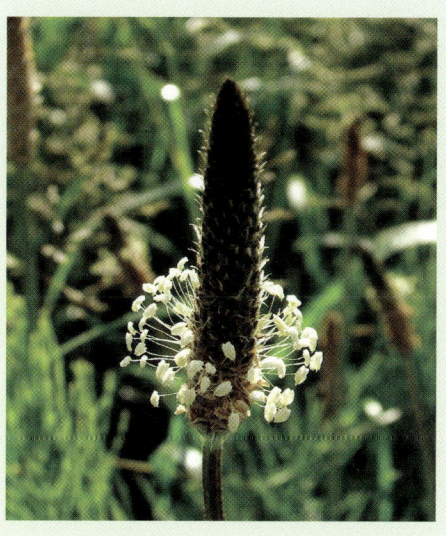

- **Vorkommen** Wiesen, Wegränder
- **Blütezeit** Mai–September
- **Ernte** Blätter
- **Inhaltsstoffe** Schleimstoffe, Kieselsäure, Bitterstoffe, Flavonoide, Aucubin
- **Indikationen** Husten, Bronchitis, Verbesserung der Harnsäureausscheidung, Insektenstiche

Ob Spitz- oder Breitwegerich spielt eigentlich keine Rolle – die schmerzlindernde, entzündungshemmende Wirkung bei Insektenstichen ist bei beiden gleich.

Mein Tipp

Schnelle Hilfe bei Insektenstichen: Spitz- oder Breitwegerichblättchen zerkauen und auf den Stich legen.

Bei Spaziergängen in der Natur ist im Sommer nun mal mit Insektenstichen zu rechnen. Die rettende Hilfe wächst direkt auf der Wiese: 1–2 Blättchen pflücken, mit den Fingern zerquetschen und sofort auf die Einstichstelle legen. Zerkaut man die Blättchen im Mund, kommt noch die Wirkung des Speichels hinzu, der das Wespengift herauszieht. Die so behandelten Wespen-, Bienen- oder Mückenstiche schwellen nicht an und der Schmerz lässt ebenfalls rasch nach. Meine Tochter Tessa wurde einmal von einer Wespe direkt in die Fußsohle gestochen. Ich behandelte den Stich mit Spitzwegerich, nach wenigen Augenblicken konnte sie wieder auf ihrem Fuß auftreten. Damit aber noch nicht genug, Spitz- und Breitwegerich können noch viel mehr. Für meine Rezepte ziehe ich Spitzwegerich vor, da er zarter ist.

S

Husten, Bronchitis

Sirup:

- 2 l Wasser aufkochen, frische und gereinigte Spitzwegerichblätter dazugeben – so viel, wie das Wasser aufnimmt und alle Blättchen mit Wasser bedeckt sind. Vom Herd nehmen und über Nacht stehen lassen.
- Am nächsten Morgen abseihen und mit 1,5 kg braunem Zucker so lange einkochen, bis Sirup entstanden ist. Bedenken Sie dabei, dass die erkaltete Flüssigkeit dickflüssiger ist als in heißem Zustand.
- In sterilisierte Gläser abfüllen, verschließen, fertig. Bei kratzigem Hals, Reizhusten und Bronchitis 1 TL wie Honig lutschen oder zum Süßen von Fenchel- oder Thymiantee, die ebenfalls bei Husten helfen.

Mein Tipp

Wie dick der heiße Sirup tatsächlich ist, lässt sich mit folgendem Trick ganz leicht feststellen: Nehmen Sie mit dem Rührlöffel etwas von der heißen Flüssigkeit ab und geben Sie sie zum Abkühlen auf einen Unterteller.

Halsentzündung, Stimmbandreizung, Stimmverlust

Spitzwegerichzucker:

- Hierfür ernte ich die jungen, zarten Blättchen vor der Blüte, schneide sie gleich am Fundort in ca. 3 cm dicke Streifen und schichte sie abwechselnd mit braunem Rohrzucker oder braunem Kandis in ein weithalsiges Glas. Jede Schicht ist ungefähr 3 cm hoch. Ist das Glas voll, sollte die letzte Schicht aus Zucker bestehen.
- Das Glas wird fest verschlossen und für 6–8 Wochen in den kühlen, dunklen Keller gestellt. Die Spitzwegerichstreifen verlieren an Farbe und der Zucker wird ganz dunkel. Bei Stimmverlust hilft 1 TL dieses Spitzwegerichkandis und etwas Redeverbot, dann kommt die Stimme bald wieder zurück.

Husten, Schnupfen, Heiserkeit

Tee: 2 TL getrocknete oder 3 TL frische, zerkleinerte Spitzwegerichblätter mit 250 ml kochendem Wasser überbrühen, zugedeckt 15 Minuten ziehen lassen, abseihen und den Tee mit Honig süßen; 2-mal täglich 1 Tasse trinken.

Küche: Um in den Genuss des Sirups zu kommen, müssen Sie sich nicht gleich Halsschmerzen wünschen. Als „Spitzwegerichhonig" eignet er sich auch als Brotaufstrich. Hierzu fülle ich für den Sirup einen Teil in Gläser ab, den anderen Teil koche ich so lange ein, bis er die Konsistenz von Honig hat. Dieser „Spitzwegerichhonig" schmeckt super lecker. Wir verwenden ihn als wohlschmeckenden, vorbeugenden Brotaufstrich.

Stevia *(Stevia rebaudiana)*

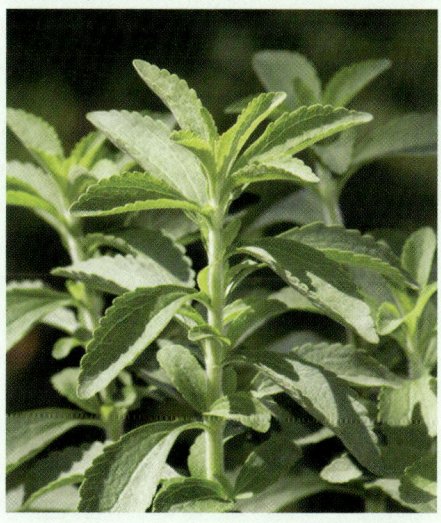

▌ **Vorkommen** Mittel- und Südamerika
▌ **Blütezeit** Oktober–Dezember
▌ **Ernte** Blätter
▌ **Inhaltsstoffe** Ätherisches Öl, Diterpene (Steviosid – verursacht die Süße), Flavonoide
▌ **Indikationen** Diabetes, Zuckerunverträglichkeit, Kariesschutz, Gewichtsprobleme

Stevia überwintert bei mir in einem hellen, kühlen Raum mit 12 °C. Hier zieht sie zum Teil völlig ein und ich halte sie nur sehr sparsam feucht. Im zeitigen Frühjahr stelle ich sie in einen wärmeren Raum. Sobald die ersten Blättchen erscheinen wird sie regelmäßig gegossen. Ich hatte aber auch schon eine Pflanze bei mir im Wohnzimmer, hier gefiel es ihr so gut, dass sie den ganzen Winter über grün blieb. Im Sommer liebt die Stevia einen schönen warmen Platz auf dem Balkon oder der Terrasse.

Die unglaubliche Süße dieser Pflanze zeigt sich bereits beim Hineinbeißen in ein einziges, frisches Blatt. Getrocknete Steviablätter sind noch süßer, da ihnen beim Trocknungsvorgang Wasser entzogen wird.

Diabetes, Zuckerunverträglichkeit, Kariesschutz, Gewichtsprobleme

Für eine Tasse Tee genügen 1–2 Steviablättchen, um ihm eine angenehme Süße zu geben. Einfach mit dem kochenden Wasser zusammen mit den Teekräutern überbrühen und schon setzen die Blättchen ihre Süßkraft frei. Stevia verliert selbst beim Backen nichts von ihrer Süße.

Mein Tipp

Süßen Sie Ihren Tee doch einfach mit Stevia – da freuen sich die Zähne.

S Süßdolde *(Myrrhis odorata)*

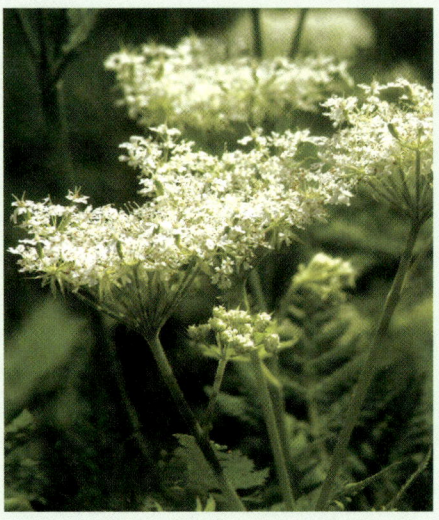

- **Vorkommen** Mittelmeerraum
- **Blütezeit** Mai–Juli
- **Ernte** Blätter im Frühjahr, Samen im Spätsommer
- **Inhaltsstoffe** Ätherisches Öl, Flavonoide
- **Indikationen** Blähungen, Verdauungsstörungen, Appetitmangel, Husten

Die Blätter der Süßdolde schmecken wie Anis, während mich die Samen eher an Lakritze erinnern. Die rohen grünen Samen im Mund zerkaut sind ein natürliches und wirkungsvolles Mittel gegen Mundgeruch und zur Pflege des Zahnfleisches. Außerdem ist die Süßdolde mit ihren zarten weißen Blütendolden und ihrem filigranen Blattwerk eine sehr hübsche Pflanze für den Staudengarten.

Mein Tipp
Die Blätter dämpfe ich gerne in etwas Butter an und serviere sie zu Salzkartoffeln.

Blähungen, Verdauungsstörungen, Appetitmangel, Husten: Die Wirkung der Süßdolde konnte ich bei meiner Tochter erfahren, als sie über Bauchschmerzen klagte und Blähungen hatte. Leider war mir der Anis ausgegangen. Ich ging in den Garten und erntete die Samen der Süßdolde ab – und siehe da, die Bauchschmerzen wurden besser und die Winde gingen ab.

Tee: 2 TL frische Süßdoldensamen im Mörser zerquetschen, mit 250 ml kaltem Wasser ansetzen und zum Sieden erhitzen, 5 Minuten zugedeckt ziehen lassen, abseihen; 1–2 Tassen über den Tag verteilt trinken.

Süßholz *(Glycyrrhiza glabra)*

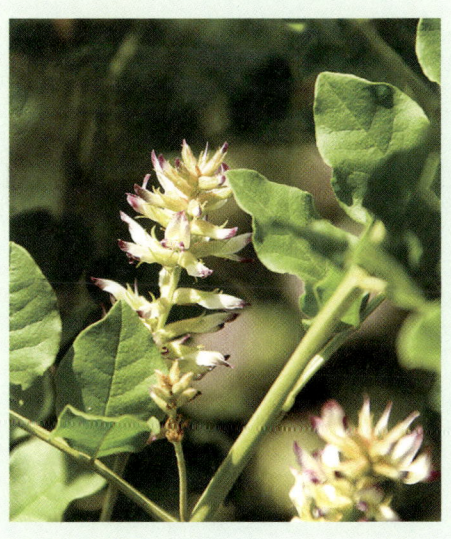

▌ **Vorkommen** Südosteuropa, Asien, Sibirien, Droge in Apotheken, Drogerien und im Versandhandel
▌ **Blütezeit** Juni–September
▌ **Ernte** Wurzel im Herbst
▌ **Inhaltsstoffe** Glycyrrhizin, Flavonoide, Sterine, Cumarin, Asparagin
▌ **Indikationen** Husten, Bronchitis, Magen-Darm-Beschwerden
▌ **Hinweise** Bei zu langer Einnahme können Impotenz und Symptome einer Nebennierenüberfunktion (Aldosteronismus) auftreten, Nicht in Schwangerschaft und Stillzeit, bei Diabetes, Leberproblemen, Bluthochdruck und Mineralstoffmangel.

Süßholz, besser bekannt als Lakritze, wird gerne chinesischen Heilmitteltees zugesetzt, um sie geschmacklich zu verbessern und die heilsamen Wirkungen der Teedrogen zu unterstützen, wodurch die Dosierung niedriger ausfallen kann. Ich mische die Wurzel des Süßholzes bei einer Erkrankung der Bronchien unter Spitzwegerich-, Eibisch- oder Malvenblätter, um die krampflösende und auswurffördernde Wirkung zu erhöhen. Einige Kursteilnehmer berichteten mir sogar, dass Magengeschwüre und Reizmagen durch Trinken von Süßholztee verschwanden. Allerdings sollte die Einnahme nicht zu lange erfolgen– siehe Warnhinweis. Der Anbau für die eigene Ernte ist meist unrentabel.

Husten, Bronchitis, Magen-Darm-Beschwerden

Tee: 1 TL getrocknete, geschälte und zerkleinerte Süßholzwurzel mit 250 ml kaltem Wasser ansetzen, zugedeckt aufkochen, 10 Minuten ziehen lassen, abseihen; 1-mal täglich 1 Tasse trinken.

Achtung

Süßholztee nie länger als 4 Wochen einnehmen! Süßholz verursacht bei längerer Einnahme Kaliummangel. Kalium wird in den Muskeln benötigt, bei Mangel treten Muskelkrämpfe auf.

T

Teebaum *(Melaleuca alternifolia)*

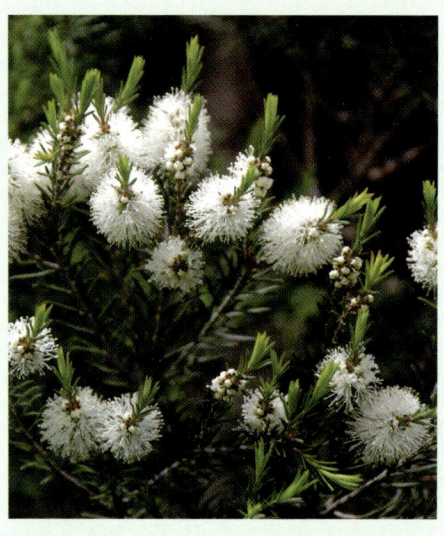

▌ **Vorkommen** Australien; getrocknet in Apotheken, Reformhäusern oder im Versandhandel
▌ **Blütezeit** Beinahe das ganze Jahr über
▌ **Ernte** Zweige
▌ **Inhaltsstoffe** Ätherisches Öl
▌ **Indikationen** Flechten, Hühneraugen, Fußpilz, Warzen, Pickel, Hautunreinheiten, Insektenstiche, Nasennebenhöhlenentzündung, Stirnhöhlenkatarrh, Entzündungen von Mund und Zahnfleisch sowie Halsentzündung, fiebrige Erkrankungen, Infektionen, Abwehrschwäche, Ansteckungsgefahr
▌ **Hinweis** Reines ätherisches Öl nicht innerlich einnehmen.

Die Heimat des Teebaums ist Australien, wo er seit vielen Jahrhunderten in der traditionellen Medizin der Aborigines verwendet wird. Die Pflanze wächst problemlos in der Wohnung.

Nasennebenhöhlenentzündung, Stirnhöhlenkatarrh

Inhalation: 1 EL frische oder getrocknete Teebaumzweige zerkleinern und im Mörser zerdrücken, mit 2 l kochendem Wasser überbrühen. So heiß wie möglich den Dampf durch die Nase einatmen. Ich selbst durfte vor Jahren die wohltuende Wirkung der Teebauminhalation erfahren. Ich hatte eine üble Nasennebenhöhlenentzündung, bei der selbst die kleinste Luftbewegung schreckliche

Schmerzen in der Stirnregion auslöste. Trotz heftigem Niesen kam kein Nasensekret. Ich entschloss mich für eine Inhalation mit Teebaum. Ich spürte, wie die warmen, wohlriechenden Dämpfe die Nase hinaufzogen – und dann fing die Nase auch schon an zu laufen, der Druck und die Schmerzen in der Stirnregion ließen nach. An diesem Tag inhalierte ich insgesamt 2-mal, am nächsten Tag noch 1-mal, dann war alles überstanden.

Fußpilz: Meine Kinder und ich lieben das Schwimmen. Zwar halten wir uns hauptsächlich im Freibad auf, doch hin und wieder gehen wir auch ins Hallenbad. Die warme, feuchte Luft dort begünstigt das Wachstum von Pilzen. Zur Vorbeugung gebe ich wenige Tropfen ätherisches Teebaumöl in eine herkömmliche Körpercreme. Nach dem Baden Füße und vor allem die Zehenzwischenräume sorgfältig abfrottieren, dann mit der präparierten Creme eincremen, sofort in Socken und Schuhe schlüpfen. Eine weitere Möglichkeit ist, eine selbstgemachte Teebaumcreme zu verwenden – siehe Rezept rechts.

Flechten, Hühneraugen, Fußpilz, Warzen

Ölauszug:

- Ein weithalsiges 150-ml-Glas zur Hälfte mit frischen, zerkleinerten und im Mörser zerdrückten Zweigen füllen. Mit Weizenkeimöl das Glas randvoll gießen, gut verschließen und für 2 Wochen an einen warmen, sonnigen Ort stellen, danach abfiltern.
- Den Ölauszug wiederum in ein weithalsiges Glas geben und so viel zerkleinerte Teebaumzweige hineingeben, wie der Ölauszug aufnimmt. Alle Pflanzenteile müssen vom Weizenkeimöl bedeckt sein. Gut verschließen und weitere 2 Wochen an einem warmen, sonnigen Ort stehen lassen.
- Danach abfiltern und in kleine dunkle Flaschen abfüllen. Die betroffenen Körperstellen mit dem Ölauszug und einem Wattestäbchen betupfen.

Achtung

Der Ölauszug ist nur für die äußerliche Anwendung gedacht, nicht innerlich einnehmen!

Pickel, Hautunreinheiten, Flechten, Warzen, Fußpilz, Insektenstiche

Creme:

- 2 TL frische oder getrocknete Teebaumzweige zerkleinern und zerdrücken und mit 60 ml kochendem Wasser überbrühen. 20 Minuten zugedeckt ziehen lassen, abseihen.
- 1 EL Bienenwachs, 100 g Vaseline, 50 ml Weizenkeimöl im Wasserbad schmelzen, 50 ml Teebaumaufguss tröpfchenweise einrühren. Im Wasserbad weiterrühren, bis eine schöne homogene Creme entstanden ist

Halsentzündung, Entzündungen von Mund und Zahnfleisch

Gurgelmittel: 1 TL frische oder getrocknete Teebaumzweigchen zerkleinern und zerquetschen, mit 250 ml kochendem Wasser überbrühen, zugedeckt 10 Minuten ziehen lassen; 3-mal täglich gurgeln.

Fiebrige Erkrankungen, Infektionen, Abwehrschwäche

Tee: $1/2$ TL getrocknete und zerkleinerte Teebaumzweigchen mit 250 ml kochendem Wasser überbrühen, zugedeckt 5 Minuten ziehen lassen; 1-mal täglich 1 Tasse trinken.

Ansteckungsgefahr

Duftlampe: Bei Ansteckungsgefahr gebe ich 3 Tropfen ätherisches Teebaumöl in meine Duftlampe, um die Raumluft zu desinfizieren und zu reinigen.

T

Thymian *(Thymus vulgaris)*

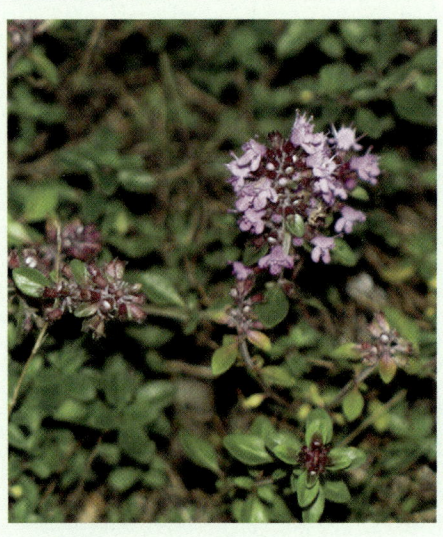

- **Vorkommen** Ursprünglich Mittel-meergebiet, an sonnigen, trockenen Hängen und Wiesen
- **Blütezeit** April–Juli
- **Ernte** Blühendes Kraut
- **Inhaltsstoffe** Ätherisches Öl
- **Indikationen** Bronchitis, nervöser Reizhusten, Atemwegserkrankungen, krampfartiger Hustenreiz; in der Küche
- **Hinweis** Keine innerlicher Einnahme des reinen Öls und nicht überdosieren

Ein kleines Pflänzchen mit großer Wirkung. Es gibt ihn mit panaschierten Blättchen und Zitronenduft, oder ganz klassisch mit dunkelgrünen Blättern und dem typischen Thymiangeschmack. Ständiger Rückschnitt durch das Ernten der Thymianzweige bewahrt ihn vor dem Verholzen und hält ihn für viele Jahre gesund. Sein ätherisches Öl beruhigt die Atemwege und lindert den unangeneh-men, trockenen Hustenreiz.

Husten, Atemwegserkrankungen, Asthma, Magen-Darm-Probleme, Verdauungs-probleme, Anregung des Appetits
Tee: 1 TL getrocknetes oder 2 TL frisches Thymiankraut mit 250 ml kochendem Wasser übergießen und zugedeckt 10 Minuten ziehen lassen; 2-mal täglich 1 Tasse mit Honig gesüßt so warm wie möglich in kleinen Schlückchen trinken.

Mein Tipp

Wichtig bei einer Erkältung ist eine aus-reichende Trinkmenge, damit sich der Schleim verflüssigt und die Bakterien aus dem Körper ausgeschwemmt werden können.

Husten
Sirup:
2 EL frisches Thymiankraut mit 500 ml kochendem Wasser überbrühen, 15 Mi-nuten ziehen lassen, abfiltern. Die Flüssigkeit mit 300 g braunem Zucker zu Sirup einkochen; 2-mal täglich 1 TL.

Hautprobleme, Erkältung, Rheuma, Muskelkrämpfe

Thymianbad: 100 g frische Thymianzweige mit 2 l kochendem Wasser überbrühen, zugedeckt 20 Minuten ziehen lassen. Badewasser einlassen und Thymianaufguss dazugeben. Badetemperatur 37 °C, Badedauer 15 Minuten. Nach dem Bad sollten Sie etwas ruhen.

Steigert den Appetit und regt die Verdauung an: Thymian ist ein wohlschmeckendes, aromatisches Gewürz und kann in Salatdressings, Soßen, Mayonnaisen, zu fetten Speisen, Fisch, Fleisch, Bratkartoffeln und zu vielem mehr verwendet werden.

Atemwegserkrankungen

Duftsäckchen: Verwenden Sie hierfür ein großes Herrentaschentuch oder ein Stück Stoff in der Größe von 30 × 30 cm. In die Mitte des Tuches 1 EL getrocknete und zerkleinerte Thymianzweige geben und fest zubinden. Duftsäckchen mit den Händen kurz drücken und reiben, bevor es in Nasenhöhe gelegt wird. Durch die Wärme des Bettes entfalten sich die wohlriechenden Dämpfe, gelangen in die Atemwege und lindern so den Hustenreiz. Bei Erwachsenen kann auch Pfefferminze zu gleichen Teilen dazugegeben werden, das sorgt dann auch noch für eine freie Nase.

Leckere Rezepte mit Thymian

Apfel-Thymian-Gelee: Äpfel in der Zentrifuge zu Saft verarbeiten. 1 l Apfelsaft mit 750 ml Gelierzucker aufkochen, 1 TL frischen, kleingeschnittenen Thymian dazugeben und so lange mitkochen, bis die geleeartige Konsistenz erreicht ist. Heiß in Gläser füllen.

Thymiankuchen:

▮ Einen Mürbeteig herstellen aus 250 g Mehl, 125 g Butter oder Margarine, 100 g Zucker, 1 Ei, 1 Prise Salz und einem halben TL feingewiegtem Thymian. Mit dem Teig ein gefettetes Kuchenblech auslegen und ihn mit feingehackten Mandelblättchen bestreuen.

▮ Den Mürbeteigboden mit 1 kg säuerlichen, geschälten Apfelschnitzen oder entsteinten Aprikosenhälften belegen.

▮ Für die Streusel 200 g Mehl mit 150 g Zucker und 150 g Butter verkneten und über den Fruchtbelag streuen. Im vorgeheizten Backofen bei 180 °C hellbraun backen.

Mein Tipp

Ihre Freundinnen werden staunen, was Sie aus Ihrem Kräutergarten für Leckereien zaubern.

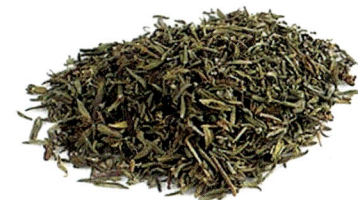

Topinambur *(Helianthus tuberosus)*

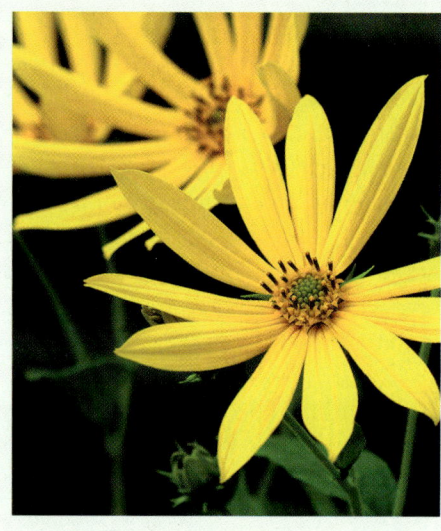

▌ **Vorkommen** Nordamerika
▌ **Blütezeit** September
▌ **Ernte** Knollen im Herbst
▌ **Inhaltsstoffe** Kohlenhydrate, Inulin, Vitamine, Gerbstoffe, Eiweiß
▌ **Indikationen** Mineralstoffmangel, Diabetes

Von dieser Pflanze erfuhr ich das erste Mal, als ich meine Einkäufe in einer Biogärtnerei tätigte. Die Wurzelstücke weckten sofort mein Interesse. Die Verkäuferin erklärte mir, dass dies eine Süßkartoffel sei und dass sie hauptsächlich in der indischen Küche verwendet würde. Sie gab Tipps zur Verarbeitung und ein paar leckere Rezepte dazu. Im Gegensatz zu unseren Kartoffeln könne man sie auch roh essen.

Selbstverständlich musste ich das alles selbst ausprobieren. Ich kaufte also Topinambur. Mein erster Versuch war nicht sehr berauschend. Ich machte den Fehler, dass ich die Topinamburwurzel wie unsere Kartoffel einsetzte und eine Kartoffelsuppe daraus kochte. Die Gesichter meiner Familienmitglieder, als sie die Suppe kosteten, sprachen Bände. Topinambur hat gekocht einen ganz anderen, eigenen Geschmack, der mit dem unserer Kartoffel nicht zu vergleichen ist. Also versuchte ich sie roh, da schmeckte sie super lecker und nussartig. Sie schmeckte mir so gut, dass ich jede Menge davon roh aß, wie Karotten. Doch ich musste die Erfahrung machen, dass dies nicht so bekömmlich war. Zuerst ging es mir gar nicht gut, ich wurde zittrig und fühlte mich kraftlos, beim Treppensteigen kam ich außer Atem und der kalte Schweiß brach mir aus. Dazu kam dann noch ein heftiger Durchfall. Ich wusste nicht, was mit mir

Wissen

Inulin – gut bei Diabetes und für das Immunsystem

Inulin besteht aus Frucht- und Trauben-zucker und durchwandert – im Gegen-satz zum weißen Haushaltszucker – Magen und Dünndarm unverändert. Inulin wird erst im Dickdarm abgebaut und fördert hier die Milchsäure-bakterien, die für eine intakte Darm-flora zuständig sind. Deshalb ist Topi-nambur ein hervorragendes Lebens-mittel zur Stärkung des Immunsystems, da der Darm einen sehr wichtigen Teil dieses Systems darstellt. Topinambur ist außerdem gut für Diabetiker geeig-net, da der Körper zu seiner Verwer-tung kein Insulin benötigt. Außerdem begünstigt Inulin die Aufnahme von Eisen, Kalzium und Magnesium im Körper: Da Inulin den Dünndarm unver-ändert passiert, kann er sich voll und ganz auf die Aufnahme dieser wichti-gen Mineralstoffe konzentrieren.

los war. Als ich mich hinsetzte und spä-ter etwas zu Abend aß, ging es mir wie-der besser. damals konnte ich mir das nicht erklären, heute jedoch weiß ich, dass Topinambur den Blutzucker senkt und roh gegessen abführend wirkt. So macht man halt seine Erfahrungen. Seitdem ist mir so etwas nicht mehr pas-siert. Ich esse nach wie vor Topinambur, auch roh, aber nicht mehr in dieser Menge, sondern ein Wurzelstück am Tag,

und das auch nicht regelmäßig. Heute wächst die Topinambur in meinem Garten und ziert ihn mit schönen gelben Blütensternchen.

Mineralstoffmangel, Diabetes

Küche: Lecker schmeckt die Wurzel, wenn sie leicht in Butter angeröstet oder in einem Bambusgartopf gedämpft wird, wie das in der chinesischen Küche gerne gemacht wird. Nur etwas salzen und als Beilage zu anderen gedämpften Gemüse-sorten reichen.

▼ Topinambur ist nicht gerade ansehnlich, schmeckt roh jedoch sehr lecker.

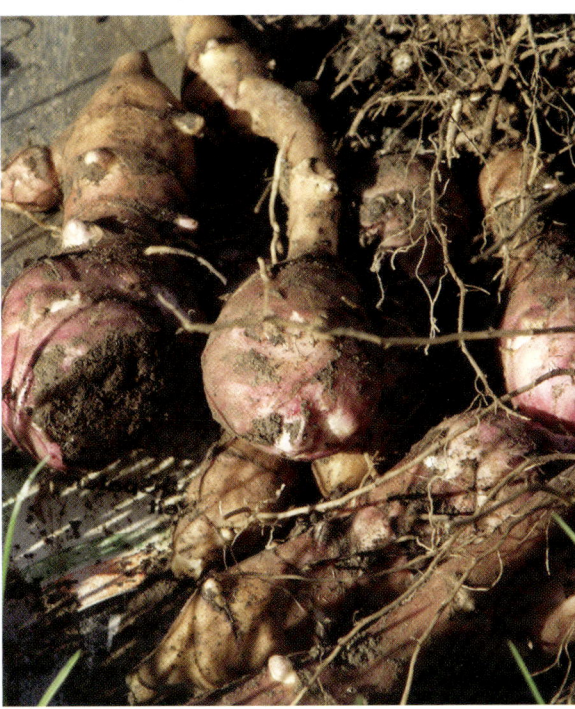

W Wacholder *(Juniperus communis)*

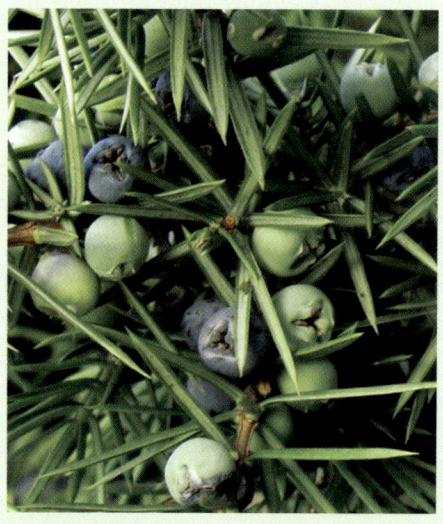

- **Vorkommen** Heidelandschaften, Waldränder, Bergwiesen
- **Blütezeit** April–Mai
- **Ernte** Beeren im Oktober
- **Inhaltsstoffe** Beeren: Gerbstoffe, Amygdalin, Säuren, Vitamin C, Gerbstoffe
- **Indikationen** Stärkung von Kreislauf und Immunsystem, Rheuma, Gicht; in der Küche
- **Hinweis** Medizinisch nicht zur Daueranwendung, bei Schwangerschaft oder Nierenproblemen geeignet. Wacholderbeeren eignen sich nicht als alleinige Teedroge oder für den Dauergenuss als Haustee!

Mein Tipp

Bei einer Grippewelle schützt das Kauen eines Wacholderbeerchens vor Ansteckung – die Menge von 3 Beerchen/Tag und einen Zeitraum von 3 Wochen sollten Sie jedoch nicht überschreiten.

Beginnende Erkältung, Husten, Bronchitis, Ansteckungsgefahr, Hautprobleme, Rheuma, Gelenkschmerzen, Völlegefühl, Appetitlosigkeit

Tee: In einer Pfanne ohne Fett zerstoßenen Koriander, frischen Ingwer und zerstoßene Wacholderbeeren anrösten. Mit Wasser ablöschen – 500 ml Wasser auf 3 TL Teedrogen. Noch einmal kurz aufkochen lassen, abfiltern, eventuell mit etwas Honig süßen.

Rheuma, Gicht, Arthrose, Muskelschmerzen, Verspannungen, Verstauchungen, Prellungen

Alkoholauszug: In ein weithalsiges Glas 100 g schwarze, im Mörser zerstoßene Wacholderbeeren und 500 ml 40%igen Doppelkorn füllen. Gut verschließen und für 4 Wochen an einen warmen Ort stellen. Danach die Beeren abfiltern und den Alkoholauszug in kleine dunkle Flaschen abfüllen. Die betroffenen Stellen mit dem Alkohol massieren. Entspannt und lockert die Muskulatur und das Gewebe.

Küche: Wacholderbeeren eignen sich hervorragend für Sauerkraut und Wild.

Walderdbeere *(Fragaria vesca)*

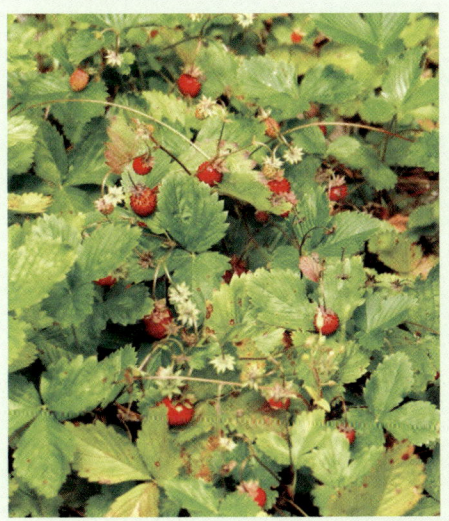

▮ **Vorkommen** An Waldwegen und Waldrändern

▮ **Blütezeit** Mai–Juni

▮ **Ernte** Blätter im Mai, Beeren Juni–Juli

▮ **Inhaltsstoffe** Beeren: Vitamine, Fruchtsäuren, ätherisches Öl, Mineralstoffe; Blätter: Flavonoide, Vitamine, Mineralstoffe, Gerbstoffe, ätherische Öle

▮ **Indikationen** Blätter: Durchfall, Rheuma, Gicht, Halsentzündung; Beeren: Vitaminspender, zur allgemeinen Kräftigung

▮ **Hinweis** Vorsicht bei Erdbeerallergie.

Mit den kleinen schmackhaften, sehr aromatischen Walderdbeeren holen Sie sich einen schnellwachsenden und gesunden Bodendecker in den Garten. Unschöne freie Erdflächen unter Büschen sind für die Pflanze kein Problem. Im Frühjahr zeigt sie sich mit kleinen weißen Blütchen, im Sommer locken ihre roten Beerchen. Die Walderdbeeren sind zwar winzig klein, ihr Geschmack ist dafür riesig, da kann keine Zuchtbeere mithalten. Die Blätter eignen sich als Basis für verschiedene Teemischungen.

Durchfall, Rheuma, Gicht, Halsentzündung

Tee: 2 TL getrocknete Erdbeerblätter in 250 ml kochendem Wasser überbrühen, zugedeckt 15 Minuten ziehen lassen; 3-mal täglich 1 Tasse, bei Halsentzündung 3-mal täglich mit dem Tee gurgeln.

Küche

Walderdbeerlikör:

▮ Füllen Sie ein 1-l-Glas zu $^1/_3$ mit den gereinigten Beeren. Mit 40%igem Weingeist aufgießen, gut verschließen und für 6 Wochen an einen warmen, sonnigen Ort stellen. Danach abfiltern.

▮ 250 g Zucker in 500 ml Wasser auflösen und den Walderdbeergeist dazugeben. Alles gut vermischen und in schöne Schmuckflaschen abfüllen. Lassen Sie den Likör noch 2 Wochen „reifen", bevor Sie Ihre Gäste damit verzaubern.

W Wegwarte *(Cichorium intybus)*

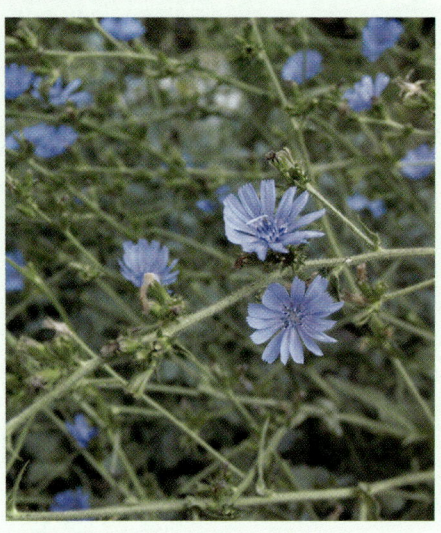

▌ **Vorkommen** Wegränder
▌ **Blütezeit** Juli–September
▌ **Ernte** Wurzel, Blätter, Blüten
▌ **Inhaltsstoffe** Bitterstoffe, Gerbstoffe, Inulin, Vitamine, Mineralstoffe
▌ **Indikationen** Hautprobleme, Appetitlosigkeit, Verdauungsprobleme, Kräftigung von Leber, Galle und Herz
▌ **Hinweise** Nicht bei Gallenproblemen. Nicht bei Allergiebereitschaft.

Mit ihren zahlreichen blauen Blüten, die früh am Morgen ganz geöffnet sind, ist die Wegwarte im Garten ein hübscher Blickfang. Den ganzen Sommer über bis in den Herbst hinein kommen jeden Tag neue Blüten nach. Im Sommer, so Anfang Juli, pflücke ich ihre leicht bitteren Blättchen und brühe mir einen kräftigenden, magenstärkenden Tee daraus auf. Gerade die Bitterstoffe sind es, die auf den Körper kräftigend und aufbauend wirken, sie stärken die Verdauung und regen den Appetit an. Früher wurden die gemahlenen Wurzeln als Kaffeeersatz, dem sogenannten Zichorienkaffee verwendet. Oft mischte man ihn unter den echten Bohnenkaffee, um ihn zu strecken, da insbesondere in Kriegszeiten die Kaffeebohnen Mangelware waren. Richtigen Kaffee gab es nur zu ganz besonderen Anlässen, daher auch der Name „Taufkaffee".

Hautprobleme, Appetitlosigkeit, Verdauungsprobleme, Kräftigung von Leber, Galle und Herz

Tee: 1 TL getrocknete oder 2 TL frische Blättchen mit 250 ml kochendem Wasser überbrühen, zugedeckt 15 Minuten ziehen lassen, abseihen. Täglich 2 Tassen vor den Mahlzeiten warm und ungesüßt trinken.

Weide *(Salix alba)*

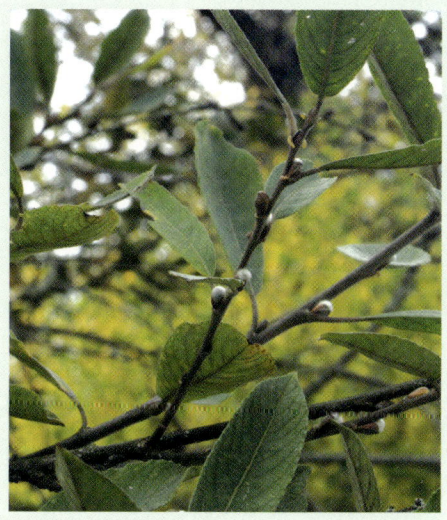

- **Vorkommen** Feuchte Ufer, an Bächen und Tümpeln
- **Blütezeit** Im zeitigen Frühjahr vor den Blättern, oft liegt noch etwas Schnee
- **Ernte** Rinde
- **Inhaltsstoffe** Salicylsäure, Gerbstoffe, Flavonoide, Glykose
- **Indikationen** Rheuma, Krampfadern, Arthrose, Kopfschmerzen, müde, schwere Beine, Krampfadern, Erkältung, Gliederschmerzen, Fieber
- **Hinweis** Nicht während der Schwangerschaft.

Die Rinde der Weide lässt sich im Frühjahr ohne viel Mühe von den etwas dickeren Zweigen abziehen. Ich trinke Weidenrindentee kurmäßig im Frühjahr zur Blutverdünnung und zur Vorbeugung gegen Rheuma.

Rheuma, Krampfadern, Arthrose, Kopfschmerzen

Tee: 1 TL getrocknete Weidenrinde mit 250 ml kaltem Wasser ansetzen, zugedeckt bis zum Sieden erhitzen, 5 Minuten ziehen lassen, abseihen. Kurmäßig 2 Tassen Weidenrindentee über den Tag verteilt trinken.

Mein Tipp

Bei Krampfadern lohnt es sich, 2-mal im Jahr eine 4-wöchige Kur mit Weidenrindentee zu machen, das beugt Entzündungen an den Gefäßwänden vor und dient der Blutverdünnung. Auch bei chronischen Kopfschmerzen empfiehlt sich eine Kur mit Weidenrinde. Natürlich müssen die Kopfschmerzen zuvor medizinisch abgeklärt sein.

Müde, schwere Beine, Krampfadern

Alkoholauszug: In ein weithalsiges Glas 1 Teil frische Weidenrinde und 10 Teile 40%igen Doppelkorn füllen. Gut verschlossen für 4 Wochen an einen warmen Ort stellen. Täglich mehrmals schütteln, abfiltern und in kleine dunkle

W

Flaschen füllen. Betreffende Stellen damit einmassieren.

Wickel: nach einem anstrengenden Tag, wenn die Beine dick und müde sind, 1 Teil des 70%igen Alkoholauszuges mit 4 Teilen kaltem Wasser mischen. Tuch eintauchen, etwas auswringen und locker um die Waden wickeln.

Beginnende fiebrige Erkältung, Gliederschmerzen

Lindenblüten, Holunder und Weidenrinde zu gleichen Teilen mischen. 2 TL der Mischung mit 500 ml kochendem Wasser überbrühen, zugedeckt 10 Minuten ziehen lassen, abseihen. Die Gliederschmerzen, die bei einer Erkältung gerne als Begleitsymptom auftreten, werden durch die Weidenrinde erträglicher.

Kreislaufstärkung, Blutverdünnung

Tee: Rosmarin, Mädesüß und Weidenrinde – alle entweder frisch oder getrocknet – zu gleichen Teilen mischen. 2 TL dieser Mischung in 250 ml kaltem Wasser ansetzen. Aufkochen lassen, vom Herd nehmen, zugedeckt 5 Minuten ziehen lassen, abseihen; 1-mal täglich 1 Tasse trinken.

Falten glätten: Die zusammenziehende Wirkung einer Weidenrindentinktur eignet sich im kosmetischen Bereich hervorragend zur Vorbeugung und Behandlung von Lachfältchen in den Augenpartien.

Weidenrindentinktur:

- Geben Sie 20 g frische, kleingeschnittene Weidenrinde in ein weithalsiges Glas und füllen Sie es mit 100 ml 40%igem Weingeist auf. Gut verschließen, für 2 Wochen an einen warmen Ort stellen und täglich schütteln. Danach abfiltern und in kleinen dunklen Flaschen aufbewahren.
- Für die Anwendung nehmen Sie 10 ml der Tinktur und mischen diese mit 10 ml Wasser. Tränken Sie einen Wattepad mit dieser Mischung und betupfen Sie damit die Partie unter den Augen und seitlich an den Schläfen. Achten Sie darauf, dass dabei die Tinktur nicht in die Augen gelangt.

Mein Tipp

Wenn Sie die Weidenrindentinktur konsequent jeden Abend vor dem Zubettgehen anwenden, wird der Erfolg nicht lange auf sich warten lassen.

Weidenröschen *(Epilobium parviflorum)*

W

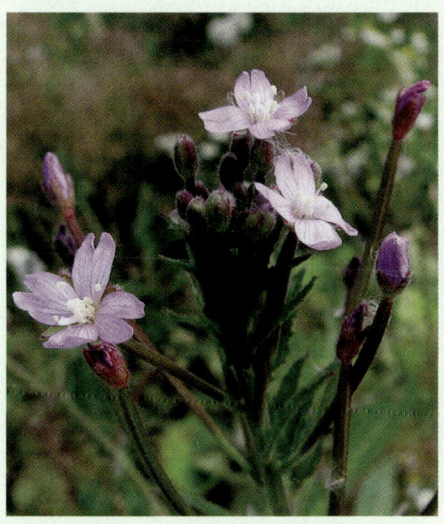

- ▮ **Vorkommen** Gräben, Hecken, Weg- und Waldränder, Böschungen, Hänge
- ▮ **Blütezeit** Juli–September
- ▮ **Ernte** Sprossteile vor oder während der Blüte
- ▮ **Inhaltsstoffe** Beta-Sitosterin, Tannide, Flavonoide, Gerbstoffe
- ▮ **Indikationen** Prostataprobleme, Miktionsstörungen („Gießkannenstrahl"), Durchfall, Verdauungsprobleme
- ▮ **Hinweis** Nicht über längere Zeit einnehmen.

Mit zunehmendem Alter bekommen viele Männer Beschwerden mit der Prostatadrüse. Sie nimmt an Umfang zu, was zu erschwertem Wasserlassen führt. Beim Urinieren entleert sich die Blase nicht mehr vollständig, der verbleibende Restharn ist ein idealer Nährboden für Bakterien. Die Gerbstoffe des Weidenröschens entziehen den Bakterien den Nährboden.

Prostataprobleme, Miktionsstörungen, Durchfall, Verdauungsprobleme
Tee: 2 TL getrocknetes Weidenröschen mit 250 ml kochendem Wasser überbrühen, zugedeckt 15 Minuten ziehen lassen, abseihen; 1-mal täglich 1 Tasse trinken.

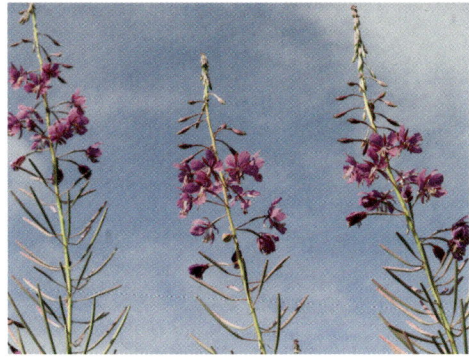

Das schmalblättrige Weidenröschen ▶ *(Epilobium angustifolium)* blüht im Hochsommer und ist eine Zier für jeden Garten.

W **Weißdorn** *(Crataegus laevigata, Crataegus monogyna)*

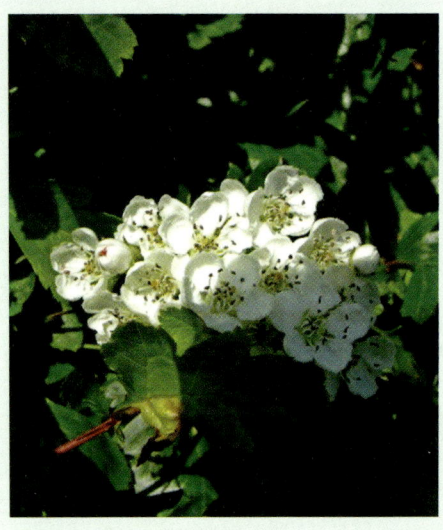

▌ **Vorkommen** Hecken, Waldränder, Waldlichtungen
▌ **Blütezeit** Mai–Juni
▌ **Ernte** Blüten im Juni, Früchte im September
▌ **Inhaltsstoffe** Herzwirksame Flavonoide, Cumarine, Gerbstoffe
▌ **Indikationen**
▌ **Hinweis** Herzschwäche, Herzjagen, zur Kräftigung des alternden Herzmuskels, unterstützend bei Bluthochdruck, kurmäßig zur Gesunderhaltung des Herzmuskels.

Die Gesundheitsvorbeugung durch eine ausgewogene, wohlschmeckende, gesunderhaltende Ernährung mit regelmäßigem Sport im aeroben Bereich liegt mir besonders am Herzen. Mit der Ernährung sollten dem menschlichen Körper täglich von Kopf bis Fuß alle wichtigen Stoffen auf eine leckere und angenehme Art zugeführt werden. Warum warten, bis etwas schmerzt oder schwach geworden ist? So sehe ich das auch beim Weißdorn. Warum das Herz erst kräftigen, wenn es bereits schwach geworden ist? Den Herzmuskel sollte man pflegen, so wie der Motor eines Autos auch ständig gepflegt wird. Gesunde Lebensführung führt zu einer guten Lebensqualität.

Herzschwäche, Herzjagen, Kräftigung des alternden Herzmuskels, unterstützend bei Bluthochdruck, kurmäßig zur Gesunderhaltung des Herzmuskels
Tee: Hierfür kann man Blüten und Blätter verwenden. 2 TL Weißdornblätter und -blüten mit 250 ml kochendem Wasser überbrühen, zugedeckt 15 Minuten ziehen lassen, abseihen; 2-mal täglich 1 Tasse trinken.

Vom Geschmack her sind die Beeren des Weißdorns zwar eher etwas fad und mehlig, dies ist allerdings kein Grund, auf Weißdornmarmelade zu verzichten. Mit einem guten Obstler oder durch Zugabe von anderen Wildfrüchten, wie Hagebutten, Holunderbeeren oder Äpfeln, die zur selben Zeit reif sind, lässt sich die Marmelade geschmacklich deutlich aufwerten.

Küche: Die folgenden Marmeladenrezepte sind nicht nur lecker, sondern stärken zusätzlich auch das Herz.

Weißdorn-Holunder-Marmelade:
▪ 700 g Weißdornfrüchte, 300 g Holunderbeeren und 1 Vanillestange mit etwas Wasser weichkochen. Die Vanillestange entnehmen und die Früchte pürieren.
▪ Auf 1 kg Fruchtmus geben Sie 750 g Gelierzucker; aufkochen und unter ständigem Rühren 2 Minuten weiterkochen lassen, heiß in Gläser füllen.

Weißdorn–Hagebutten-Marmelade:
▪ 600 g entkernte, von den Härchen befreite Hagebutten in eine Schüssel geben und mit Wasser oder Weißwein bedecken. Zugedeckt für 3 Tage in den Keller stellen. Danach mit der Flüssigkeit pürieren.
▪ 400 g Weißdornfrüchte mit etwas Wasser in einem großen Topf weichkochen und mit dem Hagebuttenmus mischen.
▪ Auf 1 kg Fruchtmus geben Sie 750 g Gelierzucker; aufkochen und unter ständigem Rühren 2 Minuten weiterkochen lassen, heiß in Gläser füllen.

Mein Tipp

Die Kernchen der Hagebutten ergeben einen vorzüglichen Hagebutten-Kernchentee (siehe Seite 96), also nicht wegwerfen, sondern trocknen und aufbewahren.

Weißdorn-Apfel-Marmelade:
▪ 300 g geschälte Äpfel in Stückchen schneiden und zusammen mit 700 g Weißdornfrüchten sowie etwas Wasser oder Apfelsaft weich kochen.
▪ Auf 1 kg Fruchtmus geben Sie 750 g Gelierzucker; aufkochen und unter ständigem Rühren 2 Minuten weiterkochen lassen, heiß in Gläser füllen.

▼ Marmeladen mit Weißdornfrüchten schmecken lecker und stärken das Herz.

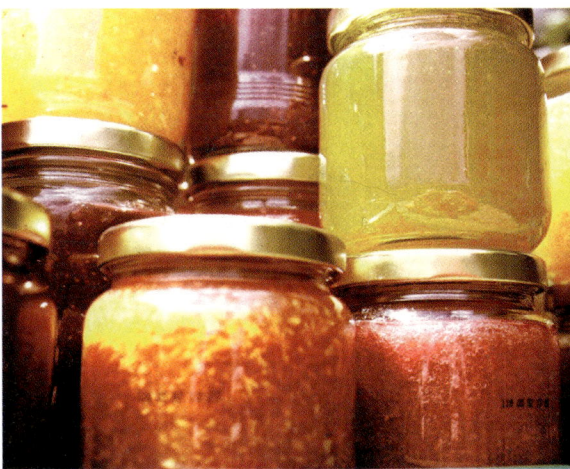

W **Wermut** *(Artemisia absinthum)*

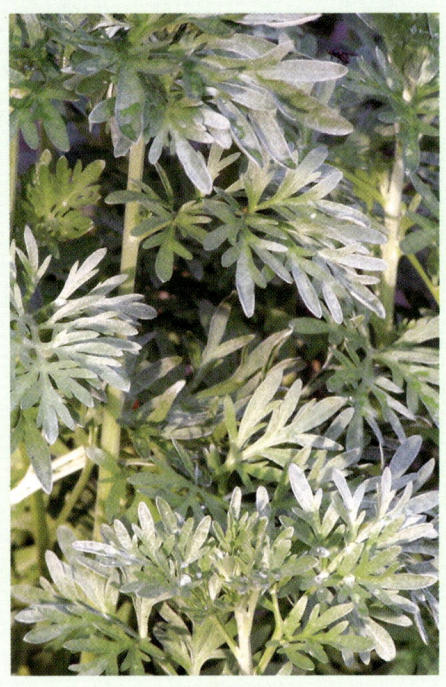

- **Vorkommen** trockene, felsige Böden, Wegränder, kultiviert in Gärten
- **Blütezeit** Juli–September
- **Ernte** Oberer Teil der jungen, blühenden Triebspitzen
- **Inhaltsstoffe** Ätherisches Öl (Thujon), Bitterstoffe(Absinthin), Gerbstoffe
- **Indikationen** „Kater", Appetitmangel, Verdauungsstörungen, Blähungen, Sodbrennen, Übelkeit, Reinigung der inneren Organe
- **Hinweis** Eine Tagesdosis von 2–3 g und eine Anwendungsdauer von 1 Woche sollte nicht überschritten werden. Bei Überdosierung kann Erbrechen, Übelkeit, Benommenheit und Kopfschmerz auftreten. Nicht in der Schwangerschaft und nicht bei Gallensteinen oder Leberleiden. Thujon wirkt wie ein Nervengift, weshalb das reine ätherische Öl nicht eingenommen werden darf.

Das ätherische Öl des Wermuts wurde in früheren Jahren zum Aromatisieren des bekannten alkoholischen Getränks Absinth verwendet. Wermutöl in Verbindung mit Alkohol erzeugt Sucht, weshalb heute die Herstellung von Absinth verboten ist. Wermut gehört zu den wirklich bitter schmeckenden Pflanzen, was die Verdauung fördert und Galle und Leber anregt: Die Bitterstoffe stimulieren die Sekretdrüsen, was zu einer vermehrten Produktion von Speichel- und Magensaft führt.

Leber- und Gallenprobleme, Verdauungsstörungen, Magenschwäche, Völlegefühl, Kopfschmerz, „Kater"
Tee: 1 TL getrocknetes Kraut mit 250 ml kochendem Wasser überbrühen, zugedeckt 10 Minuten ziehen lassen, abseihen; 2-mal täglich 1 Tasse.

Achtung
Wermuttee nicht überdosieren und nicht über einen längeren Zeitraum einnehmen.

Yacon *(Yakon polymnia sonchifolia)*

Y

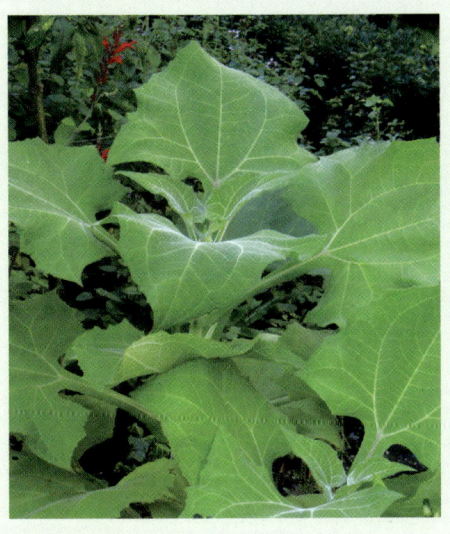

- **Vorkommen** Altes Indianergewächs aus den peruanischen Hochanden; wächst im Garten
- **Blütezeit** Kommt selten zur Blüte
- **Ernte** Knollen im Herbst nach dem ersten Frost
- **Inhaltsstoffe** Saccharide, Glutaminsäure, Kalium, Phosphor, Kalzium, Magnesium, Natrium, Eisen, Vitamine B_1, B_2 und C
- **Indikationen** Zum Aufbau und zur Sanierung der Darmflora nach Krankheiten und Medikamenten (Antibiotika)

Wie man bereits an der Aufzählung der Inhaltsstoffe erkennen kann, steckt in der Yaconknolle viel Power. Die Knollen werden im Herbst nach dem ersten Frost, wenn das Blattwerk abstirbt, geerntet. Sie können roh, gekocht oder getrocknet verwendet werden. Bei der Ernte werden dann auch die Brutknollen abgenommen und in Erde eingepflanzt im Keller aufbewahrt. Im zeitigen Frühjahr werden sie ins warme und helle Zimmer geholt und regelmäßig gegossen. Schon bald zeigen sich die neuen Triebe. Möchten Sie sich von Yacon einen kleinen Trockenvorrat anlegen, lohnt sich ein Anbau im Garten. Ansonsten erhalten sie die getrocknete Yaconwurzel auch im Handel, siehe Anhang.

Magen-Darm-Probleme, Durchfall: Yacon pflegt die Darmflora und unterstützt die guten Darmbakterien. Die Knollen werden gesäubert und mithilfe eines Gurkenhobels in sehr dünne Scheiben geschnitten. Auf dem Dörrapparat werden die „Yaconchips" getrocknet. In einem sauberen, gut verschlossen Glas halten sie den ganzen Winter über. Ein leckerer, süß schmeckender Snack, der vor Mineralstoffen nur so strotzt. Fertigpräparate gibt es im Internet zu kaufen.

Mein Tipp

Durch den Gehalt an Glutamat verbessert Yacon den Geschmack jedes Gerichts – einfach beim Kochen einige Yaconchips zugeben.

Z Zitronenverbene *(Aloysia triphylla)*

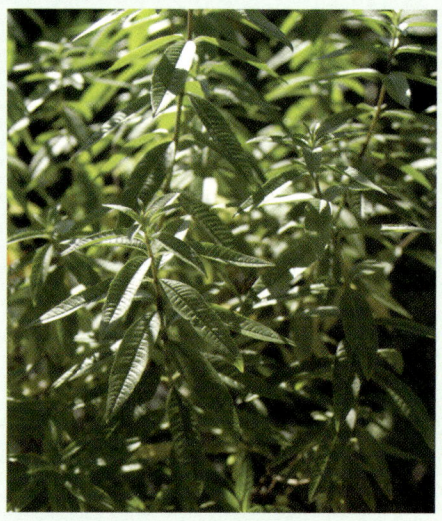

▌ **Vorkommen** Südamerika
▌ **Blütezeit** August
▌ **Ernte** Blätter im Sommer
▌ **Inhaltsstoffe** Ätherisches Öl, Schleimstoffe
▌ **Indikationen** Verdauungsprobleme, Nervosität, Schlafstörungen

Zitronenverbene ist mein ganz persönlicher Teefavorit. Im Heilkräutergarten habe ich noch keinen einzigen Besucher erlebt, der beim Zerreiben und Beschnuppern ihrer klebrigen Blätter nicht ins Staunen geriet. Sie hat ein intensives, fruchtiges Zitronenaroma, das sie auch bei der Teezubereitung behält und an das Teewasser abgibt. Selbst im getrockneten Zustand ist der starke Zitronenduft beim Öffnen des Glases überwältigend. Neben einem leckeren Tee lässt sich aus ihren Blättchen ein Zitronensirup herstellen, der zu Vanillepudding, Vanilleeis oder süßen Waffeln hervorragend passt und jeden Kindergeburtstag rettet. Auch zum Süßen anderer Tees eignet er sich super.

Verdauungsprobleme, Nervosität, Schlafstörungen

Tee: 2 TL getrocknete oder frische Zitronenverbenenblätter mit 250 ml kochendem Wasser überbrühen, zugedeckt 5 Minuten ziehen lassen, abseihen. 3-mal täglich 1 Tasse trinken.

Sirup: 2 l kaltes Wasser mit 2 Handvoll frischen oder getrockneten Blättern über Nacht zugedeckt stehen lassen. Am nächsten Tag bis zum Sieden erhitzen und abseihen. Das Zitronenverbenenwasser mit 1,5 kg Zucker so lange einkochen, bis ein Sirup entsteht. Heiß in sterilisierte Flaschen füllen. 1 EL auf ein Glas kohlesäurehaltiges Mineralwasser oder über Vanilleeis.

Zitronengras *(Cymbopogon citratus)*

Z

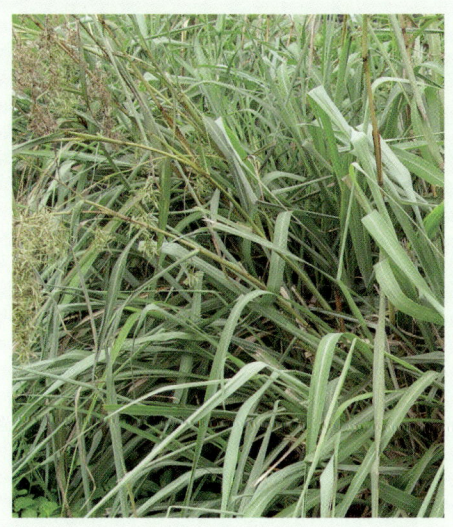

- **Vorkommen** Weltweit in den Tropen, hauptsächlich Asien
- **Blütezeit** Spätsommer
- **Ernte** Blätter
- **Inhaltsstoffe** Ätherisches Öl, Flavonoide
- **Indikationen** Nervosität, Appetitlosigkeit, Magen-Darm-Probleme; in der Küche

Zitronengras gibt es frisch in Asienläden als Gewürz zu kaufen, oder im Frühjahr als Pflanze in Gärtnereien.

Nervosität, Verdauungsprobleme, Appetitlosigkeit, Magen-Darm-Probleme
Tee: 2 TL zerkleinertes frisches Zitronengras mit 250 ml kaltem Wasser ansetzen, zum Sieden erhitzen und 15 Minuten zugedeckt ziehen lassen, abseihen; 3-mal täglich 1 Tasse trinken.

Küche: Ich liebe die Geschmackskombination von Kokosnussmilch, Zitronengras und Blumenkohl.
- Blumenkohl in Salzwasser nur kurz blanchieren. In einer Pfanne Zwiebelchen glasig andünsten, Kokosnussmilch aus der Dose dazugeben. Mit Instant-Gemüsebrühe abschmecken.
- Zitronengras in feine Streifen schneiden und mitkochen – Zitronengras benötigt eine etwas längere Garzeit, um weich zu werden, seinen Geschmack gibt es jedoch bald an die Kokosnussmilch ab, so dass es schon bald entnommen werden kann.
- Jetzt kommen die blanchierten Blumenkohlröschen dazu, kurz mitgaren, mit etwas Muskat abschmecken. Mit Reis servieren.

Z

Zwiebel *(Allium cepa)*

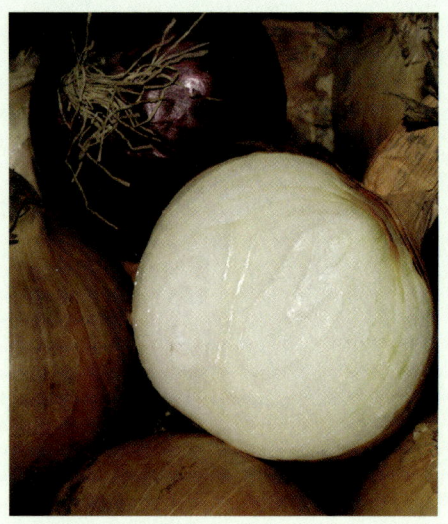

- **Vorkommen** Heimat ist Mittelasien, heute auf der ganzen Welt kultiviert
- **Blütezeit** Juli–August
- **Ernte** Zwiebel im September
- **Inhaltsstoffe** Alliin, Polysulfide, Vitamine
- **Indikationen** Husten, Bronchitis, Mittelohrentzündung, Schnupfen, Entzündungen der Atemwege, vorbeugend gegen Infektionskrankheiten, Darmparasiten
- **Hinweis** Empfindliche Menschen müssen sich langsam an die Zwiebel gewöhnen.

Diese Pflanze möchte ich Ihnen besonders empfehlen. Zwar zählt sie nicht zu den Raritäten, doch leistet sie bemerkenswerte Dienste für unseren Körper. Die schwefelhaltigen Stoffe der Zwiebelknolle reinigen unseren Darm und wirken vorbeugend gegen Parasiten. Ich esse jeden Abend zum Vesper eine kleine rohe Zwiebel, das ist gut für das Blut, hilft gegen Bakterien und Fäulniserreger, sorgt für einen geregelten Stuhlgang und stärkt das Immunsystem.

Ohrenschmerzen

Auflage: Zwiebel in dünne Scheiben schneiden. In einer Pfanne mit einer geringen Menge (nur so viel, dass die Zwiebeln nicht anbrennen) Schweineschmalz oder Butter glasig dünsten. Die so angedünsteten Zwiebelscheiben in ein Tuch einwickeln und auf das betroffene, schmerzende Ohr legen. Die Zwiebeldämpfe dringen in die Ohröffnung ein, bekämpfen die Entzündung und lindern die Schmerzen.

Schleim, Husten, Bronchitis

Hustensaft: 1 große rohe Zwiebel in dünne Scheiben schneiden, knapp mit Wasser bedecken und 5 Minuten zugedeckt kochen lassen. 1 TL Butter, 1 TL Honig und etwas Zitronensaft dazugeben, noch einmal 5 Minuten kochen lassen. Danach alles durch ein Sieb passieren. Saft so warm wie möglich, entweder morgens nüchtern oder abends vor dem

Wissen

Stuhlgang *vor* der ersten Nahrungsaufnahme

Auf die Pflege des Darms lege ich besonders viel Wert, da er ein Teil unseres Immunsystems darstellt. Wichtig ist regelmäßiger morgendlicher Stuhlgang, *bevor* die erste Nahrung aufgenommen wird. Bei jeder Nahrungsaufnahme beginnt der Darm nämlich mit vermehrter Darmperistaltik. Abfallprodukte, die bereits zum Abtransport im Darm bereitliegen, werden erneut durchgearbeitet, sodass giftige und schädliche Stoffe in unser Blut gelangen können. So kommt es zu Immunschwäche und unreiner Haut. Hier hilft regelmäßig Zwiebeln essen!

Schlafengehen, in kleinen Schlückchen trinken.

Brustwickel: Rohe Zwiebel in Scheiben schneiden, in Schweineschmalz glasig dünsten, in ein Tuch wickeln und so warm wie möglich auf die Brust legen. Vorsicht, nicht verbrennen!

Blasenentzündung: 1 große geschälte Zwiebel in Streifen schneiden und in einer Pfanne erhitzen. In ein Baumwoll- oder Leinentuch geben und so heiß wie möglich auf den Blasenbereich legen. Mit einem warmen Schal oder einer Decke bedecken.

Parasiten, Abwehrschwäche, Appetitmangel, Pflege der Darmflora: So oft wie möglich rohe Zwiebeln essen – in Salaten, zum Vesper, auf ein Tomaten- oder Gurkenbrot.

Vorbeugung, Zellschutz
Zwiebelschalentee: Die gewaschenen Schalen von 4 Zwiebeln in 250 ml kaltem Wasser ansetzen, aufkochen und 10 Minuten zugedeckt ziehen lassen.

Mein Tipp

Die Inhaltsstoffe der Zwiebelschalen helfen unserem Organismus bei der Bekämpfung der freien Radikalen. Verwenden Sie deshalb beim Kochen die Zwiebel so oft wie möglich mit der Schale, beispielsweise bei der Herstellung von schmackhaften Gemüse- oder Fleischbrühen.

Hühneraugen: Von einer geschälten Zwiebel 2 Scheiben abschneiden, in eine Schüssel mit Apfelessig legen und ca. 30 Minuten durchziehen lassen. In der Zwischenzeit ein Fußbad nehmen, damit die Haut schön weich wird. Fixieren Sie eine Apfelessig-Zwiebelscheibe auf dem Hühnerauge mit einem Tuch oder einer Binde. Wenn die Zwiebelscheibe abgetrocknet ist, folgt die nächste, danach rubbeln Sie das aufgeweichte Hühnerauge mit einem Bimsstein ab. Wiederholen Sie bei Bedarf den Vorgang nach wenigen Tagen.

Adressen

Barbara Urbon – Heilpraktikerin
Naturheilpraxis für Traditionelle Chinesische
Medizin und Pflanzenheilkunde
Nelkenweg 3
73560 Böbingen
Tel: 07173/38 87
E-Mail: barbaraurbon@web.de

Samen und Pflanzen:
Hof Berggarten
Wildpflanzen für Blumenwiese & Naturgarten
Birgit Lau und Robert Schönfeld
Großherrischwand
Lindenweg 17
79737 Herrischried
www.hof-berggarten.de

Kräuter Schulte
Schlossstraße 7
76593 Gernsbach/Schwarzwald
Tel: 07224/38 76
E-Mail: kraeuterschulte@aol.com

Rühlemann's Kräuter und Duftpflanzen
Auf dem Berg 2
27367 Horstedt
Tel: 04288/92 85 58

Staudengärtnerei Gaissmayer
Jungviehweide 3
89257 Illertissen
Tel. 07303/72 58
Fax 07303/4 21 81
E-Mail: info@staudengaissmayer.de

Syringa Duft- und Würzkräuter
Bernd Dittrich, Dipl.-Biologe
Bachstraße 7
78247 Hilzingen-Binningen
Tel: 07739/14 52
www.syringa-samen.de

Literatur

Chevallier, A. BLV Enzyklopädie der Heilpflanzen. BLV Verlagsgesellschaft, München
Bocksch, M. Das praktische Buch der Heilpflanzen. BLV Verlagsgesellschaft München
Fitter, R. und A., Blamey, M. Pareys Blumenbuch. Paul Parey, Hamburg, Berlin
Fleischhauer, S.-G. Enzyklopädie der essbaren Wildpflanzen. AT Verlag, Aarau und München

Hempen, C.-H., Fischer, T. Leitfaden Chinesische Phytotherapie. Elsevier, Urban & Fischer, München
Pahlow, M. Das große Buch der Heilpflanzen. Genehmigte Lizenzausgabe für Weltbild, Augsburg by Gräfe und Unzer, München
Sebald, Seybold, Philippi, Wörz. Die Farn- und Blütenpflanzen Baden-Württembergs, Bände 1–8. Ulmer, Stuttgart
Stammel, H.-J. Die Apotheke Manitous. Copyright by Rowohlt, Reinbek bei Hamburg

Register

Abgeschlagenheit 89, 101
Absinth 182
Abstillen 156
Abwehrkräfte 11, 19 f., 41, 83, 96, 101 ff., 106, 111, 118, 122, 132, 140 f., 160, 169, 187
Acetylsalicylsäure 14, 134
Aconitin 13
Akne 64, 67, 120
Alkaloide 13
Alkoholauszüge 33
Aloe 13, 28, 36 f.
Altern 30
Altersbeschwerden 89
Altersflecken 37
Anämie 61
Angelika 27 f., 73 f.
Anis 38
Ansteckung 12, 80, 169, 174
Anthrachinone 13, 37
Anthranoide 13, 15
Antioxidanzien 15
Apfel 39 ff.
Appetitmangel 41, 51, 57 f., 68, 72, 77, 83, 87, 114, 119, 128, 130 f., 133, 136, 147, 153, 159, 162, 166, 170 f., 174, 176, 185, 187
Aprikose 15
Arnika 43
Aronstab 26
Arterienverkalkung 49, 122
Arthritis 134
Arthrose 61, 66, 110, 174, 177
Asthma 170
Atemprobleme bei Allergien 57

Atemwegserkrankungen 69, 118, 123, 170 f.
Atropin 13
Aufregung 47
Augenprobleme 37, 45, 57, 67, 77, 125, 139
Augenbadewanne 45, 67
Augentrost 45
Ausschlag 11
Ayurveda 30

Baldrian 21, 46
Balkon 28
Ballaststoffe 15
Bärlauch 26 f., 48 f.
Basilikum 50 ff.
Bauchschmerzen 51, 113, 144
Beifuß 27, 53
Beine, schwere 177
Berberitze 31
Bergarnika 43
Bettlägerigkeit 79
Bindehaut 45, 67, 139
Birke 55
Bitterstoffe 14
Blähungen 38, 51, 58, 68 ff., 77, 83, 89, 101, 115, 119, 124, 130, 166
Blasenprobleme 56, 91, 107 f., 130, 135, 147, 162, 187
Blutdruck, zu niedriger 151
Blutergüsse 44, 54, 94
Bluthochdruck 49, 121, 180
Blutreinigung 106, 120, 130
Blutstillung 81, 158
Blutverdünnung 106, 134, 178
Bohnenkraut 58
Borretsch 15
Braunelle 57
Brechreiz 119

Breitwegerich 163
Brennnessel 15, 21, 59
Bronchien, verschleimte 83, 123
Bronchitis 12, 52, 66, 69 f., 75 f., 79, 92, 101, 105 f., 109, 139, 143, 164, 167, 174, 186
Brunnenkresse 15, 21, 28 f., 65
Bucheckern 19

Carotinoide 16
Chili 66
Cholesterinprobleme 42, 52, 96, 157
Cremes, Herstellung 32
Cumarine 14

Darmflora, Pflege 12, 103, 187
Darmparasiten 77, 122
Dattelfrüchte, chinesische 114
Desinfektion, der Raumluft 80, 169
Diabetes 165, 173
Dill 28, 68
Dörrapparat 32
Dost 27, 69
Durchblutungsstörungen 52, 88, 122
Durchfall 12, 41, 58, 63, 81, 83, 86, 89, 92, 99, 109 ff., 126, 135, 143, 145 f., 175, 179, 183

Eibisch 70
Eiche 71
Einschlafstörungen 101, 104, 113, 145
Eisenhut 13
Eisenkraut 72
Eisenmangel 42, 61, 95
Ekzeme 116, 120, 150
Entwässerung 56, 61, 91

Erbrechen 83, 109 f.
Erkältung 79, 93, 102, 109, 132, 141, 159, 171
beginnende 12, 79, 101, 109, 119, 174, 178
fiebrige 52, 103, 131, 135
Erschöpfung 89
Erzengelwurz 73 f.
Essigmutter 40
Estragon 19, 27 f., 53
Eukalyptus 75

Falten glätten 178
Farbstoffe 15
Faulbaum 13
Fenchel 76
Fichte 78
Fieber 10, 12, 102, 111, 169
Flavonoide 14
Flechte 169
Frauenheilkunde 74, 81, 154, 156, 158
Freie Radikale 15 f., 99, 187
Frühjahrskur 55 f., 65, 133, 177
Fußpilz 150, 168 f.

Galgant 20, 82
Gallenprobleme 133, 182
Gallensaftproduktion, mangelnde 53, 87, 143, 176
Gamma-Linolsäure 145
Gänseblümchen 84
Gänsefingerkraut 86
Gedächtnisschwäche 122
Gehirn, Anregung, der Durchblutung 88
Gelbwurz 31, 87
Gelée Royal 106
Gelenke, kalte 61, 66, 110, 174, 177

Gelenkschmerzen 54, 66, 79, 101, 127, 135, 174
Gerbstoffe 14
Gereiztheit 107, 131
Gewichtsprobleme 165
Gicht 79, 91, 133, 162, 174 f.
Ginkgo 29 f., 88
Ginseng 29 f., 89
Gliederschmerzen 178
Glutamat 183
Goldmelisse 27, 90
Goldrute 27, 91
Gua Sha 52
Gundelrebe 92
Günsel 94
Gurkenkernchen 10, 56
Guter Heinrich 95

Haarausfall 89, 120
Haarpflege 42, 60
Hagebutten 19, 96
Hals, steifer 110
Halsentzündung 42, 57, 63 f., 71, 94, 99, 112 f., 116, 139, 146, 149, 155 f., 159, 164, 169, 175
Haltbarkeit 33
Hämorrhoiden 71
Harz 80
Hautabschürfungen 112, 116, 148, 150
Hautpflege 37
Hautpilz 64
Hautprobleme 57, 64, 65, 71, 85, 94 f., 97, 104, 113, 116, 128, 133, 135, 141, 146, 148 f., 159, 162, 171, 174, 176
Hautunreinheiten 56, 64, 67, 79, 113, 120, 145, 169
Heckenrose 96 f.
Heidelbeeren 99
Heilmittel, adaptogenes 89
Heilpflanzen anderer Kulturkreise 30 f.
Heiserkeit 164
Herz, Kräftigung 176, 180

Herzjagen 47, 180
Heublumen 100 ff.
Heublumenbad 23, 101
Heuschnupfen 106
Hexenschuss 52
Hitzewallungen 154, 156
Holunder 19, 102
Honig 105
Hopfen 26, 107
Hühneraugen 169, 187
Hundsrose 96 f.
Husten 38, 57 f., 66, 68 f., 70, 75 f., 79, 85 f., 92, 105, 110, 128, 130, 136 f., 139, 145, 164, 166 f., 170, 174, 186
Hustenreiz 52, 70, 78, 106, 123, 128

Igelkopf 27
Immunsystem, Stärkung 109, 119, 173
Ingwer 20, 29, 109
Insektenstiche 163, 169
Inulin 173
Ischias 52, 61, 101, 112, 123, 135, 152
Isopropylalkohol 33

Johannisbeere 111
Johanniskraut 21, 27, 112
Juckpulver 97
Jujube 114

Kältegefühl 83, 101, 110, 119, 130, 132
Kamille 27
  Echte 115
  Römische 117
Kapuzinerkresse 27 f., 118
Kardamom 20, 31, 119
Kariesschutz 165
Karotte 15
Kater 182
Kernchentee 98
Kinderkrankheiten 11
Klette 120
Klostergärten 9

Kniegelenkschmerzen 87, 110
Knoblauch 121
Knochenbrüche 54
Knöterich, vielblütiger 30 f.
Königskerze 123
Konzentrationsstörungen 88 f.
Kopfschmerzen 12, 41, 47, 53, 72, 119, 130 f., 136, 143 f., 177, 182
  bei der Periode 72, 74
Koriander 20, 31, 124
Kornblume 125
Kornelkirsche 126
Körperpflege 12
Kräftigung 49, 61, 126
Krampfadern 146, 177
Krampfkraut 86
Krankenkost 114
Krankheit, Regeln 10
Kräuterbeet, Pflege 28
Kräuterweiblein 12
Kreislaufprobleme 83, 89, 151, 178
Kurkuma 31, 87

Lakritze 167
Lavendel 27 f., 127 f.
Leberprobleme 41, 133, 138, 176, 182
Lempfhonig 78
Libidoverlust 74
Liebstöckel 130
Linde 131
Lippenbläschen 141
Lorbeer 132
Löwenzahn 15, 133
Lungenschwäche 66
Lustlosigkeit 89

Mädesüß 14, 134
Magen-Darm-Beschwerden 38, 53, 68 ff., 73, 81, 90, 109, 117, 119, 124, 158 f., 167, 170, 183, 185
  wegen Nervosität 47, 51, 107, 126, 140

Magensaftproduktion, mangelnde 73, 89 f., 124 f., 143, 182
Magenschleimhautentzündung 92, 111, 115, 137, 156
Maiglöckchen 26
Majoran 19, 27 f., 69, 136
Mallorcaakne 149
Malve 27, 137
Mangold 15
Mariendistel 138
Maulbeerbaum 139
Medizinmann 8
Menstruationsprobleme 74, 130, 145, 158
Migräne 72, 144
Miktionsstörungen 179
Milchbildung 51, 60, 68
Mineralstoffe 15
Mineralstoffmangel 41, 61, 96, 173
Minze 28, 143
Monatsblutung 74, 81, 95, 107, 126, 158
Morphin 13
Most 40
Moxa 110
Müdigkeit 89, 114
Mundentzündungen 155
Mundgeruch 119, 124, 156
Mundwinkelrhagaden 141
Muskat 20
Muskelkater 79, 127, 132
Muskelkrämpfe 41, 133, 135, 152, 174
Muskelschmerzen 79, 101, 143, 152, 174
Muskelverspannungen 52, 79, 86, 127, 132, 143, 152, 174
Mutterkraut 144

Nachtblindheit 99
Nachtkerze 145
Nagelbettentzündung 116
Nagelhäutchen, eingerissene 103

Narben 54
Nasenbluten 12, 93, 158
Nasennebenhöhlenent-
 zündung 12, 93, 116 f.,
 156, 168
Naturimpfung 106
Nelken 20
Nervenschmerzen 123,
 152
Nervosität 42, 47, 72,
 89 f., 101, 107 f., 114,
 128, 131, 140 f., 145,
 184 f.
Neurodermitis 148
Nüsse 19

Odermennig 146
Ohrenschmerzen 123,
 186
Öle, ätherische 13
Osteoporose, Vorbeu-
 gung 12, 62
Östrogen, Nahrung 154
Oxalsäure 18

Parasiten 12, 103, 186 f.
Parodontose 156
Pektin 39, 96, 157
Periodenschmerzen 74,
 86, 101, 108
Petersilie 27, 28, 147
Pfefferminze 14
Pflanzenapotheke 12
Pflanzengifte 13
Pflanzeninhaltsstoffe
 13 f.
Phytoöstrogene 154
Pickel 64, 135, 169
Pilzinfektionen 122
Prellungen 44, 54, 143,
 174
Prostataprobleme 60,
 179

Rachenentzündungen
 155
Räuchern, zur Desinfek-
 tion 80
Reisekrankheit 110
Reizblase, nervöse 107

Rekonvaleszenz 83, 89,
 114, 133, 151
Rhabarber 13
Rheuma 12, 56, 61, 66,
 79, 87, 91, 101, 110,
 112, 127, 133, 135, 152,
 162, 171, 174 f., 177
Ringelblume 15, 148 f.
Rosmarin 19, 28, 151
Rotklee 154
Rucola 27 f.

Salbei 19, 27 f., 155
Salben, Herstellung 32 f.
Salicylsäure 14, 134
Saponine 14
Sauerampfer 18, 27
Schafgarbe 19, 21, 158
Schisandra 30
Schlacken 17
Schlafmohn 13
Schlafstörungen 42, 47,
 89, 108, 113, 115, 131,
 140, 184
Schlehe 19, 160
Schleimhäute, Stärkung
 160
Schleimhautentzün-
 dungen 70, 92
Schleimstoffe 15
Schnittlauch 19, 27 f.
Schnupfen 52, 75, 93,
 117, 136, 143, 156, 164
Schock, anaphylaktischer
 61
Schöllkraut 161
Schrunden 103
Schulterschmerzen 87,
 110, 139
Schuppenflechte 12, 41,
 65, 120, 138, 148, 150
Schürfwunden 112, 116,
 148, 150
Schwäche 89, 114
Schweißabsonderung, zu
 starke 126
Schweißfüße 42, 71
Schwitzkur 103, 131
Seifenkraut 31
Selbstheilungskräfte 10
Sellerie 162

Sennapflanze 13
Signaturenlehre 45
Sodbrennen 92, 135
Sommerhitze 18, 141
Sonnenbrand 112
Sonnenhut 27, 29
Spinat, vietnamesischer
 29
Spitzwegerich 163
Stevia 28, 165
Stimmbandreizung 164
Stimmungsschwan-
 kungen 113 f., 140
Stimmverlust 164
Stirnhöhlenkatarrh 168
Stoffwechselstörungen
 135
Stress 89, 101, 114, 131
 Bedeutung beim Älter-
 werden 31
Süßdolde 166
Süßholz 167

Teebaum 168
Thujon 155, 182
Thymian 19, 27 f., 170
Tollkirsche 13
Topinambur 27, 29, 172 f.
Traditionelle Chinesische
 Medizin 30
Traurigkeit 113
Tulsi 50 ff.

Übelkeit 83, 110, 119
Überwinterung 28 f.
Unruhe 42, 90, 107, 113,
 115, 131, 145
Unterkühlung 109

Verbrennungen 37
Verdauung anregen 57 f.,
 72, 77, 130, 133, 136,
 171
Verdauungsprobleme 38,
 41, 53, 73, 83, 90, 107,
 110, 119, 122, 130,
 143 f., 147, 153, 162,
 166, 170, 176, 179,
 182, 184 f.
Vergesslichkeit 88 f.
Verletzungen 37, 149

Verstauchungen 44, 54,
 132, 143, 174
Vitamine 16
Völlegefühl 38, 53, 119,
 136, 143, 174, 182
Vorbeugung 118, 187
Vup ca 29

Wacholder 174
Walderdbeere 175
Waldmeister 14
Warzen 161, 169
Wassereinlagerungen
 162
Wasserminze 142
Wassertreten 11
Wechseljahresbeschwer-
 den 12, 74, 108, 113,
 154, 156
Wegwarte 176
Weide 14, 177
Weidenröschen 179
Weißdorn 180
Weiterverarbeitung 32
Wermut 182
Wetterfühligkeit 47, 83
Wiesenarnika 43
Wildkräuter 21 f.
Windeldermatitis 64
Wundheilung 112

Yacon 29, 183
Yamswurzel 154
Ysop 19, 27, 28

Zähne, lockere 119
Zahnextraktion 81
Zahnfleischentzündung
 86, 116, 119, 156, 169
Zellschutz 99, 187
Zerrungen 54, 132, 152
Zichorienkaffee 176
Zimt 20
Zitronengras 28, 185
Zitronenmelisse 140
Zitronenverbene 28, 184
Zwiebel 186

Bibliografische Information der Deutschen Nationalbibliothek
Die Deutsche Nationalbibliothek verzeichnet diese Publikation in der Deutschen Nationalbibliografie;
detaillierte bibliografische Daten sind im Internet über http://dnb.d-nb.de abrufbar

© 2007 Karl F. Haug Verlag in MVS
Medizinverlage Stuttgart GmbH & Co. KG.,
Oswald-Hesse-Str. 50, 70469 Stuttgart
Printed in Germany

Programmplanung: Dr. Elvira Weißmann-Orzlowski
Bearbeitung: Sabine Seifert · Satz/Grafik/Lektorat
Umschlaggestaltung und Layout:
CYCLUS · Visuelle Kommunikation
Satz: Sabine Seifert · Satz/Grafik/Lektorat
Druck und Verarbeitung: Westermann Druck
Zwickau GmbH, Zwickau

Gedruckt auf chlorfrei gebleichtem Papier

ISBN 978-3-8304-2247-1   1 2 3 4 5

Bildnachweis:
Umschlagfotos: Getty Images
Fotos im Innenteil: Barbara Urbon außer:
Creativ Collection S. 37; MEV S. 85;
Photo Disc S. 20, 97